Von der Starre der Krankheit in den Fluss der Gesundheit

Dr. Jacob's ganzheitliches Gesundheitsprogramm

Dr. Karl Otto Jacob
Ludwig Jacob
Dr. Martin Mittwede

Die Deutsche Bibliothek - CIP Einheitsaufnahme
Ein Titeldatensatz für diese Publikation ist bei der Deutschen Bibliothek erhältlich.

Unter den Weiden 1 - 3, 55546 Biebelsheim
info@eginstitut.de

Die Verfasser haben große Mühe darauf verwandt, dass die Angaben von Medikamenten, Nahrungsergänzungen, ihren Dosierungen und Anwendungen sowie allen erwähnten Therapieverfahren dem aktuellen Wissensstand bei Fertigstellung des Werkes entsprechen. Die Medizin als Wissenschaft ist jedoch in beständigem Fluss, und Irrtümer und Druckfehler sind nie ganz auszuschließen. Der Verlag übernimmt daher für derartige Angaben keine Gewähr. Jedem Anwender wird daher dringend empfohlen, alle Angaben in eigener Verantwortung auf ihre Richtigkeit zu prüfen.

Umschlag: K. F. Heisterkamp, A. Wernecke, J.-P. Kadelka
Satz: Verlag für Medizin und Gesundheit
Druck: Elsnerdruck
Printed in Germany
ISBN 3-932977-08-4

Inhalt

Vorwort

Bewusst sind wir das Wagnis eingegangen, Fachwissen und Praxistipps miteinander zu kombinieren. Dieser Ratgeber für gesundheitsbewusste Leser und Therapeuten vermittelt Ihnen:

1. Hinweise und Tipps für ein gesundes Leben
2. Beschreibungen und Erklärungen sanfter und wirkungsvoller Therapien
3. Hintergrundwissen über die körperlichen Regelsysteme und die Entstehung chronischer Erkrankungen

Wir sind davon überzeugt, dass jeder Mensch selbst die Möglichkeit haben sollte, tiefgehend über seinen Körper Bescheid zu wissen. Im Krankheitsfall ist es wichtig, ein mündiger Patient und aktiver Partner des Therapeuten zu sein. Gesundheit ist immer das, was wir daraus machen.

Im Teil I wollen wir ein tieferes Verstehen des dynamischen Lebensflusses vermitteln. Zum Einstieg der einzelnen Abschnitte haben wir wesentliche Punkte in einfacher Form zusammengefasst. Im Teil II betrachten wir die allmähliche Erstarrung auf der körperlichen und seelischen Ebene, die in chronische Erkrankungen des Herz-Kreislauf-Systems, Krebs, Diabetes, Übergewicht usw. führt.

Im Teil III des Buches sprechen wir die Lebensführung im umfassenden Sinne an. Von uns neu entwickelte und bekannte dynamische Therapien, die zu erstaunlichen Erfolgen führen, beschreiben wir im Teil IV. Übersichtliche Informationen für die Vorbeugung und Behandlung der wichtigen Zivilisationskrankheiten gibt es in Teil V.

Alle empfohlene Maßnahmen haben sich in den eigenen Erfahrungen bewährt. Wir wünschen uns, dass Sie von diesem ganzheitlichen Gesundheitsprogramm profitieren können. Wir danken allen Ärzten und Heilpraktikern, die uns bei unserer Arbeit unterstützt.

Dr. Karl Otto Jacob, Ludwig Jacob, Dr. Martin Mittwede

I. Das Geheimnis des Lebens

Gesundheit, Lebenskraft und Schönheit kommen von innen. Ihre Erhaltung zählt zu den großen Aufgaben des Lebens. Sind sie erst einmal verloren, ist es sehr schwierig sie wiederzugewinnen. Wir können aber selbst viel tun, wenn wir die grundlegenden Prinzipien des Lebens verstehen lernen und unser Handeln daran ausrichten.

Es ist die immerwährende Erneuerung, die in der Natur dafür sorgt, dass der Lebensstrom kontinuierlich im Fluss bleibt. Eine Zelle kann extrem alt werden, wenn die Umgebung optimal gestaltet ist. Dieses Grundprinzip der Natur nennt man steady state, Homöostase oder Fließgleichgewicht. Dr. Alexis Carrel erhielt 1912 den Nobelpreis der Medizin für seinen Nachweis, dass Zellen nahezu unbegrenzt leben können, solange die Versorgung mit Nährstoffen und Sauerstoff und die Entsorgung von Giftstoffen optimal ablaufen.

Zellen eines Hühnerembryos wurden 34 Jahre auf diese Weise am Leben erhalten, bis das Experiment nach dem Tod des Forschers bewusst beendet wurde, indem man die Pflege der Zellkultur einstellte. Carrel: *„Die Zelle ist unsterblich. Es ist bloß die Flüssigkeit, in der sie schwimmt, die degeneriert. Wenn man diese Flüssigkeit in Abständen erneuert und den Zellen die nötige Nahrung gibt, so wird der Puls des Lebens nach allem, was uns bisher bekannt ist, ewig schlagen."*

Glücksforscher haben herausgefunden, dass der Zustand, in dem der Mensch die höchste Zufriedenheit erreicht, im *„flow"*, im *„Fluss"* erreicht wird. Dieser seelische Zustand entsteht aus der Erfahrung harmonischen Fließens, wenn Denken, Fühlen und Wollen miteinander im Einklang sind. Harmonie in der Natur bedeutet immer Fluss und Dynamik. Ein harmonischer Wechsel zwischen Aufnahme und Ausscheidung, Entspannung (Parasympathikus) und Anspannung (Sympathikus), Sommer und Winter, Frühling und Herbst. Im rhythmisch fließenden Ausgleich zwischen zwei Polen bleibt die Mitte erhalten.

Wir sind den heutigen Zivilisationskrankheiten nicht machtlos ausgeliefert. Durch vorbeugendes Handeln können wir nicht nur das Risiko von Krebs und chronischen Krankheiten ganz erheblich mindern, sondern schon hier und jetzt glücklicher und vitaler leben. Historisch bietet sich uns dabei eine einmalige Chance: Durch die Möglichkeit, den Wissensschatz der modernen und der alten Medizin zu nutzen, können wir Gesundheit umfassender verstehen lernen. Unsere Gene sind dafür nur zu 30% verantwortlich, die restlichen 70% liegen in unserer Hand.

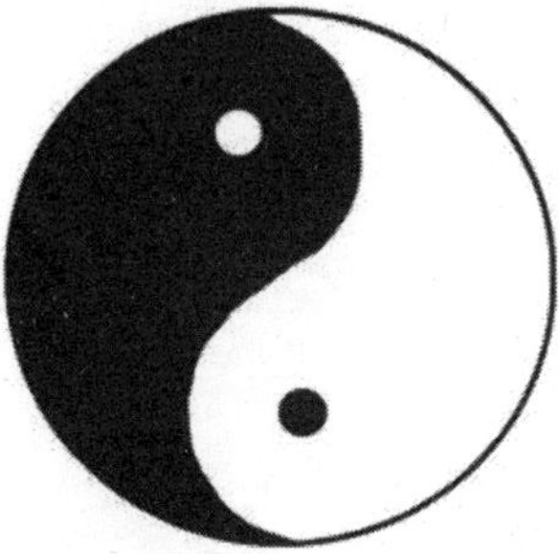

In der chinesischen Medizin symbolisiert das Yin-Yang-Zeichen das Grundgesetz allen Lebens: das rhythmische Fließen zwischen zwei Polen, das harmonische Ineinander-Übergehen und Verwobensein von Gegensätzen in der Natur und im Menschen.

Lebensfeindlich ist alles, was den Fluss zwischen den beiden Polen einseitig zu einem Pol verschiebt und zum Erstarren bringt.

Das Geheimnis des Lebens liegt im rhythmischen Wechsel, wie z.B. von aufbauenden (anabolen) und abbauenden (katabolen) Stoffwechselvorgängen. Die rhythmische Oszillation um einen Mittelwert durch Tages-Rhythmen ist nach H. Heine Grundlage des Fließgleichgewichts (Homöostase) und damit der Gesundheit des Gesamtorganismus.

Die wesentliche Voraussetzung für Krebs und alle chronischen Krankheiten ist der Verlust dieser Rhythmik und das Erstarren in einem Extrem. Bei Krebs und Herzkreislauf-

Erkrankungen, die dreiviertel aller Todesfälle verursachen, liegt typischerweise eine Daueranspannung im vegetativen Nervensystem, d.h. eine sympathikotone Erstarrung vor. Dieser Zustand wird durch Dauerstress erzeugt. Die Zellen werden nicht mehr ausreichend mit Sauerstoff, Nährstoffen, Vitaminen und Spurenelementen versorgt, Giftstoffe und Säuren werden nicht mehr entsorgt.

Polare Prinzipien

Yin	Yang
Weiblich	männlich
Passiv	Aktiv
Nährend	Aktivierend
Dunkel	Hell
Negativ	Positiv
Elektron (Energieaufbau in der Atmungskette durch Elektronentransfer)	Proton (Energiegewinnung durch Ausnutzung des Protonengradienten und durch oxidative Phosphorylierung)
Reduktion	Oxidation
Parasympathikus	Sympathikus
Entspannung	Anspannung
Basisch	Sauer
Anabol	Katabol
Somatotropin, Insulin, Acetylcholin	Adrenalin, Noradrenalin, Corticosteroide, Schilddrüsenhormone
Kälte	Wärme

Auch Infektionskrankheiten verbreiten sich nur in einem geeigneten Milieu. Krankheitserreger vermehren sich in stehendem Wasser rasant, nicht in einem fließenden gesunden Gewässer. Wenn der Stoffaustausch in einem Gewebe und in den Zellen nicht mehr richtig funktioniert, heißt das, die natürliche Dynamik gerät in eine Erstarrung, es kommt zu einer chronischen Erkrankung.

Bleiben Sie im Fluss!

Stellen Sie sich einmal einen Verkehrsstau auf der Autobahn vor. Ursache ist meist ein besonders hohes Verkehrsaufkommen und überhöhte Geschwindigkeit, bei denen Unfälle, Pannen usw. besonders häufig auftreten. Das hohe Verkehrsaufkommen entspricht dem Problem des Überflusses, dem Überangebot an energiereichen Nahrungsmitteln, Toxinen, Sinneseindrücken, Reizmomenten, Stress. Diese Faktoren führen anfangs zu einer Beschleunigung der Lebensvorgänge – jeder will schnell ans Ziel – , mittelfristig jedoch zu *„Unfällen", „Staus"* und schließlich zur Erstarrung im Fließgleichgewicht des Stoffwechsels – und der Autobahn. Der Stau blockiert neben der aktuell betroffenen Strasse auch andere Verkehrswege und verzögert die Versorgung der Städte, d.h. auch andere Organe können z.B. von einer Blockade in der Stoffwechselfunktion an einem bestimmten Ort des Körpers betroffen werden.

Damit der Stau behoben werden kann, muss wieder ein Fluss entstehen. Polizei, Krankenwagen und Abschleppdienst werden aktiv, können ihre Aufgabe aber nur erfüllen, wenn sie zur kritischen Stelle durchkommen. Dementsprechend wird im Körper das Immunsystem in Alarmbereitschaft versetzt, indem Abwehrzellen und Antikörper auf Hochtouren zu arbeiten beginnen, um den Störfall zu beseitigen. Unser Körper besteht aus 30.000.000.000.000 (Trillionen) Zellen. In jeder Zelle laufen ständig unzählige chemische und physikalische Reaktionen ab. Es ist ein einzigartiges Wunder, wie diese unglaubliche Zellmenge synergetisch zusammenarbeitet und sich im gesunden Zustand in einem perfekten Fließgleichgewicht befindet.

Leben bedeutet Ordnung

Ein Grundgesetzt der Physik besagt, dass die Unordnung in einem in sich geschlossenen physikalischen System beständig zunimmt – ein Phänomen, das wir zu Hause beobachten können, wenn wir nur einige Tage keine Ordnung schaffen. Daher ist es außerordentlich bemerkenswert, dass jeder lebende Organismus diesem Naturgesetz trotzt. Denn während tote Materie – dem Naturgesetz entsprechend – immer dem Chaos zustrebt, ist es typisch für lebende Organismen, Ordnung zu schaffen. Sobald das Leben beendet ist, beginnt der Zerfall. Eine Abnahme des Ordnungsgrades ist immer ein Zeichen abnehmender Lebensfunktionen. Offensichtlich erzeugt ein im Körper wirkender Lebenskern ein faszinierendes dynamisches System, welches entgegen den Tendenzen der Umwelt eine komplexe Lebensordnung aufrecht erhält.

In traditionellen Medizinsystemen wie der chinesischen (TCM) oder indischen (Ayurveda) geht man davon aus, dass diese unvorstellbare Koordinationsleistung durch eine im ganzen Körper gegenwärtige Lebenskraft (Chi / Qi oder Prana / Ojas) vollbracht wird. Auch im Westen gab und gibt es ähnliche Konzepte in der traditionellen Heilkunde. Als die Quelle dieser Lebenskraft beschreiben die alten Heilwissenschaften die Seele, das Bewusstsein oder das Selbst – wie auch immer man es bezeichnen möchte. Erst das moderne mechanistische Weltbild der Medizin meinte, auf solche Vorstellungen verzichten zu können. Dies hat mit dazu geführt, dass man sich auf krankhafte (pathologische) Zustände konzentriert und die vorbeugende Medizin vernachlässigt worden ist.

Krankheit als Verlust des geordneten Lebensflusses

Der Körper bleibt durch eine ständige, geordnete Veränderung (Fließgleichgewicht) gesund. Es ist bekannt, dass Menschen, die den Kontakt zu sich selbst und zu ihrer Lebensaufgabe verloren haben, häufiger und schwerer erkranken. Es scheint, dass dieser Kontakt tatsächlich eine wesentliche Quelle der Kraft, der Ordnung und der Gesundheit darstellt.

Das Fliessgleichgewicht von Körper und Seele wird von vielen kleinen Verletzungen oder Stressoren oder auch einzelnen großen Traumata gestört. Diese Verletzungen können die Psyche betreffen, die Gefäßwand, die sich arteriosklerotisch verändert, oder das Gewebe, das irgendwann bösartig entartet. Können die Verletzungen nicht mehr repariert werden, entsteht ein Milieu, in dem sich Krankheitserreger ansiedeln. Das Zusammenspiel dieser Faktoren erzeugt zunehmend eine Gewebe- und Regulationsstarre. Entscheidend für die Erhaltung von Gesundheit und Schönheit ist es, ein Gleichgewicht von Schutzfaktoren und Risikofaktoren anzustreben und das natürliche Fließgleichgewicht von Körper, Geist und Seele zu fördern.

Vieles, was wir Krankheit nennen, ist nur ein Versuch des Körpers, sein verloren gegangenes Gleichgewicht wieder herzustellen. Die Abläufe im Körper sind äußerst komplex und vielschichtig. Es gibt eine solche Vielzahl von miteinander in Wechselwirkung stehenden Regelkreisen, dass oft im Vorfeld nicht erkennbar ist, welche Folgen es hat, wenn z.B. durch einen speziellen pharmazeutischen Wirkstoff nur an einem Punkt eingegriffen wird.

Sowohl im Krankheitsgeschehen als auch durch punktuelle Eingriffe in den Organismus kann es zu Kettenreaktionen kommen, deren Ergebnis nicht vorhersehbar ist, da nicht alle Einflussfaktoren bekannt sind. Wichtig ist es daher, bei allen Behandlungen das Gesamtsystem im Auge zu behalten und die Krankheit möglichst ursächlich anzugehen. Diese an sich selbstverständliche Forderung lässt sich im Rahmen der immer weiter voranschreitenden Spezialisierung in der Medizin nur schwer verwirklichen.

Moderne Erkenntnisse der Physik und anderer Naturwissenschaften wie der Quantenmechanik und der Chaosforschung zeigen, dass die mechanistische Betrachtung des Lebens nur einen kleinen Teilausschnitt der Wirklichkeit beschreibt. Der Laborversuch, bei dem äußere Einflüsse ausgeschaltet werden, bildet die Geschehnisse innerhalb eines lebenden Organismus nur unvollständig ab.

Der Lebensprozess zeichnet sich dadurch aus, dass eine ständige Bewegung stattfindet, ein Fließen, ein sich Verändern und Umwandeln. Jede Stagnation des Lebensflusses führt zur Störung der Lebensvorgänge und so zu Krankheiten.

Wir sind es viel zu wenig gewöhnt, den Körper als ein höchst dynamisches System zu betrachten. Krankheiten scheinen sozusagen aus heiterem Himmel zu kommen. Tatsächlich bereiten sich aber viele Störungen über einen längeren Prozess und über mehrere Stufen vor, die dem Kundigen bei einer Betrachtung der Zusammenhänge und genauer Diagnose auch deutlich werden. Es beginnt mit funktionellen Störungen ohne subjektive Beschwerden, dann werden die ersten Symptome bemerkbar. Im dritten Stadium zeigen sich Organschäden, die aber noch behoben werden können. Schließlich entsteht eine Dauerschädigung.

Wir werden Ihnen in vereinfachter Form die wichtigsten Akteure und Geschehnisse im großartigen Schauspiel des Lebens vorstellen. So können Sie verstehen, wodurch Lebensprozesse erstarren und Krankheiten entstehen. Sie lernen, wie Sie optimal im Lebensfluss bleiben, der rhythmisch und harmonisch zwischen den Polen schwingt und immer rechtzeitig deren Ausgleich anstrebt. Der stetige Ausgleich, das Fließen mit der Lebenskraft führt vom Chaos zur Ordnung, vom Leid zum Glück. Dass dies mehr als romantische Floskeln sind, beweisen umfangreiche medizinische und naturwissenschaftliche Grundlagenforschungen, die wir Ihnen in zusammengefasster Form vorstellen werden.

Unser Atem – harmonischer Rhythmus des Lebens

Am Atem wird besonders deutlich, dass wir rhythmische Wesen sind. Mit dem ersten Atemzug beginnt ein Prozess, der uns im Wechsel von Ein- und Ausatmen die Grundfunktion des Stoffwechsels deutlich macht: Lebenswichtiger Sauerstoff wird aufgenommen, verbrauchtes Kohlendioxyd ausgeschieden. Ohne das Gleichgewicht dieses Prozesses können wir nicht leben. Leiden die Zellen an Sauerstoffmangel, werden wir krank.

Sauerstoff ist neben Wasser die wichtigste Einzelsubstanz des Körpers und lebensnotwendig. Der gesamte Stoffwechsel, speziell der Energiestoffwechsel, mündet letztendlich in eine Reaktion mit Sauerstoff. Dadurch ist Sauerstoff der entscheidende Faktor für unseren Stoffwechsel, unsere Gesundheit, Leistungsfähigkeit und schließlich unser Leben.

Sauerstoff wird aber als einziger lebensnotwendiger Stoff nicht im Körper gespeichert; deshalb ist er auf die ständige Zufuhr von Sauerstoff angewiesen. Und je vollständiger und optimaler dies erfolgt, desto besser für die Gesundheit. Man kann wochenlang ohne Essen auskommen, man kann tagelang ohne Wasser auskommen, aber man braucht nur eine Minute lang nicht zu atmen, schon spürt man sehr intensiv die Wichtigkeit des Sauerstoffes.

Der Nobelpreisträger Otto Warburg hat nachgewiesen, dass Zellen, die immer wieder mit Sauerstoff unterversorgt sind, zu Krebszellen werden können und über Zuckergärung Energie gewinnen. Dieser Prozess liefert wesentlich weniger Energie und ist typisch für die Krebszelle. Die Sauerstofftherapie ist daher ein wertvoller Teil der Krebstherapie. Denn ohne Sauerstoff können nur Krebszellen leben, nicht aber gesunde Körperzellen, die mit zunehmendem Sauerstoffmangel immer kraftloser werden.

Über komplexe Prozesse werden Sauerstoffzufuhr und Kohlendioxydausscheidung an die Stoffwechselsituation des Körpers angepasst. Diese Feinabstimmung geschieht in der Regel, ohne dass wir uns dessen bewusst werden, auch wenn es prinzipiell natürlich möglich ist, den Atem willentlich zu beeinflussen.

Rhythmus ist die Wiederholung von Ähnlichem

Dieser vom Atem abgeleitete Grundsatz zeigt, dass die Variation ein Naturprinzip ist, das sich in der Artenvielfalt, den sich variierenden Naturrhythmen und der individuellen Ausprägung eines jeden Lebewesens zeigt. Eine ganz genaue Wiederholung ist zwar auch dynamisch, aufgrund der fehlenden Varianten trägt sie aber bereits das Prinzip der Erstarrung in sich. Bereits an diesem Beispiel wird deutlich, dass die rein mechanistische Betrachtung von lebenden Systemen nicht ausreicht, um diese wirklich zu erfassen.

Durch vielerlei körperliche und seelische Belastungen (Umweltgifte, Rauchen, Stress, traumatische Erfahrungen etc.) kann die flexible Regulationsfähigkeit des Atemsystems im Laufe des Lebens gestört werden. Das sind oft nur kleine, feine Veränderungen, die aber Auswirkungen auf das Gesamtsystem haben, indem die Versorgungs- und Ausscheidungsfunktion nicht in jedem Augenblick optimal gewährleistet ist. Der Körper balanciert das in der Regel wieder aus, daher lässt sich die beginnende Störung des Systems klinisch kaum feststellen.

Bei einer gesundheitsförderlichen Atmung wird das Zwerchfell bewegt, nicht nur die Lunge. Alles, was das Zwerchfell in Bewegung setzt, ist nach medizinischen Erkenntnissen gesund. Bewegung bringt den Atem in Schwung, aber auch Singen und Lachen sind gesund. Warum? Die Luft, die dabei aus den Lungen herausbefördert wird, ist abgestanden. Auch eine Lunge braucht regelmäßige Durchlüftung. Wer krank ist, tut gut daran, sich mit etwas Fröhlichem zu beschäftigen und, sofern es möglich ist, auch herzhaft zu lachen.

Außer dem Atem existieren noch viele andere Rhythmen im Organismus. Neben dem Herzschlag, dessen Rhythmus sich bereits ausbildet, bevor die Struktur des Herzens beim Fötus ausgeformt ist, haben wir noch kürzere (biochemische Reaktionen), aber auch längere Rhythmen wie den Tag- und Nachtrhythmus, an dem sich die Funktion vieler Organe ausrichtet, sowie Wochen-, Monats- und Jahresrhythmen.

Mit sieben Jahren beginnt der Zahnwechsel, mit ca. 14 Jahren die Pubertät und mit 21 Jahren ist das Wachstum weitgehend abgeschlossen, so dass hier ein Siebenjahresrhythmus vorliegt. Alle Rhythmen sind in gewissem Umfang aufeinander abgestimmt und sorgen für eine harmonische Funktion des Organismus. Wer z.B. ständig Kaffee trinkt, erhöht die Herzfrequenz und verändert damit das natürliche Rhythmusgefüge.

Diese Gesichtspunkte gehören zu einer ganzheitlichen Betrachtung der Körpervorgänge dazu, auch wenn die Bedeutung der normalen Körperrhythmen noch nicht ausreichend erforscht ist. Unter anderem erfolgt die Zellteilung in einem bestimmten vorgegebenen Rhythmus, an den sich die Krebszelle jedoch nicht mehr hält.

Die Musik, z.B. von Bach und Mozart oder die traditionell überlieferte Musik vieler Kulturen ist die Verkörperung von harmonischem Rhythmus und kann helfen, zum eigenen Lebensrhythmus zurückzufinden. Disharmonische, stressende Rhythmen (z.B. Heavy Metal) führen uns dagegen über die Überaktivierung auf Dauer in die Erstarrung und machen krank. In der Musiktherapie sowie in Pflanzenexperimenten wurden die gegensätzlichen Einflüsse diverser Musikarten eindrucksvoll bewiesen.

Die Zellen atmen – Energie für den Lebensprozess

Die Zahl der Zellen in unserem Körper ist unvorstellbar groß. In jeder Zelle wird in einem eigenen Kraftwerk (Mitochondrien) Energie produziert. Über die Zellmembran erfolgt der Stoff-, Energie- und Informationsaustausch mit der Zellumgebung. Die zunehmende „Verschlackung" des Organismus durch ein Übermaß an Stoffwechsel- und Umweltgiften, tierischen Fetten und Proteinen sowie Säuren und freien Radikalen verhindert eine normale Sauerstoff- und Nährstoffversorgung der Zellen ebenso wie eine Entsorgung von Giften. Dieser Teufelskreis, der durch fehlende Bewegungsimpulse begünstigt wird, führt schließlich zu einer Erstarrung des Organismus. Die Folge: Die Energieproduktion der Zellkraftwerke wird gestört oder sogar zerstört, die Erbinformation wird geschädigt. Dies ist eine wesentliche Ursache für die Entstehung vieler Krankheiten.

Jede Zelle besteht aus einer Vielzahl von Organellen, die alle lebensnotwendigen Stoffwechselvorgänge durchführen. Da die Zelle die Grundeinheit der Körpers ist, werden wir im Folgenden die gesunde und gestörte Funktion der wichtigsten Zellbestandteile tiefergehender betrachten:

Der Zellkern jeder Körperzelle enthält die komplette genetische Information des menschlichen Organismus. Die komplexen Regulationsmechanismen, die dafür sorgen, dass aus der identischen Information aller Zellen eine Leberzelle oder eine Nierenzelle entsteht, sind bis heute naturwissenschaftlich nicht verstanden und gehören zum Geheimnis des Lebens, das sich rein biochemisch nicht erklären lässt.

Die Zellmembran grenzt die Zelle von ihrer Außenwelt ab. Sie besteht aus Fettsäuren, Lecithin, Cholesterin, Glykoproteinen und Tunnelproteinen. Eine gesunde Zellmembran ist die Basis für das Leben der Zelle, da der

Kontakt mit ihrer Umwelt, ihre Ernährung und die Entsorgung von Abfallprodukten vom Fließgleichgewicht (Fluidität) und der Durchlässigkeit ihrer Membran abhängt. Je nach Ernährungsweise werden die Zellmembranen mehr aus fluiden oder starren Fettsäuren aufgebaut. Pflanzliche Fettsäuren erhöhen die Flexibilität der Membran und verbessern den Stoffaustausch. Leinöl ist bei 4 Grad noch flüssig, Schweinefett dagegen fest.

Große Mengen an tierischem Eiweiß und Fett sowie Cholesterin führen zu einer Erstarrung der Zellstruktur und der Membranen. Auch die Grenzschichten zwischen verschiedenen Geweben (Basalmembranen) erstarren und verdicken sich. Damit wird der lebensnotwendige Stoffaustausch erschwert und die Mikrozirkulation des Blutes kann Nährstoffe und Sauerstoff nicht mehr in ausreichender Menge zu den Zellen befördern.

Die Mitochondrien sind die Energiekraftwerke der Zelle. Mitochondrien leben im Innenraum (Zytoplasma) fast aller Körperzellen, sie können sich eigenständig vermehren und besitzen eine eigene Erbinformation, die der von Bakterien sehr ähnelt. Innerhalb der Mitochondrien, genauer gesagt innerhalb ihrer Membranen, spielen sich in jeder Sekunde faszinierende biochemische *„Feuerwerke“* ab: die Systeme zur Gewinnung von Körperenergie und Körperwärme (oxidative Phosphorylierung der Atmungskette, Fettsäureoxidation und Zitronensäurezyklus). Chronische Krankheiten, insbesondere Krebs, sind häufig Folge einer gestörten Energiegewinnung in den Mitochondrien.

Über Nahrungskette und Atemluft gelangen Wasserstoffionen und Sauerstoffatome in unsere Zellen. Die tatsächliche Energiegewinnung findet durch Reduktions- und Oxidationsvorgänge von Wasserstoff und Sauerstoff (ähnlich einer Knallgasreaktion) an der Doppelmembran der Mitochondrien statt.

(Zunächst werden mit Hilfe von Co-Enzymen, u. a. Q10, Cytochromoxidasen, Elektronen von einem hohen Energieniveau auf ein niedriges transferiert. Ähnlich wie bei einem Wasserkraftwerk, wo Wasser herabfällt und Energie erzeugt, wird durch den Energieabfall der Elektronen Energie frei. Diese Energie wird genutzt, um die Protonen aus dem Inneren (Matrix) der Mitochondrien in den Zwischenmembranraum der Mitochondrien zu pumpen. Die Protonen strömen hierauf durch ATP-Synthasen ins Innere der Mitochondrien zurück.)

Hierbei wird Adenosintriphosphat (ATP) gebildet, das universale Speichermolekül für Körperenergie und Körperwärme. Werden die zentralen Co-Enzyme (Cytochromoxidase) der Atmungskette zerstört, brechen die Protonenpumpe und die Energiegewinnung der gesamten Zelle zusammen. Wenn keine Protonen mehr aus der Matrix gepumpt werden, entsteht ein saures Milieu.

In diesem lebensfeindlichen Milieu verlassen die Kraftwerke der Zellen (Mitochondrien) die Zelle oder sterben ab. Die Energiegewinnung stagniert! Die ersten Anzeichen sind daran erkennbar, dass keine ausreichende Wärmeproduktion mehr stattfindet, wie dies im Vorfeld von Krebserkrankungen und bei Krebs meist der Fall ist. Im Tumor selbst ist die Gewebetemperatur erniedrigt, Krebskranke haben vor Ausbruch der Erkrankung häufig eine erniedrigte Körpertemperatur.

Gleichgewicht von Oxidation und Reduktion

Durch Fehlernährung (Mangel an anti-oxidativen Schutzstoffen, Überschuss an Oxidantien), Aufnahme von Giften (Zigarettenrauch, Gifte, Schwermetalle, Röntgenstrahlen, die UV-Strahlen der Sonne und Nitrit- oder Nitratrückstände in Nahrungsmitteln), extensiven Sport, Übersäuerung, seelische Belastungen und alle akuten und chronischen Erkrankungen entstehen verstärkt freie Radikale, die alle Körperstrukturen nachhaltig schädigen und die Alterung des Organismus vorantreiben.

Auswirkungen der freien Radikale an und in der Zelle

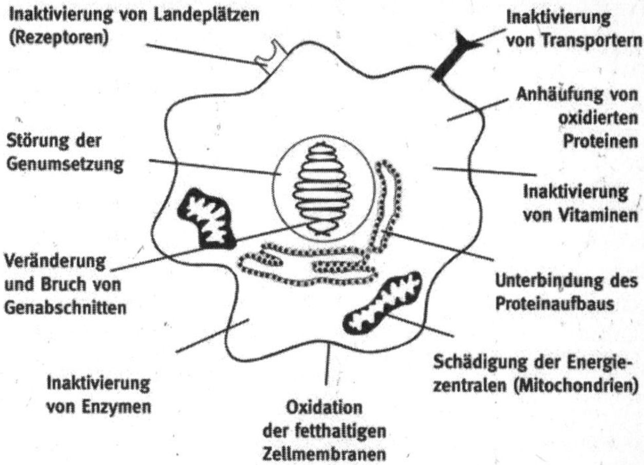

Oxidation bedeutet die Abgabe von Elektronen, Reduktion die Aufnahme von Elektronen. Diese Vorgänge sind die Basis jeder Form der Energiegewinnung. Das eine kann nie ohne das andere ablaufen. Die Oxidation setzt Energie frei und ist dem Yin zuzuordnen, die Reduktion konserviert Energie und ist mit dem Yang zu vergleichen. Die Oxidation ist die Basis für das Leben und der Garant für die Produktion von Körperenergie. Durch die innerhalb der Mitochondrien ablaufenden Oxidationsketten entstehen aber auch ständig sehr aggressive chemisch-aktive Verbindungen, sogenannte freie Radikale. Diese stehen seit langem als mögliche Ursachen für Zellalterung, Erkrankung und Krebsentstehung im Mittelpunkt des Forschungsinteresses.

Freie Radikale sind Moleküle, die entweder ein Elektron zuviel oder eines zuwenig haben. Um ihr fehlendes oder überzähliges Elektron auszugleichen, versuchen sie auf radikale Weise anderen Molekülen Elektronen zu entreißen. Dabei kommt es zu einer Kettenreaktion, bei der immer mehr Moleküle beschädigt oder zerstört werden.

Oft handelt es sich bei den freien Radikalen um Sauerstoffradikale, die Oxidationsvorgänge auslösen und so Enzyme und Fette in der Zellmembran zerstören. Die oxidierten Lipide in der Membran sind mit ranzigem Fett zu vergleichen.

Freie Radikale führen zu Mutationen an der Zellkern- und Mitochondrien-DNA, schädigen die energieliefernden Mitochondrien und das Bindegewebe (extrazelluläre Matrix). Freie Radikale gelten als die Hauptverantwortlichen für den Alterungsprozess. Sie sind maßgeblich an der Entstehung chronischer Krankheiten wie Arteriosklerose, Rheuma, Diabetes, Allergien, Parkinson, MS, Alzheimer, Immunschwäche, grauer Star oder Bluthochdruck beteiligt.

Die Schlackenstoffe (Oxidationsmüll) lagern sich in der Grundsubstanz ab (vgl. Abschnitt *„Blut, Lymphe und Grundsystem"*) und machen die Transitstrecke zwischen feinen Blutgefäßen (Kapillaren) und Zelle für Nährstofftransporte zunehmend zu einem Hindernisrennen. Denn die freien Radikale verursachen Vernetzungen zwischen Eiweißen, Zucker-Eiweißen und allen Grundsubstanzkomponenten. Damit wird auch die Entsorgung von saurem Stoffwechselmüll erschwert, die Grundsubstanz (Bindegewebe) versauert. Gleichzeitig wird ein Milieu für Krankheitserreger geschaffen, die durch die Schwächung der lokalen Immunabwehr begünstigt werden.

Unsere gesunden Körperzellen werden etwa 100.000 Mal am Tag von freien Radikalen attackiert. Auch die körpereigene Abwehr arbeitet bei der Bekämpfung von Krankheitserregern mit freien Sauerstoffradikalen. Eine negative Beeinflussung des Redoxy-Systems, bzw. die Bildung von freien Radikalen entsteht auch bei psychischen Blockaden, bei negativen Emotionen wie Angst, Hass, Neid, bei Lärm und bestimmten sozialen Bedingungen wie zu engen Wohnverhältnissen, die ähnlich wie bei zu dichter Pflanzung im Agrarbereich zu einer Stressreaktion führen. (Vgl. dazu die Forschungen von Prof. M. Hoffmann)

Der Körper hält die freien Radikale mit Enzymen in Schach. Diese sind allerdings einer Überzahl an Radikalen gegenüber machtlos. Daher braucht der Körper Hilfe von außen in Form von Mitteln, die den Oxidationsprozessen entgegenwirken (Anti-Oxidantien). Zu ihnen gehören vor allem Enzyme, die Vitamine C, E und Beta-Carotin, Q10, Gluthation, Selen und sekundäre Pflanzenstoffe – allen voran: OPC. Diese Substanzen machen freie Radikale unschädlich und schützen so den Organismus.

Ausreichend reduzierende anti-oxidative Stoffe (Gemüse, Obst, Getreide, Muttermilch, etc.) erhält der Organismus nur durch solche Nahrungsmittel, die weitgehend naturbelassen zubereitet und verzehrt werden. Cola z. B. ist nicht nur eine starke Säure, sondern auch ein starkes Oxidans.

Die Zelle lebt nicht allein – Symbionten und Krankheitserreger

Krankheitserreger entwickeln sich nur, wenn sie das richtige Milieu vorfinden. Diese Tatsache berücksichtigt jeder Mikrobiologe, wenn er Bakterienkulturen anlegt. Und selbst Pasteur hat dies angeblich auf seinem Sterbebett bestätigt, indem er seinem Rivalen Bernard Recht gab: *„Das Milieu ist alles, der Erreger nichts."* Malaria-Moskitos brauchen stehendes, warmes Wasser für ihre Entwicklung, Bakterien ein nährstoffreiches, stehendes, körperwarmes Milieu im geeigneten pH-Bereich. Alle Krankheitserreger (Viren, Bakterien, Protozoen, Pilze, Parasiten) können nur einen Organismus befallen, der ein geeignetes Vermehrungsmilieu bietet und sich nicht durch ein intaktes Immunsystem schützen kann.

Erreger sind fast unvorstellbar klein: Ein Mikrometer ist 1/1000 Millimeter, 1 Nanometer ist 1/1000000 Millimeter. In der Mikrobiologie teilt man Krankheitserreger ein in:

Viren (20-200 Nanometer) sind Zellparasiten. Sie können sich nur mit Hilfe der Körperzellen vermehren, indem sie ihre genetische Information einschleusen und von der Zelle vermehren lassen. Dabei geht die Zelle entweder zugrunde, wird geschwächt und/oder vom Immunsystem angegriffen. Nicht wenige Viren, wie z. B. die Pappiloma- oder die HIV-Viren, sind krebserregend. Antibiotika sind gegen Viren wirkungslos. Daher sollten Sie vor einer antibiotischen Behandlung sicher sein, was die Krankheitsursache ist.

Bakterien (1-5 Mikrometer) sind spezielle Organismen (Prokaryonten) und verfügen über eine eigene Erbinformation und Stoffwechsel. Sie schädigen den Wirtsorganismus, indem sie ihn durch ihre Toxine und Stoffwechselprodukte vergiften und ihm Nährstoffe entziehen. Als Krankheitserreger immer bedeutender werden Bakterien, die sich auch in Zellen aufhalten und sich dort dauerhaft vor dem Immunsystem verstecken können (Chlamydien, Borrellien) und sogenannte Mykoplasmen, in ihrer Form überaus flexible Bakterien ohne Zellwand, denen die meisten Antibiotika nichts anhaben können. Antibiotika werden seit ihrer Entdeckung mit großem Erfolg gegen Bakterien eingesetzt. Sie haben wesentlich zum Fortschritt der Medizin im 20. Jahrhundert beigetragen, weil sie viele Leben gerettet haben. Durch den extremen Missbrauch, der mit Antibiotika betrieben wurde, hat man erreicht, dass insbesondere in Krankenhäusern Keime gegen sehr viele Antibiotika resistent geworden sind. Dass 80% der Antibiotika-Produktion im Tierfutter und damit im Fleisch landet, hat die Situation weiter verschlechtert. Im Teil IV stellen wir Maßnahmen vor, die eine antibiotische Behandlung in vielen Fällen ersetzen können. In ernsten oder lebensbedrohlichen Situationen ist sicher ein sorgsam auf das Erregerspektrum abgestimmtes Antibiotikum das Mittel der Wahl.

Pilze und Protozoen (5-10 Mikrometer) sind Organismen mit eigenem Zellkern usw. (Eukaryonten) und sind unseren Körperzellen schon ähnlich. Pilze wie Candida albicans und Aspergillen befallen immer häufiger Immungeschwächte oder immunsupprimierte Menschen mit verheerenden Folgen. Pilztötende Medikamente haben meistens sehr starke Nebenwirkungen, insbesondere auf Nieren und Leber. Pilzinfektionen sind immer Zeichen eines geschwächten Immunsystems. Sie treten oft nach antibiotischer Behandlung auf. Antibiotika töten Bakterien ab, aber bieten Pilzen bessere Überlebensbedingungen.

Die Erreger der Malaria (Plasmodium), Amöben und Trichomonaden sind Beispiele für einzellige Parasiten, sogenannte Protozoen. Die Malariaerreger fordern von allen Krankheitserregern jährlich die meisten Todesopfer. Die Chemikerin T. Lebedewa will durch Zellkulturen belegt haben, dass Krebszellen oft keine Körperzellen, sondern Trichomonaden im Zystenstadium sind.

Würmer sind vielzellige Organismen. Man unterscheidet Saugwürmer, Bandwürmer und Fadenwürmer. Weltweit gesehen haben die krebserregenden Egel (Schistosomen) und Leberegel sowie Spulwürmer (Ascariden) eine große Bedeutung.

> Einige der bedeutendsten Forscher berichten von Mikro-Organismen, die im lebenden Blut, in Körpergeweben, d.h. in allen Lebewesen und Pflanzen existieren und im Dunkelfeldmikroskop sichtbar werden. Diese Organismen können im Einklang (Symbiose) mit dem Menschen leben oder sich in einem *„kranken“* Milieu zu Krankheitserregern weiterentwickeln.

Ein von der heutigen Mikrobiologie leider vernachlässigtes Feld ist die Lehre von der Vielgestaltigkeit der Erreger, die **Pleomorphismologie**. Die Schulmedizin geht davon aus, dass Blut keimfrei ist und Bakterien nur im Krankheitsfall im Blut aufzufinden sind. Bakterien kommen von außen, wir „infizieren“ uns damit. Der Erstentdecker dieses Phänomens, des Pleomorphismus, war Antoine Béchamp

(1816-1908), der in der selben Zeit wie der (vielleicht zu Unrecht) berühmtere Louis Pasteur forschte. Béchamp war als Doktor der Wissenschaften, Doktor der Medizin, Professor für medizinische Chemie und Pharmazie in Montpellier, Professor für Physik und Toxikologie in Straßburg, Professor für Biochemie und Dekan der medizinischen Fakultät in Lille. 1860 entdeckte Béchamp die „Mikrozyme" und bezeichnete sie als Grundeinheit des Lebens. Die Mikrozyme bestehen aus Wasserstoff, Kohlenstoff und anderen Elementen und produzieren Nukleinsäuren. In seiner Forschung zeigte sich, dass sie nahezu unzerstörbar sind. Er entdeckte, dass sich aus diesen Mikrozymen je nach Milieu bakterienähnliche und pilzähnliche Organismen entwickelten. Béchamp postulierte: *„Mikroben sind das Ergebnis von Krankheiten, nicht deren Ursache!"*

Béchamp blieb mit seiner Entdeckung nicht allein. Unabhängig von ihm machten andere große Wissenschaftler Jahrzehnte später die gleichen Entdeckungen: Prof. G. Enderlein verlieh Béchamps Mikrozym den Namen *„Protit"*. Er bezeichnete sie auch als *„Symbionten"*, weil sie in diesen primitiven Entwicklungsformen mit dem menschlichen Organismus in einer für beide förderlichen Symbiose leben. Dr. v. Brehmer entdeckte den offiziell anerkannten Blutparasiten „Siphonospora polymorpha" und beschrieb das gleiche Phänomen.

Dr. Royal Raymond Rife entwickelte ein prismatisches Dunkelfeldmikroskop, das eine 30.000-fache Vergrößerung bei exzellenter Schärfe erbrachte. Damit konnte er erstmals in der Geschichte der Menschheit lebende Bakterien und Viren unter dem Mikroskop betrachten und die Einwirkung bestimmter Frequenzen auf die Erreger untersuchen. Auch er bestätigte Béchamps Beobachtungen.

Ein Beispiel unserer Tage ist Gaston Naessens. Naessens entwickelte in den fünfziger Jahren ein revolutionäres Lichtmikroskop, das eine über 25.000-fache Vergrößerungen erlaubt. Er beobachtete winzige Körperchen, die den

Mikrozymen von Béchamp und den Bionen von Wilhelm Reich entsprechen. Abhängig von dem Milieu, in dem sie sich befinden, nehmen diese Körperchen verschiedene mikrobiologische Formen an.

Naessens hält die Somatide – wie er sie nannte – für die Grundeinheit des Lebens und Vorläufer der Erbinformation. Im gesunden Blut sind nur die in Symbiose lebenden drei ersten Entwicklungsstadien der Somatiden zu finden. Im kranken Tumorgewebe mit saurem pH-Wert entwickeln sich die pilz-ähnlichen Formen. Im kranken alkalischen Venenblut die bakterienähnliche Form. Die Entwicklung zu krankhaften Formen ist erst durch eine Verschiebung des Milieus möglich. Diese pathologischen (krankhaften) Entwicklungsformen rauben dem Körper nicht nur wesentliche Nährstoffe, sondern vergiften ihn auch mit ihren toxischen Stoffwechselprodukten.

Insbesondere die Entdeckungen der Pleomorphismologie bestätigen die Bedeutung des inneren Milieus. Infektionskrankheiten sind nicht Folge einer zufälligen Infektion, sondern stehen im engsten Zusammenhang mit dem Zustand unseres Immunsystems und inneren Körpermilieus.

Das Immunsystem – der tägliche Kampf

Aus Sicht unseres Immunsystems ist der Körper mit einer Burg vergleichbar, die durch ständige Aktivität und Wachsamkeit geschützt werden muss. Die Mauern werden bewacht, die Lieferanten an den Toren kontrolliert. Die inneren Gemächer werden regelmäßig untersucht und gegebenenfalls von Eindringlingen gesäubert.

Der Mensch verfügt über eine bereits angeborene, unspezifische Abwehr, die als eine Barriere wie die Burgmauer Eindringlinge abhält. Hierzu gehören Haut und Schleimhaut, Fresszellen sowie körpereigene biochemische Stoffe (Komplementfaktoren, Enzyme, etc.). Daneben gibt es die spezifische Abwehr, die über eine spezielle Feinderkennung verfügt. Dieses System ist extrem flexibel und lernt im Laufe des Lebens immer Neues dazu. Für jeden Eindringling entwickeln Lymphozyten passende Antikörper und Rezeptoren, die sie erkennen und unschädlich machen können. Zusätzlich werden die Immunbotenstoffe (Lymphokine, Interleukine) aktiviert, die die Meldungen in der Burg verbreiten. Immunprozesse sind also Wahrnehmungsprozesse. Im Abwehrprozess werden Stoffe (Entzündungsmediatoren) gebildet, die der Unterstützung der Antikörper und Killerzellen dienen. Entzündungen sind also primär eine Abwehrreaktion und sollten daher nicht unterdrückt werden. Chronische Entzündungen sind dagegen ein Hinweis, dass das Immunsystem den Kampf nicht gewinnt. Es braucht aktive Unterstützung.

Unser Immunsystem ist nicht nur aktiv, wenn eine Krankheit ausgebrochen ist. Ohne dass wir es spüren, ist es ständig damit beschäftigt,

- Antigene (Fremdmoleküle) zu erkennen,
- Infektionen abzuwehren,
- frühzeitig Tumorzellen oder Virus-infizierte Zellen aufzuspüren und zu töten,
- sich an der Zellregeneration zu beteiligen

Gesundheit ist kein passiver Zustand, sondern die Balance in einem höchst dynamischen System. Daher sollten wir, solange wir noch gesund sind, unseren Körper nicht missachten, sondern aktiv an der Erhaltung des Gleichgewichts mitwirken. Das Immunsystem ist über den ganzen Körper verteilt und das wahrscheinlich dynamischste System; diese Qualität kann nur erhalten bleiben, wenn wir diese Dynamik nicht ständig reizen. In der Nacht braucht das Abwehrsystem normalerweise eine Ruhephase. Diese wird z. B. durch große schwere Mahlzeiten am späten Abend gestört, aber vor allem auch durch Dauerbelastungen im Schlafbereich (Erdstrahlen, Elektrosmog).

Das Immunsystem besteht aus mehreren Billionen Immunzellen. Ein Teil der Lymphozyten (B-Lymphozyten) produziert Antikörper, die in allen Körperflüssigkeiten (Latein: humores) gegenwärtig sind und daher spezifische „humorale Abwehr“ genannt werden. Die Antikörper markieren Eindringlinge oder machen sie sogar unschädlich. Ein anderer Teil der Lymphozyten (Gedächtniszellen) fungiert wie ein mobiles Gehirn, das sich Erkennungsmerkmale von Eindringlingen merkt, um diese Information bei Bedarf dem Immunsystem zur Verfügung zu stellen. Besonders wichtig für die spezifische Abwehr sind auch die zytotoxischen T-Lymphozyten, die Krebszellen und virusinfizierte Körperzellen von gesunden Körperzellen unterscheiden können und zerstören. B-Zellen reifen im Knochenmark heran, T-Zellen in der Thymusdrüse. Ihr Feinderkennungstraining erfolgt in den Lymphknoten, der Milz und vor allem im Darm-assoziierten Lymphgewebe. Dieses Training entscheidet über die Effektivität des Immunsystems und soll auch Angriffe auf den eigenen Körper vermeiden.

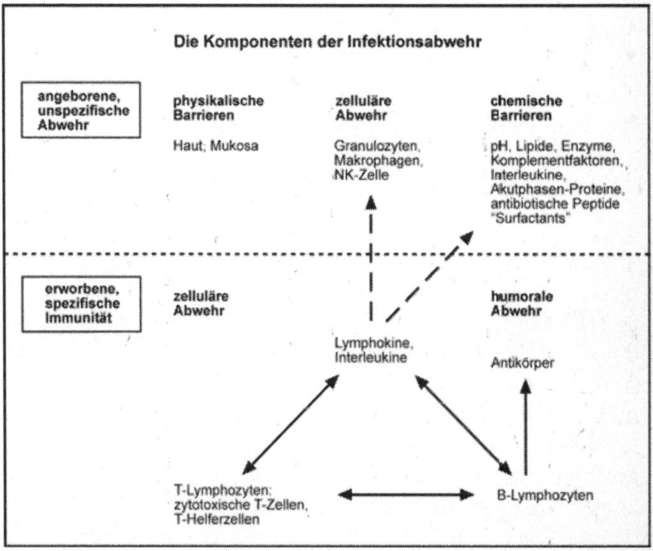

Fresszellen (Makrophagen und Granulozyten) greifen Eindringlinge mit radikalen Mitteln (Sauerstoff-Radikalen) an und verdauen sie, bis sie selbst an dieser Last sterben. Im Krankheitsfall sind es Milliarden Zellen, die sich für den Schutz des Körpers aufopfern. Kein Wunder, dass wir uns nach einem schweren Infekt noch schwach fühlen. Es ist wichtig, diese Ausheilungszeit zu beachten und sich zu schonen. Ansonsten bleibt das Immunsystem auf Dauer geschwächt oder es können noch größere Schäden auftreten, wie sogar Herzinfarkt oder Hirnschlag. Denn bei einer Infektion ist die Gerinnungsneigung des Blutes stark erhöht.

Jedes Lebensmittel enthält von Natur aus Hunderte einzelner Substanzen, die vom Immunsystem geprüft werden. Durch die Entwicklungsgeschichte der Menschheit sind wir an diese Stoffe gewöhnt, was aber immer eine lange Zeit braucht. Manche Menschen vertragen z.B. kein Gluten, das Klebereiweiß aus Weizen und anderen Getreidesorten. Dies ist ein Zeichen mangelnder Anpassung. In den letzten hundertfünfzig Jahren musste sich das Immunsystem mit Tausenden neuer Stoffe auseinandersetzen. Kein Wunder, dass diese Anpassung nicht immer funktioniert und das Immunsystem in seiner Wirkung immer häufiger über das Ziel hinausschießt. Allergien und Autoimmunreaktionen entstehen – und zwar mit stark steigender Tendenz. Bei beiden Erkrankungen liegt häufig eine erbliche erhöhte Reaktionsbereitschaft des Immunsystems vor. Aber auch durch ständige Reize wie Milbenkot, Schimmelpilz-Toxine, Mehl, Krankheitserreger und deren Toxine wird das Immunsystem so überreizt, dass es Amok läuft und entweder überreagiert (Allergie) oder sogar körpereigene Zellen zu zerstören beginnt (Autoimmunerkrankung).

Noch häufiger sind die schleichenden Überforderungen des Immunsystems; die Fälle also, wo es nicht zu einer Überreaktion mit Niesen, Jucken, Hautschwellungen usw. kommt, sondern sich der ganze Prozess unter der Oberfläche abspielt. Die Folge von dauernder Überbeanspruchung durch falsche Ernährung und Umweltbelastungen ist immer die Erschöpfung und Erstarrung der Immunsystems.

Hinzu kommen Belastungen auf seelischer Ebene, die sich – wenn wir die Spannungen nicht durch Entspannung, Meditation, Gespräche, Bewegung, künstlerisches Tun usw. lösen – festsetzen und als negative Gedankenkreisläufe operieren. Die Folge davon ist permanenter seelischer Stress, der das Immunsystem, welches eng mit dem Gehirn verbunden ist, in ständiger Alarmbereitschaft hält. Dies führt wiederum zur Erschöpfung und Erstarrung. Die Aktivität der Abwehrzellen (Lymphozyten) ist bei psychischem Ungleichgewicht und neurologischen Erkrankungen herabgesetzt.

Fragen Sie sich einmal, wie Sie sich wirklich fühlen. Betrachten Sie dieses Jahr, das letzte, vorletzte usw. Die Mehrheit der Bevölkerung leidet an Befindlichkeitsstörungen, die sich von Jahr zu Jahr verstärken – ein deutliches Zeichen für die zunehmende Erschöpfung des Systems.

Der Darm – die Universität des Immunsystems

Wenn man bedenkt, dass der Mensch aus rund 30 Trillionen Zellen besteht, aber mit Einberechnung der Darmflora von mindestens 40 Trillionen bis 100 Trillionen Mikroben bewohnt wird, so ergibt dies deutlich mehr Keime als Körperzellen. Damit ist leicht zu verstehen, dass unser gesundheitliches Wohlbefinden mit unserer belebten inneren mikrobiellen Lebensgemeinschaft in einem wechselseitig abhängigen Verhältnis steht. Eine gesunde Darmflora trainiert das Immunsystem, schützt vor Krankheitserregern und unterstützt die Verdauung. Eine kranke Darmflora hat fatale Folgen für unsere Gesundheit und die Keimflora des Blutes.

Der intensivste Kontakt, den wir mit unserer Umwelt haben, entsteht im Darm, und daher ist dort das größte Immunsystem unseres Körpers angesiedelt. Der Darm verfügt über dreimal mehr Antikörper produzierende Immunzellen als Knochenmark, Milz und Lymphknoten zusammen. Im Darm werden die Immunzellen trainiert. Neben dem Gehirn verfügt der Darm über die größte Anhäufung von Nervenzellen, man spricht daher mit Recht vom Bauchhirn. 80% des gesamten Serotonins, des wichtigsten Wohlfühlhormons (anti-depressiver Neurotransmitter), werden im Darm produziert.

Unsere modernen Ernährungs- und Lebensgewohnheiten führen zu einer massiven Belastung des Darms und Störungen seiner Hauptfunktion, der Aufnahme (Resorption) von Nährstoffen. Die Folge ist Mangelernährung bei überfülltem Esstisch, weil die nötigen Vitalstoffe aus der Nahrung nicht mehr aufgenommen und assimiliert werden können. In diesem ungesunden Milieu gedeihen Pilze, Parasiten und schädliche Darmbakterien.

Wussten Sie, dass unser Körper täglich 8 – 10 Liter Verdauungssäfte produziert? Der reibungslose Ablauf des komplexen Verdauungsprozesses ist uns am wenigsten bewusst. Wir spüren nur, wenn er mal nicht so richtig funktioniert. Diese Störungen sind aber nur die Spitze des Eisbergs.

Bei fast allen chronischen Krankheiten liegt ein kranker Darm vor; 60% der Europäer leiden an Besiedelung des Darms mit Pilzen (Darmmykose als Folge der Fehlernährung und – nach eigener Beobachtung – der Mundmetalle (Amalgam).

Die Folgen eines gestörten Darmmilieus sind Allergien, Immunschwäche und Mikroben im Blut. Zudem kommt es zu einer mangelhaften Resorption von lebenswichtigen Vitalstoffen. Leiden Sie an Asthma und anderen Allergien, sollten Sie als erstes Ihren Darm entschlacken und Ihre

Darmflora sanieren. Versteckte Lebensmittelallergien (Weizen, Gluten, Milch, Milchprodukte, etc.) sind häufig unerkannt, aber überfordern das Immunsystem und fördern die Entstehung anderer Allergien.

Chronische Magen- und/oder Darmverstimmung verursacht entweder Verstopfung oder losen Stuhl. Krankheiten in der Wohlstandsgesellschaft sind häufig mit chronischer Verstopfung verbunden, von der 30 - 35% der Bevölkerung bereits betroffen sind. Verstopfung führt zu Selbstvergiftung (Autointoxikation), da auch einwandfreie Nahrung durch zu langes Verbleiben im Verdauungstrakt Gifte produziert.

Zusammen mit den Nährstoffen werden diese Gifte ins Blut aufgenommen und zu den Zellen transportiert. Wenn der Körper mit dem Ausscheiden der Gifte nicht mehr nachkommt, werden diese in verschiedene Geweben abgelagert und verursachen entsprechende Krankheiten.

Regelmäßiger Stuhlgang, idealerweise einmal täglich mit einer Passagezeit von max. 24h, ist die Basis guter Gesundheit. Die durchschnittliche Verweildauer können Sie durch den Verzehr von Spirulina oder Rote Beete durch farbliche Veränderung am nächsten Tag beobachten. Auch chronische Durchfälle sind ein wichtiges Alarmsignal, dass mit der Darmgesundheit etwas nicht stimmt. Es ist wichtig, diesen Signalen frühzeitig nachzugehen.

Blut, Lymphe und Grundsystem

Das Grundsystem bildet ein wandlungsfähiges, zumeist wässriges Milieu, in dem die Zellen eingebettet sind und sich alle Lebensvorgänge in einer unglaublichen Komplexität und Geschwindigkeit abspielen. Hier ist der Sitz der Säure-Basen-Regulation. Hier gelangen Nährstoffe und Sauerstoff zur Zelle und werden Stoffwechselgifte entsorgt.

Die von dem Physiologen Prof. A. Pischinger begründete und von dem Anatomen Prof. Hartmut Heine weiterentwickelte Lehre vom vegetativen Grundsystem beschreibt das grundlegendste Prinzip in der Physiologie. Der gleiche Sachverhalt bildete in den alten Heilkünsten über Jahrtausende die Grundlage der Medizin.

Das Grundsystem ist eine Funktionseinheit bestehend aus:

1. Zellen des lockeren, weichen Bindegewebes;
2. Blut- und Lymphgefäßen;
3. peripheren Nerven des vegetativen Nervensystems;
4. hormonproduzierenden Drüsen;
5. dem wässrigen Milieu, das jede einzelne Zelle unseres Körpers umgibt (extrazelluläre Flüssigkeit).

Pischinger, Selye, Heine und andere Forscher konnten zeigen, dass die im Grundsystem ablaufenden Reaktionen nicht lokal begrenzt sind, sondern den gesamten Organismus beeinflussen. Regulationsvorgänge im Stoffwechsel, Fernwirkungen von Störfeldern und die Funktion des Immunsystems sind untrennbar mit dem vegetativen Grundsystem verbunden. So verdanken die Zähne ihre enge Beziehung zu anderen Teilen des Körpers u. a. der Tatsache, dass der Bereich um die Wurzelhaut mit Lymphflüssigkeit gefüllt ist. Bakterielle Herde in den Zähnen oder im Kiefer führen zu einer chronischen Belastung des ganzen Körpers und sind häufig im Blut mit dem Dunkelfeldmikroskop als sogenannte „Endkerne“ nachweisbar.

Je nach Anforderungslage verändert das Grundsystem seine biochemische und seine elektromagnetische Struktur. Störungen in einer bestimmten Körperbereich zwingen das Grundsystem, sich regional der Schieflage anzupassen. Umgekehrt erzeugt ein Ungleichgewicht im Grundsystem Störungen an den Schwachpunkten des Organismus.

Der Verlust an Flexibilität kann lange unbemerkt bleiben, da das Grundsystem in der Lage ist, Symptome abzumildern. Irgendwann kommt dann der berühmte Tropfen, der das Fass zum Überlaufen bringt. Die Grundregulation erstarrt. Diese Erstarrung von Grundsubstanz und Grundregulation ist laut Heine und Pischinger Voraussetzung für die Entstehung von Krebs und chronischen Krankheiten. Die Grundsubstanz bildet die Grundlage für die Funktion des zellulären Abwehrsystems, das für die Erkennung und Zerstörung von Tumorzellen verantwortlich ist.

Die verschiedenen Gewebe des Grundsystems werden durch Basalmembranen getrennt, die die Funktion eines Molekular-Siebs übernehmen. Sie speichern Vitamin C als wichtigsten Radikalfänger außerhalb der Zelle. Dadurch wird das wichtige Stickoxid (NO) geschützt, das eine zentrale Rolle bei der Gefäßerweiterung und Blutdrucksenkung spielt. Verdicken die Basalmembranen durch Eiweißmast, wird der Stoffaustausch erschwert: Die Zellen erhalten nicht mehr genug Nährstoffe und Sauerstoff, Gifte werden nicht mehr effektiv entsorgt.

Das Lymphsystem

Das Lymphgefäßsystem ist Teil des Grundsystems und eines der wichtigsten Systeme des Organismus: Es befördert Nährstoffe zu den Zellen und beseitigt schädliche Stoffwechsel-Endprodukte aus den Zellzwischengeweben.

Über das Lymphsystem werden großmolekulare Stoffe wie Eiweiße, nicht mobile Zellen, Zelltrümmer, Schlackenstoffe, Bakterien, Viren sowie überschüssiges Wasser und langkettige Fettsäuren aus dem Gewebe entfernt. Zu diesem Zweck muss die Lymphe in Richtung des größten Lymphgefäßes (Ductus thoracicus), abfließen können. Kälte, Überanstrengung, falsche Ernährung und Sauerstoffmangel führen zu Lymphstauungen, die eine Blockade des Zellstoffwechsels und eine Anhäufung von Stoffwechselschlacken und Giftstoffen verursachen. Die Folge sind Ödeme, Schmerzen, knotenförmige Gewebeverhärtungen (Gelosen) und schließlich das Absterben von Zellen.

Natürlich ist eine solches Milieu geradezu ideal für die bösartige Entartung von Zellen. Die Förderung des Lymphabflusses kann durch Behebung von Krampfzuständen der Lymphgefäße, von Stillständen des Flüssigkeitsstromes (Stasen), von Verstopfungen der Gefäße erreicht werden. Bei einem Temperaturanstieg von 38,3°C auf 41°C steigt der Lymphfluss auf das 4,5fache. Daraus erklärt sich der therapeutische Wert der Überwärmungsbehandlung für die Entgiftung und Entschlackung.

Der berühmte Physiologe Dr. Arthur C. Guyton schreibt: *„Das Entfernen von Eiweiß aus dem Gewebe durch unser lymphatisches System ist eine absolut lebensnotwendige Funktion, ohne die wir innerhalb von 24 Stunden sterben würden."* Der Lymphkreislauf bleibt im Fluss, solange die Proteine nicht zusammenklumpen. Dies geschieht bei Proteinüberernährung und ungenügender Sauerstoffversorgung. Funktioniert aber dieses System normal, werden Krankheiten abgewehrt und Verletzungen schnell geheilt.

In unserem Lymphsystem arbeiten ca. 600 Lymphknoten als Filterstationen. Aufgabe ist es, Schadstoffe, Giftstoffe, Bakterien und Viren zurückhalten bzw. zu zerstören. Jeder Lymphknoten trainiert weiße Blutkörperchen für die Abwehr gegen Eindringlinge/Vergiftungen.

Die Stauung des Lymphflusses durch das Tragen von BHs erhöht das Brustkrebsrisiko enorm, wie eine umfangreiche amerikanische Studie von Singer und Grismaijer an 4700 Frauen in Fiji ergeben hat. Durch den Druck des BH werden die Lymphgefäße komprimiert, und die Lymphe kann nicht abfließen. Gifte können nicht entsorgt werden, sondern sammeln sich im Fettgewebe. Natürlich wird auch die Funktion des Immunsystems durch den erstarrten Lymphfluss stark behindert. Daher sollten BHs niemals 24 Stunden getragen und enge BHs generell gemieden werden. Tiefenwärme, Chi-Training (vgl. das Kapitel über Bewegung), Trampolin-Springen und Lymphmassage können die Lymphe wieder zum Fließen bringen.

Das Blut als Träger des Lebens

In vielen Kulturen besteht die Vorstellung, dass im Blut das Leben und die Kraft der Lebewesen wohnt. Sicher sind die 5-6 Liter Blut die wichtigste Körperflüssigkeit, die alle Zellen mit Nährstoffen und Sauerstoff versorgt. Jede akute oder chronische Krankheit wird von typischen Veränderungen unseres Blutes begleitet, die man eindrucksvoll im Dunkelfeldmikroskop beobachten kann.

Das Arterien-System versorgt die Zellen, das Venen-System entsorgt Kohlendioxid (Kohlensäure) und Stoffwechselschlacken. Normalerweise ist daher das arterielle Blut deutlich alkalischer als das venöse Blut. Bemerkenswerterweise ist das venöse Blut Krebskranker immer wesentlich alkalischer als das venöse Blut Gesunder. Denn der Organismus des Krebskranken verbrennt weniger Sauerstoff, daher transportiert das venöse Blut auch weniger saures Kohlendioxid ab und ist damit alkalischer. Das Bindegewebe chronischer Kranker oder der Tumor selbst ist dagegen stark übersäuert.

Wir haben bereits die Entartung von Symbionten im Blut erwähnt, die Béchamp, Enderlein, Naessens und andere beschrieben haben. Die Entartung der Symbionten in krankmachende (pathogene) höhere Entwicklungsstufen hängt von vielen Faktoren ab:

- dem Zustand des Immunsystems,
- der antioxidativen Schutzkraft,
- dem intakten elektrischen Zellpotential der Blutzellen,
- dem Grad der Toxinbelastung,
- dem Sauerstoffgehalt,
- dem Säure-Basen-Gleichgewicht.

Diese Faktoren sowie eine ausreichende tägliche Flüssigkeitszufuhr beeinflussen entscheidend den Zustand und die Fließeigenschaften des Blutes sowie die Beweglichkeit und Lebensdauer der Blutkörperchen. Auch der Durchmesser der Gefäße spielt eine Rolle für die Versorgung der Zellen. Wussten Sie, dass schon eine 17-prozentige Verringerung der Gefäßablagerung zu einer 100-prozentigen Verbesserung der Durchblutung führt? Das gleiche gilt natürlich auch umgekehrt. Daher ist es lebensnotwendig, seine Gefäße durch geeignete Maßnahmen zu pflegen.

Die Chemie muss stimmen – Säuren und Basen

> *„Von allen Zusammensetzungen unserer Körpersäfte wirkt sich die Säure zweifellos am schädlichsten aus."*
>
> *(Hippokrates)*
>
> Das Säuren-Basen-Gleichgewicht entscheidet über das Milieu, in dem sich Stoffwechselprozesse abspielen, daher ist die Störung dieses Gleichgewichts bei vielen Erkrankungen ein ursächlicher Faktor, der an deren Entstehung beteiligt ist.

Fühlen Sie sich nicht mehr richtig wohl in Ihrer Haut? Sind Sie häufiger müde oder abgespannt. Fallen Ihre Haare frühzeitig aus und sind spröde? Haben Sie öfters Sodbrennen oder Gelenkschmerzen? Haben Sie häufiger Kopfschmerzen und Migräne? Dann kann eine Störung des Säure-Basen-Gleichgewichts die Ursache dafür sein, verursacht durch Eiweißmast, Sauerstoffmangel und Stress.

Welche Symptome weisen auf eine Übersäuerung des Organismus hin?

- Säure bildet sich als Milch- und Kohlensäure in den arbeitenden Muskeln und im Stoffwechsel bei der Verarbeitung von Eiweiß und Kohlenhydraten. Wenn Säuren nicht abtransportiert und durch Basen neutralisiert werden, entstehen Müdigkeit, Abgeschlagenheit, Muskel- und Gelenkschmerzen, insbesondere Rückenschmerzen.

- Übersäuerung fördert eine depressive Stimmungslage und Reizbarkeit, Kopfschmerzen und Migräne.
- Übersäuerung führt zu zahlreichen Störungen im Körper: Knochenentkalkung (Osteoporose), Entmineralisierung der Knochen zur Pufferung überschüssiger Gewebesäuren, Karies, erhöhte Harnsäurewerte, Gicht, Nierensteine, Sodbrennen, zu viel Magensäure, Magen-Darm-Schleimhautreizung, Verstopfung, Nervenschmerzen u.a.

Zahlreiche Erkrankungen können durch Übersäuerung mitverursacht oder verstärkt werden, dazu gehören:

- Rheumatische Erkrankungen, Myogelosen, Arthritis, degenerative Gelenkveränderungen: Übersäuerungen in Bindegewebe und Gelenkstrukturen (Knorpel, Bänder, Gelenkkapseln, Gelenkflüssigkeit).
- Gefäßerkrankungen: vorzeitige Gefäßalterung, Durchblutungsstörungen, Tinnitus, Venenleiden, Raynaud-Syndrom, chronisch kalte Hände und Füße, Bluthochdruck und andere Herz-Kreislaufprobleme bis hin zu Herzinfarkt oder Schlaganfall.
- Krebs: Dr. Veronica Carstens hält die Übersäuerung für eine der vier Hauptursachen der Krebsentstehung.
- Diabetes: Geht einher mit chronischer Übersäuerung.
- Chronische Abwehrschwäche und Störungen des Immunsystems, wie Allergien.
- Hautleiden wie Akne, eitrige Hautentzündungen, Neurodermitis, Pilzerkrankungen auf Haut und Schleimhäuten (im Darm), Zellulitis (Orangenhaut).
- Allgemein die typischen „Manager-Krankheiten“, zu denen das Erschöpfungssyndrom, Herzinfarkt, Magenge-

schwüre und Tinnitus zählen – in Folge von stressbedingter Übersäuerung und falscher Ernährung.

Eine Vielzahl von Erkrankungen kann durch einen basischen Stoffwechsel verhütet oder gebessert werden. Nicht nur Menschen leiden an Übersäuerung, sondern die gesamte Natur. Der saure Regen lässt Wald und Seen sterben. Ab einem pH-Wert von 5 verenden die Fische im See.

Von Natur aus laufen die Lebensvorgänge im Organismus in einem basischen Milieu ab. Der ph-Wert (potentia hydrogenii) errechnet sich aus dem Verhältnis der Säuren (H^+-Ionen) und Basen (OH^--Ionen); die Skala reicht dabei von 0 – 14; der Wert 7 ist neutral. Im Blut wird der Wert zwischen 7,36 und 7,44 gehalten, was ein basischer Wert ist. Säuren sind Moleküle, die Protonen (H^+) abgeben, während Basen (OH^--Ionen) Protonen aufnehmen. Säure und Basen neutralisieren sich gegenseitig zu Wasser.

Regelung des Säuren-Basen-Gleichgewichts

Säuren und Basen durchfließen in wechselndem Rhythmus den Organismus des Menschen. Sowohl Säuren als auch Basen sind lebensnotwendig, es kommt auf den rhythmischen Wechsel an. Eine fortgeschrittene Übersäuerung zeigt sich an der Erstarrung der Säure-Basen-Regulation im sauren Milieu.

Der Mensch ist mit einem pH-Wert seines Blutes von 7,35 mehr ein basisches als saures Lebewesen. Der Säure-Basen-Haushalt ist an der genauen Regelung der Atmung, des Kreislaufs, der Verdauung, Ausscheidung – auch über die Haut, Abwehrkraft, des Hormonhaushalts und vielem anderen beteiligt. Alle biologischen Vorgänge laufen nur in einem bestimmten basischen Milieu ab. Nur die Vorgänge der Zersetzung (Lysosomen) und Verdauung (Magen) laufen im sauren Milieu ab.

In jeder Zelle entsteht bei der Energiegewinnung Kohlensäure. Dazu kommen weitere Säuren, die durch die Nahrung aufgenommen bzw. bei ihrer Verstoffwechselung gebildet werden. Aber auch ein Mangel an Sauerstoff, Autoabgase und Lärmexposition führen zu einem Überwiegen der Säuren im Organismus. Bei Examenskandidaten konnte festgestellt werden, dass während der Prüfung nicht nur die Gerinnungsbereitschaft des Blutes zunimmt, aus Angst gewissermaßen das Blut in den Adern stockt, sondern auch der Säuregehalt.

Der pH-Wert ist das Maß für die Protonen-(H^+) Konzentration. Eine Lösung mit pH 3 hat 10 mal so viele Säuren (Protonen = H^+ Ionen) wie eine Lösung mit pH 4.

Säuren entstehen vor allem bei abbauender (kataboler) Stoffwechsellage. Auf der Ebene des Autonomen Nervensystems entspricht dies der Sympathikus-Aktivität: Stress, negative Emotionen wie Trauer, Zorn, „sauer“ reagieren, Aggressivität und Angst, dauernd *„rot sehen“*, führen ebenso wie Schwefel, Phosphor, Chlor und Nikotinkonsum zu einer Übersäuerung. Deshalb ist gerade auch bei einer Gewichtsreduktion auf ein basisches Milieu zu achten; ansonsten führen die Säuren schnell zum Abbruch der Diätbemühungen.

Basen entstehen bei aufbauender (anaboler) Stoffwechsellage. Auf der Ebene des Autonomen Nervensystems entspricht dies der Vagus-Aktivität (parasympathisches System). So gehen Entspannung, Ruhe, tiefer Schlaf, innere Harmonie, Liebes- und Glückserlebnisse mit einem basischen Stoffwechsel einher. Die Farbe blau steht symbolisch für Base; die heilsame Wirkung des Gebetes ist die spirituelle Basis der Base.

Unsere Lebenskraft und Gesundheit liegen in den Basen, genauer gesagt in den Basenbildnern, vor allem den Mineralstoffen Kalium, Magnesium und Calcium sowie den Spurenelementen. Ansonsten wäre der normale pH-Wert des Blutes nicht in dem genannten Bereich von 7,35 - 7,45. Dieser Bereich darf nur unwesentlich verlassen werden, sonst drohen kritische und sogar lebensbedrohliche Zustände. Die Schulmedizin meint, dass es deshalb das Problem der Übersäuerung nicht geben würde.

Wird aber hierbei das Problem nicht von der falschen Seite betrachtet? Nur weil der Körper die Fähigkeit hat, schnell auf die bedrohliche Übersäuerung zu reagieren, kann man nicht sagen, Übersäuerung sei kein Problem. Umgekehrt kann man sagen: Übersäuerung ist so gefährlich und deshalb werden die Säuren schnell abgeschoben. Das schafft der Körper für eine gewisse Zeit, aber nach der Belastung kommt die Überlastung und dann irgendwann der Zusammenbruch des Gleichgewichts. So weit sollten wir es aber gar nicht kommen lassen.

Die Niere ist das wichtigste Organ zur Säureausscheidung. Die *„Basenpflege"* dieses wichtigen Organs kann lebensentscheidend sein. Die meisten Menschen verlieren im Laufe des Lebens die Hälfte ihrer Nierenfunktion, da die Nieren als Ausscheidungsorgan am meisten an den enormen Säurekonzentrationen im Körper zu leiden haben. Zudem trinken sie zu wenig reines Wasser, was die Nieren zusätzlich belastet. Die feinen Nierenkanälchen werden von Nierenkristallen verstopft und die dort vorhandenen Zellen (Tubuli-Zellen) durch die Azidose geschädigt. Übersäuerung führt zu Citratmangel in den Tubuli-Zellen der Niere, der Citratmangel ermöglicht die Bildung von Nierenkristallen und -steinen. Die Säuren können nicht mehr ausreichend über die Niere ausgeschieden werden, sie sammeln sich im Körper an und schaffen das Milieu für die Entstehung chronischer Krankheiten – ein Teufelskreis, der mit den Lebensjahren immer enger wird.

Der Darm und die Leber sind die nächstwichtigen Entsäuerungsorgane. Im Darm können durch Gärungsprozesse enorme Säuremengen entstehen. Der tägliche Stuhlgang ist eine wichtige Voraussetzung dafür, dass die Leber nicht durch im Körper entstehende Giftstoffe, die auch aus Gärungs- und Fäulnisprozessen entstehen, belastet wird.

Folgen der Übersäuerung

Wenn Säuren aus dem Stoffwechsel zurückbleiben, werden diese nach ihrer Neutralisierung durch Mineralstoffe in unserem Bindegewebe in Form von Schlacken abgelagert. Verschlackungs- und Vergiftungsprozesse, sowie Alterung und Alterskrankheiten beginnen so allmählich. Im zunehmenden Alter ist der Basenausgleich deshalb von äußerster Wichtigkeit. Dies ist durch zahlreiche wissenschaftliche Studien belegt.

Es konnte gezeigt werden, dass sich der höhere Basengehalt in der vegetarischen Ernährung positiv auf die Knochendichte auswirkt. Vegetarierinnen zeigten im achten Lebensjahrzehnt einen Knochenverlust von nur 18% im Vergleich zu Nicht-Vegetarierinnen mit 35%. Dieser Effekt wird auf die unterschiedliche Säurebelastung der beiden Ernährungsformen zurückgeführt.

In einer zusammenfassenden Analyse von 16 Studien, in denen Daten über das Auftreten von Knochenbrüchen des Hüftbereichs im Zusammenhang mit Nahrungsinhaltsstoffen analysiert wurden, zeigt sich ein starker positiver Zusammenhang zwischen der Häufigkeit von Hüftfrakturen und dem Proteingehalt der Nahrung.

Bei der Untersuchung der Abhängigkeit der Knochendichte von der Zufuhr basischer Lebensmittel über einen Zeitraum von 4 Jahren wurde bei Senioren belegt, dass basisch wirkende Lebensmittelinhaltsstoffe (insbesondere Kalium- und Magnesiumsalze) und ein hoher Verzehr von Obst und Gemüse mit einer höheren Knochendichte in Zusammenhang stehen.

Ein latent übersäuerter Stoffwechsel führt erst zur Einlagerung von Säuren ins Bindegewebe, dann in die Gelenke. Da Säuren eine tödliche Gefahr für jede Zelle sind, wird Calcium als Säure-Puffer dem Knochen entnommen. Wissenschaftliche Untersuchungen zeigen deutlich, dass eine chronisch erhöhte Zufuhr sauer wirkender Nahrungsmittel, z.B. von Kaffee und Alkohol, zu einem erhöhten Verbrauch des puffernden Mineralstoffs Calcium aus dem Knochenreservoir führt. Ursache für die Säurebelastung des Organismus ist vor allem ein hoher Gehalt an tierischem Eiweiß in der Nahrung, der mit zunehmendem Alter und gleichzeitig nachlassender Nierenfunktion die Entstehung einer chronischen Übersäuerung (latente Azidose) fördert.

Ein typisches Krankheitsbild aus der Praxis:

Berufstätige Frau im mittleren Alter, trinkt 2 Liter Kaffee am Tag, durch den Kaffeekonsum stark entwässert. Durch Ernährung, Kaffee und Rauchen stark übersäuert. Die Folge: Chronische Gelenkschmerzen, (bedrohlich hoher) Ruhepuls von 100, fortgeschrittene Osteoporose infolge der Übersäuerung. Blut im Urin in Folge von Säurekristallen in den Nieren. pH-Messung ergibt über Wochen stark sauren Urin zu allen Tageszeiten.

Durch eine vermehrte Aufnahme von basisch wirkenden Nahrungsmitteln bzw. basisch wirkenden Mineralstoffsupplementen kann dem Verlust von Knochensubstanz entgegengewirkt werden. Daher ist es sinnvoll, Calcium ergänzend zuzuführen, idealer Weise in einer synergetischen Mischung mit Magnesium und Kalium. Optimal bioverfügbar ist Calciumcitrat. Calciumcitrat wird bei Menschen mit niedriger Magensäure 10-mal besser aufgenommen als Calciumcarbonat. Menschen mit normaler Magensäure weisen eine 20-66% besser Absorption auf.

Allmählich verdrängt die hohe Säurenkonzentration (Protonen) intrazelluläres Kalium aus der Zelle. Schon eine relativ geringe Verschiebung des Säure-Basen-Gleichgewichts führt schließlich zum vorzeitigen Absterben der *„Zellkraftwerke“* (Mitochondrien), da diese besonders empfindlich reagieren. Die Zelle kann, ähnlich der Krebszelle, durch Zuckergärung weiter Energie gewinnen oder sie stirbt ab. Wenn eine Zelle in Lebensgefahr gerät, beginnt sie sich verstärkt zu teilen, um in der Gestalt ihrer

Nachkommen am Leben zu bleiben. Auf diese Weise begünstigt die intrazelluläre Übersäuerung die Entstehung von entarteten Zellen und Krebs.

Je weiter die Übersäuerung fortschreitet, desto schwächer werden die Zellen und desto früher sterben sie ab. So bewahrheitet sich der alte Spruch: *„Das (saure) Milieu ist alles, der Erreger nichts."* Krankheitserreger können sich in einem solchen Körpermilieu rasant ausbreiten.

Bei Urin-pH-Messungen von Krebskranken in der eigenen internistischen Praxis lagen die Werte zu 90% im sauren Bereich. Dieses Ergebnis überrascht nicht, wenn wir die Ernährungsgewohnheiten der reichen Industrieländer zu Grunde legen. 80% der Lebensmittel, die täglich auf dem Speiseplan stehen, sind Säurebildner, nur 20% sind Basenbildner – führen also zu einem basischen Stoffwechsel.

Obwohl von führenden Medizinern dem Säure-Basen-Haushalt eine enorme Bedeutung zugeordnet wird, wird er in der Schulmedizin so gut wie nicht beachtet; die tragische Folge von Spezialisierung und Symptom-Behandlung. Bei Tausenden in 45 Jahren von anderen Kollegen erhaltenen Arztbriefen wurden der Urin-pH-Wert oder die chronische Übersäuerung nicht ein einziges Mal erwähnt. Auch aus den erhöhten Harnsäurewerten, die leider selten genug mit einem Gichtanfall als Warnsignal einhergehen, werden meist keine therapeutischen Konsequenzen gezogen. Sie weisen immer auf eine schon seit Jahrzehnten bestehende Azidose hin. Der gestörte Eiweißstoffwechsel wird in der Medizin kaum beachtet. Behandelt wird dann das Endstadium des Nierenversagens mittels der Dialyse.

Das Säure-Basen-Gleichgewicht ist eine wichtige Grundlage der Gesundheit. Läge es vor, so würden viele Zivilisationskrankheiten nicht entstehen. Präventive Medizin muss in Zukunft diesen zentralen Gesichtspunkt berücksichtigen. Praxistipps erhalten Sie im Abschnitt II.

Elektrisches Zellpotential – die Batterie der Lebenskraft

Vielleicht geht es Ihnen wie uns. Chemie ist schon manchmal schwer zu verstehen, doch physikalische Vorgänge sind häufig noch weniger greifbar. Deshalb versuchen wir das folgende stark vereinfacht darzustellen:

Die Zelle gleicht einer Batterie. So wie die Batterie durch chemische Inhaltsstoffe eine Spannung aufbaut und bei Bedarf abgibt, baut die Zelle durch chemische Elemente (vor allem Kalium und Natrium-Ionen) an der Zellmembran eine elektrische Spannung von ca. –70 Millivolt auf. Die hierzu notwendige Energie erzeugt die Zelle in den Mitochondrien. Die an der Membran gespeicherte Energie ist die Grundlage für die gesunden Lebensprozesse der Zelle. Für Krebszellen ist ein zusammengebrochenes Zellpotential (-10 mV) typisch.

Die Energie in Form von ATP nutzt die Zelle, um ständig das Spannungspotential der Zellbatterie aufrechtzuerhalten. Hierzu dienen spezielle ‚Pumpen' (Natrium-Kalium-ATPasen), die dafür sorgen, dass in den Zellen der Kalium-Level (K^+) hoch, der von Natrium (Na^+) niedrig bleibt. Außerhalb der Zelle ist es umgekehrt. Dieses elektrische Zellpotential ist die energetische Lebensbasis der Zellen.

R.O. Becker schreibt in seinem Klassiker „Der Funke des Lebens": *„Bei jeder Bewegung, beim Herzschlag, beim Denken und bei den Heilungsvorgängen spielen elektrische und elektromagnetische Felder die Hauptrolle."* Auch die Übertragung von Nervenimpulsen und Denkvorgängen erfolgt auf elektrischem Wege. Es ist daher nicht verwunderlich, dass andauernder Elektrosmog einen bedeutenden Stress- und Störfaktor für den Energiehaushalt der Zelle und das Nervensystem darstellt. Ebenso haben Magnetfelder einen nachhaltigen und nachweisbaren Einfluss auf den menschlichen Organismus.

Das Zeta-Potential hält Ihr Blut im Fluss

Es ist erstaunlich, dass das Blut, obwohl es zu einem großem Teil aus festen Teilchen besteht, so flüssig ist, dass es rasch jede Zelle versorgen kann. Dies geschieht über kleinste Kapillaren, die sogar kleiner als die roten Blutkörperchen selbst sind. Der Grund dafür liegt in der kolloidalen Struktur der Blutbestandteile. Mit Kolloiden bezeichnet man eine Zustandsform der Materie, die durch die gleichmäßige Verteilung von sehr kleinen Partikeln (1 nm – 1 Mikrometer) in einer Flüssigkeit gekennzeichnet ist. Kolloide sind ein Wunderwerk der Natur, die den Gegensatz von festen und flüssigen Eigenschaften integrieren können. Sie verkörpern die Balance zwischen den gegensätzlichen Polen und zeigen, wie es trotz eines hohen Anteils fester Bestandteile möglich ist, im Fluss zu bleiben.

Blut besteht zu rund 45% aus Zellen: ca. 0,4% weiße Blutkörperchen zur Immunabwehr und ca. 45% rote Blutkörperchen, die in der Lunge mit Sauerstoff beladen werden und diesen zu den Zellen transportieren. Die anderen 55%, das Blutplasma, bestehen zu 90% aus Wasser, zu 0,9% aus Elektrolyten (Mineralien) sowie zu 7,2 % aus Proteinen, vor allem Albumin und anderen Transportproteinen, dem Gerinnungsstoff Fibrinogen und Immunglobuline, die als Antikörper fungieren.

In einer kolloidalen Lösung wie dem Blut stoßen die zahlreichen gelösten Teilchen aufgrund gleicher negativer Ladung einander ab, ebenso wie sich zwei gleichpolige Magnete abstoßen. So bleibt das Blut flüssig. Die Ursache für diese Fähigkeit liegt in den elektrostatischen Oberflächenkräften, die als Zeta-Potential bezeichnet werden.

Durch das Atmen wird das Blut mit Sauerstoff angereichert, wobei die roten Blutkörperchen negativ geladen werden. Je weniger rote Blutzellen mit Sauerstoff beladen sind und daher einander abstoßen, desto mehr kleben die

Blutkörperchen zusammen und verursachen einen „Verkehrsstau“. Dieses auch als Geldrollenbildung bekannte Phänomen blockiert die feinen Kapillaren und damit die Versorgung der Zellen mit Sauerstoff und anderen Nährstoffen. Zur Bildung von Blutgerinnseln kommt es vor allem im sauerstoffarmen Venen-System.

Das Zeta-Potential des Blutes liegt bei ca. –20 mV. Je negativer es wird, desto fließfreudiger ist das Blut. Wird es positiver, beginnen die Bestandteile des Blutes zu verklumpen. Einfach geladene Ionen haben kaum einen Einfluss auf das Zeta-Potential. Zweifach geladene Ionen haben einen 3000 mal größeren Einfluss auf das Zeta-Potential, während dreifach geladene Ionen das Zeta-Potential 6000 mal stärker verändern. Dreifach positiv geladenen Ionen, wie z. B. Aluminum, sind daher für das negative geladene Zeta-Potential besonders gefährlich, während dreifach negativ geladene Citrate förderlich sind.

Wenn das Zeta-Potenial des Blutes niedrig ist, können Mikro-Nährstoffe nicht ausreichend im Blut gelöst werden, um sie zu den Zellen zu transportieren, und Giftstoffe können nicht in Lösung gebracht werden, um sie zu entsorgen.

Sie können das Zeta-Potential durch Mineralstoffmischungen steigern, die reich an basischem, dreifach negativ geladenen Kalium-Citrat sind. (Citrat wird in der Medizin als Gerinnungshemmer verwendet.) Für diesen Zweck sollte ca. 1g Pulver auf 1 Liter Osmose-Wasser gelöst werden. Laut Riddick ist dies besonders für Menschen mit gerinnungsfreudigem Blut und gehäuften Extrasystolen empfehlenswert. Eiweißspaltende Enzyme – so haben Williams und Domen nachgewiesen – verhindern die Verklebung von roten Blutkörperchen durch das Zeta-Potential senkende (polykationische) Substanzen. Auch über bestimmte Formen der Elektro- und Magnetfeld-Therapie lässt sich das Zeta-Potential aufladen.

Biophotonen – das Licht in unseren Zellen

Der russische Medizinprofessor Alexander Gurwitsch und der deutsche Biophysiker Fritz A. Popp haben nachgewiesen, dass die Körperzellen durch sogenannte Biophotonen, durch Licht und Farbe also, miteinander kommunizieren. Dies geschieht mit Lichtgeschwindigkeit und erklärt das schnelle Reaktionsvermögen des Organismus, das durch eine rein biochemische Reaktionsweise nicht erklärbar ist.

Das Senden und Empfangen von Lichtwellen beruht auf dem Resonanzprinzip. Kleinste schwingende Kräfte können größte Wirkungen erzielen, wenn Sender und Empfänger aufeinander abgestimmt sind und in Resonanz gehen. Da die Sonne seit Anbeginn der Zeit durch ihre Energie das Leben auf unserem Planeten erhält, ist unser Körper auf das Farbspektrum der Sonne genauestens abgestimmt und reagiert sehr sensibel auf Farbinformationen. Das erklärt, warum die Farbtherapie die älteste, natürlichste und mitunter wirkungsvollste Form der Frequenztherapie ist.

Biophotonen sind Lichtquanten, die aus lebenden Zellen kommen. Nicht nur Menschen, sondern genauso jedes Tier und jede Pflanze, strahlen Licht aus, solange ein Funke Leben in ihnen ist. Das Biophotonen-Licht ist sehr schwach, aber mit hochsensitiven Lichtmessgeräten (Photomultipler) deutlich nachweisbar. Es reicht nach heutigem Kenntnisstand vom ultravioletten bis zum infraroten Bereich. Es ist das ruhigste und gleichmäßigste Licht, das man kennt. Es reagiert gegenüber äußeren Einflüssen äußerst empfindlich, kann aber nach jeder Erregung wieder in die ursprüngliche Ordnung zurückzukehren, die für die jeweilige Zelle des biologischen Systems typisch ist.

Ob eine Zelle gesund, krank oder sogar schon tot ist, lässt sich laut Popp in erster Linie daran erkennen, inwieweit sie Licht speichern und wie geordnet ihre Lichtausstrahlung ist. Der wichtigste Träger der Biophotonenstrahlung ist die DNS, die Desoxyribonuklein-Säure, ein Bestandteil der Zelle, in dem die Erbinformationen (Chromosomen) eines biologischen Systems enthalten sind. Die DNS besteht aus zehn Milliarden Molekülen, die spiralförmig ineinander verwickelt sind. Sie enthält alle biologischen Informationen, die ein Wesen zu dem machen, was es ist. Wenn die Licht-Ordnung auf der DNS-Ebene gestört ist, wenn sie Informationen nicht mehr speichern, halten und in der richtigen Weise weitergeben kann, entstehen Krankheiten. Außer der DNS können auch verschiedene andere Biomoleküle Licht speichern. Allerdings überträgt die DNS durch ihre besondere Molekülstruktur wesentlich mehr Regulationsinformationen als andere Biomoleküle.

Die Verarbeitungsfähigkeit extrem vieler Informationen hängt mit der hohen Informationsdichte in der DNA zusammen. Die DNA hat milliardenfach größere Informationsspeicherkapazitäten, als es bislang technologisch möglich erscheint. In jeder winzig kleinen Zelle befindet sich ein zwei Meter langes DNA-Molekül auf raffinierteste Weise zusammengewickelt. Auf diesen zwei Metern befinden sich wiederum 10.000.000.000 Basenpaare. Wenn Sie alle Basenpaare eines Menschen auf einen Faden reihen, kommt eine Strecke von 10 hoch 13 Metern heraus — das ist etwa der Durchmesser unseres Planetensystems.

Photonen werden von der DNS angesogen, so dass sich innerhalb der DNS beständig ein großer Grad an Ordnung und Kohärenz halten kann (Bosekondensation). Die DNS wirkt somit als Quelle und Speicher kohärenten Lichts, der Biophotonen.

Mit Hilfe dieser Biophotonen kommunizieren die Körperzellen miteinander und steuern die kompliziertesten Stoffwechselvorgänge. Nur 25 % des Sonnenlichts dienen dem eigentlichen Sehvorgang. 75% gelangen als „energetischer Anteil“ über einen extra Kanal vom Auge zum Hypothalamus, zur Hypophyse und zur Zirbeldrüse und aktivieren von dort unser Hormonsystem, das eng mit dem Immun- und Nervensystem zusammenhängt. Hypothalamus, Hypophyse und Zirbeldrüse sind die wichtigsten übergeordneten Hormondrüsen des Körpers und übernehmen alle wesentlichen Steuerfunktionen. Die Zirbeldrüse reguliert unseren Tag- und Nachtrhythmus. Sie reduziert z.B. die Produktion des lichtempfindlichen Hormons Melatonin von 100% in der Nacht auf 10% während des Tages. Künstliche Beleuchtung kann die Produktion von Melatonin durcheinanderbringen, d.h. wir erhalten zuviel Melatonin, wenn wir während des Tages aktiv sein müssen, zu wenig aber, wenn wir in der Nacht schlafen wollen.

Die Photonenemission der Zellen findet im Bereich vom infraroten über das sichtbare Licht bis zum UV-Licht statt. Es gibt Hinweise darauf, dass das infrarote Licht der interzellulären Kommunikation (von Zelle zu Zelle, Organ zu Organ etc.) dient, während das sichtbare als auch das UV-Licht der intrazellulären Kommunikation dienen.

Biochemische Prozesse dürfen vor dem Hintergrund dieser Informationstechnologie des Körpers, die über Lichtphotonen arbeitet, nicht isoliert betrachtet werden. In diesem Sinne entsteht Krankheit aus einem Informationsproblem, welches körperliche und seelische Aspekte beinhaltet.

Wir sind unser bester Freund und unser größter Feind

Der Mensch wird in unseren philosophischen und alten medizinischen Traditionen als eine Dreiheit von Körper, Geist und Seele beschrieben. Die traditionelle Heilkunde Indiens, der Ayurveda, sieht das ebenso und beschreibt das innere Selbst, den eigentlichen Kern unserer Persönlichkeit und unseres Bewusstseins, als einen Bereich, der nie krank werden kann, ja der ewig jugendlich ist. Nach dieser Vorstellung tragen wir also das Potential zur Gesundheit in uns. *„Der Patient ist Arzt, der Arzt ist sein Gehilfe“*, hat Paracelsus formuliert.

Therapie, die von außen kommt, kann Impulse geben, kann Erstarrungen auflösen, kann das Gleichgewicht der Stoffwechselfunktionen wieder herstellen. Heilung muss jedoch im Inneren geschehen, sonst folgt früher oder später die nächste Erkrankung.

Aus Sicht der modernen psychosomatischen Medizin, die leider nach wie vor ein Schattendasein führt, gibt es keine Erkrankung, die nicht wenigstens psychische Einflüsse bei ihrer Entstehung aufzuweisen hat. Um so mehr gilt dies für die heute vorherrschenden chronischen Erkrankungen. Im Fluss zu bleiben bedeutet, bei jeder Störung zu fragen:

- Was will mir das sagen?
- Wie fühlt es sich an?
- Welches Problem will mein Körper mit diesem Symptom ausdrücken?

Nehmen Sie sich Zeit für diese Fragen. Sprechen Sie mit einem lieben Menschen darüber. Jede Krankheit ist eine Aufforderung, inne zu halten und die Ausrichtung des eigenen Handelns, Denkens und Fühlens zu hinterfragen. Begeben Sie sich auf diesen Weg! Es lohnt sich; denn Sie werden schrittweise lernen, sich selbst besser zu verstehen. Seelische Erstarrung, ungelöste Konflikte und eine ungesunde Lebensweise lassen nach und nach die hochdynamischen Regulationssysteme des Körpers ebenfalls erstarren. Die Widerstandskräfte sinken; das Gleichgewicht wird labiler, bis es schließlich kippt.

Wollen wir den Weg in die entgegengesetzte Richtung gehen und trotz Älterwerden unsere Vitalität, Lebensfreude und Flexibilität bewahren, gilt es, die Quellen der Gesundheit im Innern zu erforschen und lebendig zu machen. Es gibt immer wieder Beispiele, dass Menschen durch innere Wandlung schwerste Krankheiten überwunden oder sogar scheinbar ausweglose Situationen gemeistert haben. Die tiefsten Ursachen für Glück und Gesundheit liegen in uns selbst. Wir müssen sie nur erwecken, falls sie in Schlummer versunken sind.

Ebenso wie der Atem seelisches Empfinden und körperliche Prozesse miteinander verbindet, gehen traditionelle Medizinsysteme davon aus, dass es eine grundlegende Lebensenergie gibt, die alle körperlichen Prozesse steuert und für die Gesunderhaltung zuständig ist. In China wird diese Energie Chi/Qi, in Indien Prana oder Ojas genannt. Akupunkturpunkte und Meridiane haben sich in der Praxis als praktikable Modelle erwiesen, um erfolgreiche Diagnosen zu erzielen und therapeutische Maßnahmen zu ergreifen. Die Forschungen von Pischinger, Heine und Nordenström zeigen, dass es für diese Phänomene auch eine naturwissenschaftliche Grundlage und Erklärung gibt. Gefäß-Nervenbündel lassen sich meistens in diesen Bereichen finden, die aufgrund ihrer Verbindungen mit dem Gesamtkörper Organe der Grundregulation sind. Mit verschiedenen Messverfahren lassen sich Veränderungen der elektrischen Potentiale nachweisen. Maßnahmen, die die Lebenskraft stärken, sind zur Vorbeugung und Heilung von Krankheiten essentiell, sie decken sich mit vielen Erkenntnissen der modernen Präventivmedizin und sollten deshalb ernst genommen werden.

Stress verkürzt und versäuert Ihr Leben!

Flüchten oder Kämpfen? Diese Frage hat sich für den Menschen im Laufe seiner Entwicklungsgeschichte so häufig gestellt, dass wir einen Alarmmechanismus entwickelt haben, um mit Gefahrensituationen angemessen umgehen zu können. Die Stressreaktion ist also ein Zeichen für die Dynamik unseres Organismus, der in Sekundenbruchteilen Kräfte mobilisieren kann, um eine Gefahr meistern zu können.

Diese an sich rettende Funktion wird uns zum Verhängnis, wenn wir die intensive Stoffwechselaktivität des Alarms nicht mehr körperlich ausagieren können, wie das in der modernen Industriegesellschaft der Fall ist. Der Anlass geht, aber die Spannung bleibt. Das was ursprünglich nur akut retten sollte, wird zur Dauerbelastung und führt bei Erstarrung zu einer dauerhaft erhöhten Grundspannung.

Denken Sie, dass ein Top-Manager mehr Stress hat als ein Kanalarbeiter? Dass ein 12-Stunden-Arbeitstag mehr erschöpft als ein Teilzeit-Job? – Irrtum! Die Wahrheit sieht anders aus: Der größte Stress wird nicht durch Leistungsdruck oder Zeitmangel ausgelöst. Vielmehr ist der entscheidende Faktor für die extreme Anspannung unseres Nervensystems das Gefühl, keinen Einfluss auf eine Situation zu haben oder die Kontrolle über das Geschehen zu verlieren. Das beweist jetzt eine Langzeit-Studie aus England. In der Whitehall-Untersuchung wurden 20.000 Männer aus unterschiedlichen gesellschaftlichen Positionen 35 Jahre lang begleitet. Das Ergebnis war sehr überraschend: Mit Höhe des sozialen Status nahm die Lebensdauer zu und die Krankheitsrate ab. Die Sterblichkeit in der untersten Klasse war sogar dreimal so hoch wie in der höchsten.

Verantwortlich hierfür waren nicht so sehr klassische Risikofaktoren wie fettes Essen, Bewegungsmangel oder Rauchen. Die wichtigste Ursache war etwas viel Gefährlicheres: das unterschiedliche Erleben von Stress und der

Umgang mit Stress. In der Stressforschung unterscheidet man zwischen Eustress (positivem Stress) und Disstress (negativem Stress). Während Eustress uns zu Spitzenleistungen anspornt und leistungsfähig und zufrieden macht, lähmt der Negativ-Stress.

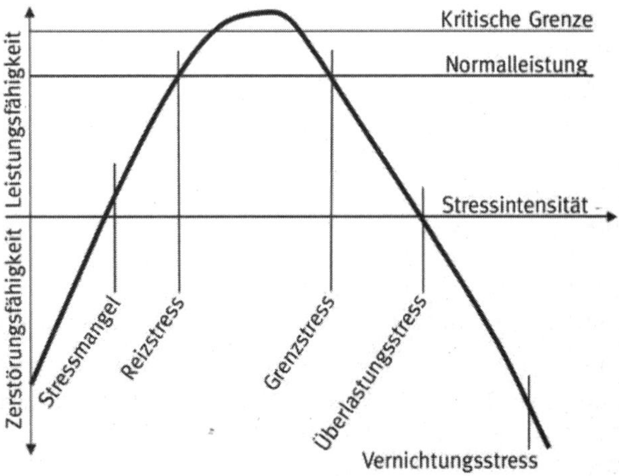

Negativ-Stress entsteht durch Stressauslöser (Stressoren), die das Gefühl der Ohnmacht, des Kontrollverlustes, der völligen Überforderung, der existentiellen Bedrohung, der tiefen Kränkung, etc. erzeugen. Doch auch zu viel positiver Stress gefährdet die Gesundheit, wenn keine Ruhepausen eingelegt werden. Was passiert im Organismus eigentlich bei Stress?

Hören Sie auf das Alarmsystem Ihres Körpers!

Gehirn: Während akuter Stress das Gehirn zu Höchstleistungen ankurbeln kann, bewirkt eine ständige Anspannung das Gegenteil. Der Dauerbeschuss mit den Stresshormonen Adrenalin und Cortisol überflutet das Gehirn, Folge: Gedächtnisleistung, Konzentration und Lernfähigkeit nehmen ab. Symptome: Müdigkeit, Depressionen und Erinnerungslücken. Nach monatelangem Stress stirbt sogar ein Teil des Hippocampus – unsere Schaltzentrale für Lernen und Gedächtnis. Auch die Augen leiden unter dem Dauerstress. Brennen, Druckgefühl oder Fehlsichtigkeit sind die Folge.

Herz: Nichts bringt unseren Organismus mehr auf Touren als Stress: Der Blutkreislauf pumpt Extramengen Sauerstoff und Glucose-Treibstoff in den Körper. Folge: Herzschlag und Blutdruck erhöhen sich. Die Blutgefäße verengen sich. Jetzt zeigt eine neue US-Herzstudie: Langzeit-Stress erhöht das Risiko, an Herz-Kreislauf-Erkrankungen zu sterben, um das Dreifache.

Haut: Schon bei kleinsten Anzeichen von Stress reagiert die Haut oft mit Herpesbläschen und Entzündungen der Mundschleimhaut. Wunden heilen schlechter, wenn der Kranke unter Ängsten leidet. Stress ist auch ein Auslöser für Neurodermitis und Schuppenflechte.

Stress kann das Übergewicht fördern. US-Forscher fanden heraus: Chronisch Gestresste entwickeln einen enormen Appetit. Umgekehrt kann die Anspannung aber auch den Appetit verderben. Statistisch gesehen reagieren ca. 50 % der Menschen auf Stress mit Appetit und 50 % mit Appetitverlust.

Stress löst Krebs aus. Dass der Mensch in Stressphasen an Widerstandskraft verliert, ist bekannt. Folge: Die Anzahl der körpereigenen Fresszellen, die Krebszellen vernichten sollen, nimmt in angespannten Situationen dramatisch ab.

Stress raubt Vitalstoffe und macht sauer. Wussten Sie, dass Ihr Organismus unter Stress viel mehr Vitalstoffe (Vitamine, Mineralstoffe und Spurenelemente) verbraucht? B-Vitamine, Q10, Vitamin C und E, OPC das essentielle basische Anti-Stress-Mineral Magnesium und Kalium sollten unter Stress durch Nahrungsergänzungen auf jeden Fall zugeführt werden.

Was kränkt, macht krank.

Das Herz unterliegt den Einflüssen des vegetativen Nervensystems und wird durch die verschiedensten seelischen Stressoren geschädigt: Konflikte, Stress, Ärger belasten; Kummer *„bricht das Herz"*. Starke psychische Belastungen, schockierende Ereignisse, tiefe Kränkungen oder plötzliche Todesfälle geliebter Menschen belasten uns auf Dauer, wenn wir diese Erfahrungen nicht verarbeiten und die Kraft zu einem Neuanfang finden.

Alles was kränkt, macht krank. Menschen, die schwer getroffen wurden, können starke körperliche Reaktionen entwickeln: Sie bekommen u. U. innerhalb kurzer Zeit eine welke faltige Haut. Sie verlieren büschelweise Haare. Sie schlafen nicht mehr und haben Augenringe. Sie magern ab. Dies zeigt, dass die Erstarrung nicht immer nur ein allmählicher Prozess ist. Der Zusammenbruch des dynamischen Gleichgewichts kann sich auch äußerst schnell vollziehen. Heute ist wissenschaftlich erwiesen: Schockerlebnisse oder tiefe Trauer können sogar das Zellgewebe plötzlich entarten lassen. Studien zeigen, dass intensive Stresserlebnisse vor allem das Brustkrebsrisiko erhöhen. Andererseits können Entspannungstechniken die Menge der Killerzellen erhöhen – und die Überlebenschance bei Krebspatienten drastisch verbessern.

Um so wichtiger ist es, sich bereits in gesunden und glücklichen Lebensphasen mit tieferen Fragestellungen auseinander zu setzen. Wer flach lebt, den schickt das Schicksal irgendwann in die Tiefe. Vergänglichkeit, Krankheit, Angst, Alter und Tod sind die verdrängten Themen in unserer Kultur. Wer das durchschaut und sich auf den Weg macht, ein eigenes Verhältnis zu diesen Realitäten, die ein Teil des Lebensprozesses sind, zu entwickeln, wird nicht plötzlich überrascht, wenn eine Krise kommt. Er findet in sich die Kräfte, die ihn erkennen lassen, dass in jedem Tod ein neuer Anfang wohnt.

II. Vom Fluss des Lebens zur Starre der Krankheit

Warum bleiben Menschen gesund?

Ein neuer Ansatz in der Medizin ist es, nicht mehr nach den Risikofaktoren zu fragen, sondern danach, warum ein Mensch – gerade trotz unzähliger Risiken – gesund bleibt. In den Gesundheitswissenschaften wird dieser Bereich Salutogenese genannt, begründet von dem israelischen Forscher Aaron Antonovsky. Ihm fiel bei einer Studie über Stressfolgen auf, dass eine bestimmte Gruppe der untersuchten Frauen die Problematik der Wechseljahre erstaunlich gut meisterte. Bei dieser Gruppe handelte es sich um Frauen, die den Holocaust überlebt hatten.

Aus diesen ersten Beobachtungen entstanden weitere Studien, in denen Antonovsky drei Faktoren herausarbeitete, die dafür verantwortlich gemacht werden, dass Menschen körperlich und psychisch gesünder sind:

- das Gefühl der **Verstehbarkeit** (comprehensibility)
- das Gefühl der **Handhabbarkeit** (manageability)
- das Gefühl der **Sinnhaftigkeit** (meaningfulness)

des eigenen Lebens. Diese drei Grundempfindungen ergeben zusammen das **Kohärenzgefühl** (sense of coherence), das Gefühl einer "inneren Stimmigkeit". Ein Mensch, bei dem dieses Kohärenzgefühl gut ausgeprägt ist, besitzt die Fähigkeit, die Zusammenhänge des Lebens zu verstehen, die Überzeugung, sein eigenes Leben gestalten zu können, und den Glauben, dass das Leben einen Sinn hat.

Dieses Grundgefühl ist die seelische Basis für eine gute Funktion des Immunsystems und unterstützt das Fliessen des Lebensstroms. Blockaden werden gar nicht erst aufgebaut, Krisen werden als Herausforderung und Chance begriffen. Die Ausprägung des Kohärenzgefühls wird entscheidend durch Erfahrungen in der Kindheit geformt. Wir haben aber in jedem Augenblick die Freiheit und die Möglichkeit, solche Prägungen zu erkennen und aufzulösen.

Die Gesundheitswissenschaft fragt intensiv nach den Möglichkeiten (Ressourcen), die jeder einzelne in sich trägt, um gesund zu bleiben. Man kann z.B. versuchen, durch die Gabe von Antibiotika eine entzündliche Erkrankung zu bekämpfen, indem man Krankheitserreger abtötet. Es ist aber auch möglich, einen ganz anderen Weg zu gehen, indem man den Organismus fähiger macht, mit dem Keim selber fertig zu werden. Der Einfluss der modernen Medizin (Medikamente, Intensivstationen usw.) auf die vorzeitige Sterblichkeit bei Herzinfarkt liegt ungefähr bei 12%. Unser eigener Einfluss liegt bei 54%. Hier zeigt sich, dass wir selbst sehr viel tun können, um sogar eine so gefährliche Erkrankung zu vermeiden.

Gesundheit und Krankheit sind keine starr abgrenzbaren Zustände, vielmehr bewegen wir uns ständig zwischen diesen beiden Polen hin und her. Entscheidend ist, dass wir lernen, unsere Gesundheitsressourcen zu nutzen:

- Wie bewältigen wir drohende Erkrankungen und Krisen?
- Über welche Informationen verfügen wir?
- Welche Unterstützung können wir von unserer sozialen Umgebung erhalten?
- Wie steht es um die Funktionsfähigkeit der körperlichen Regelsysteme?
- Was können wir aktiv zur Stärkung unserer Gesundheit tun?
- Wie sind wir in kulturelle Wertsysteme eingebunden?
- Welche materiellen Ressourcen stehen uns zur Verfügung?

Die Gesundheitswissenschaften haben einen ganzheitlichen Grundansatz. Demnach ist es wichtiger, besser und kostengünstiger, die zahlreichen Fähigkeiten zur Gesundheit zu fördern, als ausschließlich damit beschäftigt zu sein, Krankheiten, Defizite und Krisen zu behandeln. Förderung der Lebenskräfte ist sinnvoller als Reparatur, Vorbeugen ist besser als Heilen.

Schauen Sie sich einmal in ihrer Umgebung um. Sie werden feststellen, dass es Menschen gibt, die trotz enormer Belastungen ihr Leben so gut meistern, die ihr Leben bejahen und lieben und in Krankheiten und Krisen wachsen. Diese Beispiele können uns ermutigen. Wir sehen, dass es so vielfältige Möglichkeiten gibt, sich nicht in das Tal der Resignation zu begeben. Wenn wir uns auf die Förderung des Gesunden konzentrieren, schwächen wir automatisch die Krankheitsprozesse. Kein Mensch ist nur krank, jeder trägt auch gesunde Aufbaukräfte in sich.

Wenn wir uns an diesen Stärken orientieren, erkennen wir, dass uns die Gefahren und Risiken des Lebens zu mehr Gesundheit verhelfen können, indem wir daran wachsen und reifen. Das Wissen allein reicht aber nicht aus. Erst wenn wir innerlich davon überzeugt sind, dass wir erfolgreich handeln können (Selbstwirksamkeit/ Kompetenzerwartung), können wir unsere Ziele auch im Alltag umsetzen.

Die wichtigsten Erkrankungen werden in den nächsten Abschnitten als Folgen eines Erstarrungsprozesses betrachtet. Wenn wir verstehen lernen, dass es sich lohnt, frühzeitig diesem Prozess entgegensteuern, wenn wir den Mut finden, die innere Lebendigkeit wieder zu entdecken, können wir tatsächlich sehr viel erreichen.

Herz und Gefäße – Wie ein dynamisches System schleichend erstarrt.

Das Herz erbringt in jedem Augenblick eine enorme Leistung, indem es ein kilometerlanges Leitungsnetz beständig unter Druck hält. Es versorgt alle inneren Organe, sämtliche Zellen von der Kopfhaut bis zur Fußsohle. Gefäße sind „elastische Röhren“, durch die Blut, Sauerstoff und Nährstoffe zu den einzelnen Organen transportiert werden – pro Tag werden **7000 Liter** Flüssigkeit im Körper bewegt. Das Herz schlägt im Sekundentakt, 60-80 Mal in der Minute, 3 Milliarden Mal im Laufe eines Lebens von 70 Jahren.

Erkrankungen des Herzens und der Gefäße sind Folge eines allmählichen Erstarrungsprozesses und entstehen durch ein Übermaß an Risikofaktoren und einen Mangel an Schutzfaktoren. Über 80% der Herzinfarkte können durch eine gesunde Lebensführung vermieden werden, wie die große Krankenschwestern-Studie (80.000 Krankenschwestern in den USA) gezeigt hat.

In der modernen Medizin konzentriert man sich daher sehr auf das Herz. Es werden Milliarden in neue operative Verfahren und Möglichkeiten investiert, um auf technischem Wege Verengungen der Herzkranzgefäße durch Bypässe, Stents und Ballonkatheterisierungen zu beseitigen oder zu umgehen. Die tatsächliche Lebensverlängerung durch diese Methoden ist – statistisch gesehen – äußerst enttäuschend.

Viel zu wenig ist man sich bewusst, dass es sich bei der Herzkrankheit um eine Systemkrankheit handelt. In diesem System ist das Herz nicht ausschließlich der aktive Motor. Im Kreislauf selbst wird eine Vielzahl von Impulsen gesetzt, die aus den Bedürfnissen des Gesamtorganismus entspringen. Einige Forscher sind der Meinung, dass das Herz mehr ein reagierendes als ein agierendes Organ ist, dass also der aktivierende Impuls für den Herzschlag aus dem System selbst erzeugt wird. Aus dieser Sicht wird deutlich, dass Herzkrankheiten eben auch Kreislauf-Krankheiten sind.

Entscheidend ist, was sich peripher am Ende des Systems abspielt. Wenn sich dort – in den feinen Kapillaren – Stockungen im fließenden Blut entwickeln, wenn dort der Stoffaustausch nicht mehr optimal funktioniert, dann liegen in diesen feinen abgelegenen Bereichen die Wurzeln für die Erstarrung des gesamten Systems. Die Kapillaren sind zwar extrem fein, bilden aber den bei weitem größten und wichtigsten Anteil des Gefäßnetzes zur Gewebeversorgung.

Um ihre wichtige Transportfunktion erfüllen zu können, nämlich Blut und Nährstoffe in ausreichender Menge durch den Körper zu transportieren und alle lebenswichtigen Gewebe zu versorgen, müssen die Gefäße von Natur aus elastisch und dehnbar, die Gefäßwände von glatter und ebenmäßiger Oberfläche sein. Hierzu sind sie aus stabilem, reißfesten und dehnbaren Kollagen und Elastin gefertigt. Die Arteriosklerose mit Kalkeinlagerung ist der allmähliche Weg aus der Elastizität zur vollkommenen Erstarrung.

Ernährung, Bewegung, der Umgang mit Stress und insbesondere das Rauchen entscheiden über den Zustand unseres Herzens und der Gefäße im positiven und negativen Sinn. Wir entscheiden darüber, was, wie und wie viel wir essen, ob wir mehr vor dem Fernsehgerät sitzen oder uns durch Laufen, Schwimmen oder Radfahren in Bewegung halten.

Durch den allzu reichlichen Genuss von tierischen Fetten, Cholesterin und Eiweiß erstarren und verengen sich die Blutgefäße. Gleichzeitig verschlechtern sich die Fließeigenschaften des Blutes, bis es schließlich gerinnt.

Koronare Herzerkrankung, Herzinsuffizienz, Bluthochdruck und Hirnschlag machen in den Industrienationen 50% der Todesursachen aus.

Der berühmte Mediziner Virchow hat die klassischen drei Ursachen von Gefäßverschlüssen treffend beschrieben:

- Gefäßwandverletzungen
- Stagnation des venösen Blutflusses
- Erhöhte Gerinnungsneigung des Blutes

Das Erstarren des Blutes in Form eines Thrombus ist verantwortlich für die Hälfte aller Todesfälle. Je nachdem, wo der Thrombus stecken bleibt und sich das Gefäß verschließt, entsteht eine Lungenembolie, ein Schlaganfall oder ein Herzinfarkt.

Gefäßwandläsionen	**Stagnation des Blutflusses**	**Erhöhte Gerinnungsneigung**
Arteriosklerose	Krampfadern, Versagen und/oder Entzündung der Beinvenen	Tumor, Entzündung
Endothelschäden	Bettlägrigkeit, Bewegungsmangel	Gerinnungsstörung
Trauma	Lange Bus- und Flugreisen	Erblich bedingte Enzymdefekte
Vaskulitis (Gefäßentzündung)	Übergewicht	Erniedrigtes Zeta-Potential
Sauerstoffmangel	Austrocknung	Pille
	Aneurysmen	Schwangerschaft

Die venösen Thromben entstehen infolge eines stagnierten Blutflusses und können zu einer Lungenembolie führen. Die arteriellen Gefäßverschlüsse entstehen zumeist infolge von Arteriosklerose und enden schlimmstenfalls in einem Herzinfarkt oder Hirnschlag. Auch andere Infarkte – meist als Folge von Blutgerinnselbildung im erweiterten Vorhof der Nieren, des Magens, des Darms oder der Beine sind nicht selten.

Wie entsteht Arteriosklerose?

Arteriosklerose ist ein schleichender Prozess, der bei entsprechend falscher Lebensführung – wie sie in den Industrieländern üblich ist – bereits in der Kindheit und Jugend beginnt. Untersuchungen haben gezeigt, dass 66 % von jugendlichen Unfallopfern bereits veränderte Gefäße haben.

Stufe 1 – Den Anfang machen kleinste Verletzungen der Gefäßwand.

Eine völlig intakte Gefäßwand lagert kein Cholesterin oder Kalk ein, da sich an ihrer glatten Oberfläche auf Dauer keine Ablagerungen halten können. Die hohen Drücke in den Arterien (vor allem in Verwirbelungszonen), die Schmirgelpapier ähnliche, aggressive Wirkung von Homocystein sowie freie Radikale können zu feinen Rissen und Verletzungen an der Gefäßinnenwand (Intima) führen. Diese Schädigung findet viel häufiger und intensiver statt, wenn die elastischen Hauptbestandteile der Blutgefäße, Kollagen und Elastin, instabil sind. Zur Bildung von stabilem Kollagen und Elastin ist Vitamin C unbedingt erforderlich. Eine unzureichende Zufuhr und ein Übermaß an freien Radikalen führt zu instabilem Kollagen, das wiederum *„brüchige"* Gefäße zur Folge hat. So platzen bei extremem Vitamin-C-Mangel spontan Blutgefäße.

Die Gefäßverletzungen werden zunächst von Lipoprotein (a) notdürftig gestopft, wie Pauling und Rath im Jahr 1990 nachgewiesen und Dietl und Ohlenschläger im Jahr 1994 bestätigt haben. Der Notreparatur-Mechanismus mit Lipoprotein (a), eine modifizierte Form des schädlichen LDL-

Cholesterins, fördert die Arteriosklerose und Bildung von Blutgerinnseln. Die meisten Säugetiere haben keine Arteriosklerose, denn sie können Vitamin C selbst herstellen und damit ihre Gefäße stabilisieren und reparieren – im Gegensatz zum Menschen. Im Laufe der Zeit lagert sich immer mehr Cholesterin, Fett und Kalk in der Gefäßwand ab.

Stufe 2 – Die Gefäße entzünden sich.

Die Mischung aus oxidierten Fetten und Kalk ist der ideale Nährboden für Bakterien wie z.B. Chlamydien. Zwar versuchen Makrophagen (Immunzellen) die Eindringlinge zu vernichten, doch richten sie mit ihren Waffen, starken Oxidationsgiften, noch größeren Schaden an. Wie wichtig die bakterielle Komponente bei der Arteriosklerose ist, zeigt sich darin, dass Menschen mit Zahnfleischentzündungen oder anderen chronischen Entzündungen ein erhöhtes Herzinfarkt-Risiko und ein fünfmal höheres Hirnschlag-Risiko haben. Versteckte bakterielle Herde, insbesondere im Kiefer oder in kariösen Zähnen, sind daher immer zu sanieren.

Stufe 3 – Der Plaque wächst, Kalk verhärtet das Gefäß.

Die Entzündung schreitet voran, das Bindegewebe wuchert reaktiv, die Gefäßwände verdicken immer mehr und verengen den Gefäßdurchmesser. Die zunehmenden Kalkeinlagerungen machen die Gefäßwand starr. (Solche Verkalkungen findet man im Körper übrigens häufig an Stellen alter bakterieller Entzündungen.) Die Mischung aus oxidiertem Fett und Cholesterin, Kalk, bindegewebigen Wucherungen, Fibrinablagerungen, Bakterien und Makrophagen wird als Plaque bezeichnet.

Stufe 4 – Die Plaque-Ruptur führt zu Herzinfarkt oder Hirnschlag.

Durch Einrisse in diesen Plaques entstehen *„Wunden“*, die durch Blutplättchen, die sich um sie lagern, verschlossen werden. In diesem Stadium ist es besonders fatal, wenn als Folge chronischer Eiweißmast und mangelnden Flüssigkeitskonsums das Blut sehr zähflüssig ist. Denn das Blut neigt in diesem Stadium zur sogenannten Geldrollenbildung und starker Verklebung. So kommt es sehr schnell zu einem kompletten Gefäßverschluss.

Die Folge: Das Gewebe dahinter wird nicht mehr mit Blut und Sauerstoff versorgt und stirbt ab, wenn der Verschluss nicht rasch genug geöffnet wird. Findet dieser im Herzen statt, erleidet der Mensch einen Herzinfarkt, im Gehirn einen Hirnschlag oder es stirbt z.B. das Bein ab.

Wie kann ich mein Herzinfarktrisiko einschätzen?

In einer US-Studie wurden die Gefäße von an Herzinfarkt oder Hirnschlag Verstorbenen untersucht und mit deren Blutwerten zu Lebzeiten verglichen. Das Ergebnis: Das C-reaktive Protein (CRP) war neben dem Rauchen der einzige zuverlässige vorhersagende Hinweis (Prädiktor) auf einen drohenden akuten Herztod und Hirnschlag. Der Körper produziert verstärkt CRP bei akuten Entzündungen. Diese treten meistens bei einem starken Bakterien-Befall des Organismus auf. (Quelle: Deutsches Ärzteblatt vom April 2002). Chlamydien werden dafür verantwortlich gemacht, aber auch andere Mikroben stehen unter Verdacht, Arteriosklerose, Herzinfarkt und Schlaganfall mit zu verursachen. Nicht selten entsteht übrigens ein Herzinfarkt durch eine zu frühe und intensive körperliche Anstrengung nach einem nicht ganz ausgeheilten Infekt (Grippe, Erkältung, Zahnoperation, Halsentzündung, etc.)!

CRP-Werte von über 2,5 mg/l sind mit einem 2-3fachen Herzinfarktrisiko verbunden; deshalb wird die Laboruntersuchung inzwischen empfohlen. Auch das C-reaktive Protein an sich schädigt dabei die Gefäße, indem es die Blutgerinnung, die Ablagerung von schädlichem Cholesterin und die Entzündungsneigung fördert.

Erhöhte Eisenspiegel vergrößern ebenfalls das Risiko eines Herz- oder Gehirninfarkts, denn sie führen nicht nur verstärkt zur Bildung von freien Radikalen, sondern wirken auch entzündungsfördernd, indem sie das Bakterienwachstum fördern.

Dem schädlichen LDL-Cholesterin kommt eine besonders herausragende Rolle beim Voranschreiten der Arteriosklerose zu. Bei Werten von 250 mg/dl verdoppelt sich das Infarktrisiko, bei 300 mg/dl vervierfacht es sich. Nur das LDL-Cholesterin ist gefährlich, weil es sich in vorgeschädigten Gefäßen ab lagert. Das sogenannte HDL-Cholesterin dagegen hat eine Schutzfunktion, da es überschüssiges Cholesterin zum Abbau in der Leber abtransportiert und damit Gefäßablagerungen entgegenwirkt. Daher verwendet man heute zur Abschätzung des Arteriosklerose-Risikos den folgenden Quotienten:

Quotient von Gesamtcholesterin/HDL-Cholesterin:

Kleiner als 4	Günstig
Zwischen 4-4,5	Neutral
Über 4,5	Ungünstig

Während Fleisch meist reichlich tierische Fette und schädliches Cholesterin liefert, fördern pflanzliche Öle, insbesondere Leinöl, den Abbau von Cholesterin und tierischen Fetten und schützen daher nachweislich die Gefäße und Zellen. Die Überlebensrate bei Infarkten wird größer.

Laut Prof. Heine beugt Vitamin C effektiv der Arteriosklerose vor, weil es essentiell für die Synthese stabilen Kollagens und Elastins ist, die Oxidation von LDL-Cholersterin verhindert und die Herstellung von Cholesterin hemmen kann. OPC wiederum ist der optimale Schutz bestehender Gefäße, da es direkt in das Kollagen eingebaut wird und dieses stabilisiert. Dort schützt es als wirkungsvollstes Anti-Oxidans die Gefäß-Innenwand. Auch der Einsatz von Vitamin E ist sinnvoll.

Homocystein schädigt Gefäße, Gehirn und Nerven

Wissenschaftliche Studien belegen eindeutig, dass Homocystein, eine toxische Aminosäure, ein entscheidender Mitauslöser der Arteriosklerose ist. Bereits ein Anstieg des Homocysteinspiegels um 10 bis 15 % erhöht das Herzinfarktrisiko um das Drei- bis Vierfache. Erhöhte Homocystein-Werte lassen auch das Gehirn verstärkt altern. Menschen mit hohen Homocystein-Werten erkranken 5-mal so häufig an Alzheimer. Jeder zweite Deutsche hat zu hohe Homocystein-Werte.

Zur Prävention von Herz-Kreislauf-Erkrankungen im Hinblick auf erhöhte Homocystein-Werte ist eine Vitaminsubstitution der Vitamine B6, B12 und Folsäure besonders für Frauen spätestens mit Eintreten der Menopause unbedingt zu empfehlen. Nur so kann der eigenständige Risikofaktor der zu hohen Homocystein-Spiegel, der bedeutsamer als Rauchen, Cholesterinerhöhung, Bluthochdruck oder Übergewicht ist, unter Kontrolle gebracht werden. Eine Kontrolle des Homocystein-Spiegel ist spätestens ab dem 50. Lebensjahr zu fordern. Durch frühzeitige Substitution könnten viele Herzinfarkte vermieden werden. Innerhalb von Tagen kann, wie Beobachtungen in der eigen Praxis zeigen, ein Idealwert erreicht werden. Wird die Einnahme unterbrochen, kommt es erneut zum Anstieg des Homocysteins.

Die Vitamine Folsäure, B6 und B12 bauen Homocystein zu andere ungefährliche Substanzen ab. Bereits ein leichtes Defizit (Serumspiegel im unteren Normbereich oder sogar noch im Normbereich) führt zu einem Anstieg des Homocysteinspiegels.

Der Normalbereich von Homocystein beträgt im Plasma 5-12 mmol/l. Plasmaspiegel zwischen 15 und 30 mmol/l werden meist durch ernährungsbedingten Vitaminmangel verursacht. Plasmaspiegel über 30 mmol/l nach Methioninbelastung deuten auf vererbt hohe Spiegel hin. Bei

Verdacht sollte schon im Kindesalter eine genaue Untersuchung erfolgen, da ansonsten der Tod noch vor dem 20. Lebensjahr eintreten kann.

Mehrere Studien konnten in der Vergangenheit eine enge Beziehung zwischen der Vitamin-B-Versorgung, der Höhe der Homocysteinwerte sowie der geistigen Leistungsfähigkeit nachweisen. Homocystein fällt als Zwischenprodukt im Stoffwechsel der Aminosäuren an. Personen mit hohen Homocysteinwerten erkranken 4,5-mal häufiger an der Alzheimer-Krankheit als Menschen mit niedrigen Werten. In einer amerikanischen Studie wurden 1100 Patienten im Alter von durchschnittlich 76 Jahren beobachtet. Jeder Zehnte von ihnen entwickelte im Lauf von 8 Jahren eine Demenz. Homocystein ist im Stoffwechsel ein Gegenspieler des B-Vitamins Folsäure, d.h., der Homocystein-Gehalt im Blut lässt sich durch Folsäure senken, auch Omega-3-Fettsäuren (Leinöl) sind therapeutisch wirksam.

Eine weitere amerikanische Forschergruppe hat festgestellt, dass das Schlaganfall-Risiko durch eine folsäurereiche Ernährung deutlich reduziert werden kann. Beide Studien belegen die Bedeutung der B-Vitamine, die auch als *„Gehirn- und Nervenvitamine"* bekannt sind. Ein Mangel an Folsäure erhöht auch deutlich das Risiko, an Parkinson zu erkranken. Auch der Zusammenhang mit Depressionen und Demenz wird diskutiert.

Nervenfunktionen werden durch Homocystein gestört:

- geringere Bildung von Gehirnbotenstoffe
- Verengung der Blutgefäße im Gehirn (Risiko: Schlaganfall, vaskuläre Demenz)
- direkte Schädigung der Nervenzellen bis hin zum Zelltod

Die Bedeutung von Homocystein sowie einer ungenügenden Vitaminversorgung im Präventionskonzept von Herz-Kreislauferkrankungen ist noch viel zu wenig bekannt.

Gesunde Gefäße erhalten die geistige Leistungsfähigkeit

Viele Störungen der geistigen Leistungsfähigkeit im Alter werden einfach als Alzheimer abgestempelt und medizinisch nicht intensiv genug behandelt. Im Gehirn von Alzheimer-Patienten finden sich regelmäßig spezielle Ablagerungen, die Plaques und Fibrillen genannt werden.

Eine Studie der Universität Kentucky zeigt aufsehenerregende Ergebnisse: Nicht diese Plaques alleine erzeugen Demenz-Erscheinungen, sondern vor allem die Kombination von Plaques und Gefäßschäden der Arteriosklerose. Herausgefunden wurde dies an sehr alten Nonnen, die sich mit der Untersuchung ihres Körpers nach dem Tod einverstanden erklärt hatten. Trotz Alzheimer-Plaques wurde eine hohe geistige Leistungsfähigkeit bis ins sehr hohe Alter festgestellt, aber nur dann, wenn die Gefäße ansonsten in Ordnung waren. Alles, was die Gefäße schützt, kann also auch der Demenz vorbeugen und verdient umso mehr Beachtung.

Gehören Sie zu den Menschen, die immer unter Strom stehen?

Nicht zuletzt hängt es von der Persönlichkeit ab, ob eine Erkrankung des Herzens oder der Gefäße entsteht oder nicht. Eine besonderes Risiko entsteht bei der Ausprägung folgender Eigenschaften:

- starker (oft selbst gesetzter) Erfolgs- und Zeitdruck,
- hartnäckiges Festhalten an Zielen,
- übersteigertes Bedürfnis nach äußerer Anerkennung,
- Konkurrenzdenken, Rivalisierung, Konfliktbereitschaft,
- Unzufriedenheit,
- Schwierigkeiten, Gefühle zu äußern,
- Sorgen, Ängste und die Unfähigkeit, sich wirklich zu entspannen und loszulassen

Manche Menschen sind stressgeplagt, in ständigem Erregungszustand, reagieren ungeduldig, aggressiv, arbeitsbesessen und ehrgeizig. Sie stecken sich hohe Ziele und geraten schließlich in Panik. Dieser Menschen-Typus ist stressanfälliger und vor allem herzinfarktgefährdet. Bei Stress wird nicht nur Adrenalin freigesetzt, Blutzucker, Herzschlag und Blutdruck erhöht, sondern auch viele Stoffwechselsäuren erzeugt, die vor allem die Neigung zu Blutgerinnselbildung begünstigen.

Fragen Sie sich ganz offen selbst, wie stark einige dieser Eigenschaften bei Ihnen ausgeprägt sind. Versuchen Sie zu erkennen, wie sehr alle diese Eigenschaften mit Druck und Anspannung und damit auch mit Erstarrung zu tun haben. Denken Sie darüber nach, ob der Erfolg es lohnt, wenn Sie selbst dabei kaputt gehen. Hinzu kommt, wie Sie auf verschiedene stressauslösende Situationen reagieren, und ob u.a. vermehrt Nikotin und Koffein konsumiert werden. Der Anteil der Raucher an der Herzinfarktrate ist durch das Gefäßgift Nikotin wesentlich höher als bei Nichtrauchern. Nikotin und die durch Rauchen erzeugten freien Radikale greifen stark die Gefäße an und erhöhen das Herzinfarktrisiko dramatisch. Die stärksten Gefäßkrämpfe (Durchblutungsstörungen) werden durch Nikotin verursacht. Bereits drei Züge einer Zigarette verengen die Blutgefäße um 40% Prozent. Schwere Raucher haben ein 3,5 mal höheres Herzinfarktrisiko als Nichtraucher.

Wo wir schon beim Thema Druck sind; Auch der Bluthochdruck hat seine seelische Seite. Äußerlich beherrscht und innen kocht es; Wut und Ärger werden zu wenig gezeigt und stauen sich zu immer mehr Druck auf. Geringe Anpassungsfähigkeit an Neues, Veränderungen werden häufig als Bedrohung empfunden. Bescheidenheit aus dem Wunsch heraus, von anderen anerkannt zu werden, und (zu große) Opferbereitschaft. Die eigenen Bedürfnisse werden vernachlässigt.

Diese Empfindungen und die daraus resultierenden Verhaltensweisen lassen sich vorzüglich als positive Eigenschaften rechtfertigen. Wenn ihr Quellgrund aber die angstvolle Außenorientierung ist, zeigt sich das Problem in dem inneren Dauerdruck. Auch der Wunsch, es immer noch besser machen zu wollen, und Arbeitswut führen zu einem Gefangensein in einem sich selbst verstärkenden Kreislauf.

Zusammenfassung Herz-Kreislauf-Erkrankungen:

Schutzfaktor	Risikofaktor
Entspannung	Dauerstress
Anti-Oxidantien aus Obst und Gemüse, Vitamin C, E, Q10, Selen, OPC, Omega-3-Fettsäuren als spezifischer Kollagenschutz	Instabile, verletzbare Gefäßwände durch mangelhaftes Kollagen und Elastin, freie Radikale
Folsäure, Vitamin B12 & B6	Homocystein, Nikotin, Hochdruck
HDL-Cholesterin	LDL-Cholesterin
Omega-3-Fettsäuren (Leinöl)	Tierische Fette
Maßvolles Training	Bewegungsarmut und Extremsport

Krebs – das ungezügelte Zellwachstum als letzter Ausweg aus der Starre

Krebs ist eine komplexe Erkrankung, die das Ergebnis einer oft jahrzehntelangen Fehlentwicklung ist. Daher wundert es nicht, dass Krebs eine Krankheit des Alters ist: ein 70-Jähriger hat im Vergleich zu einem 19-Jährigen ein 100-faches Risiko. In den Industrienationen entwickelt etwa jeder dritte Mensch im Laufe seines Lebens Krebs.

Krebs – bereits das Wort lässt uns erstarren; es erzeugt Angst und Panik, begleitet von Herzklopfen und Schweißausbrüchen, stört innere Ruhe und Schlaf. Fast alle Menschen, Ärzte ebenso wie Patienten, verdrängen Unangenehmes, zerstreuen sich, lenken sich ab, haben Schwierigkeiten, die Dinge ausgewogen, realistisch zu sehen und zu verarbeiten, weder beschönigend-optimistisch, noch verzagend, ohne lichtblickende Hoffnung. Ärzte beruhigen, in dem sie das Wort „Krebs" vermeiden, Empfehlungen geben wie *„Sie können essen und trinken, was Sie wollen"* oder zu vierteljährlichen Kontrollen raten.

Verantwortlich für die Entstehung von Krebs sind eine Vielzahl von Faktoren, die sich in ihrer Wirkung meist nicht nur addieren, sondern multiplizieren (negativer Synergieeffekt):

- krebserregende Stoffe, wie Zigarettenrauch (die Nummer Eins), Umweltgifte, Pestizide, Quecksilber und andere Schwermetalle in den Zähnen, Schadstoffe in der Wohnung, etc. (In den letzten 30 Jahren ist die Flut an krebserzeugenden Substanzen sprunghaft angestiegen. Von 5 Millionen registrierten Chemikalien sind 20.000 bis 27.000 krebserregend. Lt. WHO sind von 63.000 chemischen Substanzen 7.000 krebserregend.)
- eigene Stoffwechselgifte und freie Radikale, die ein erstarrter Organismus nicht mehr ausreichend neutralisiert, etc.
- krebserregende Mikroben (Viren, Bakterien, Onkoparasiten im Sinne der Pleomorphismologie)
- physikalisch-energetische Einflüsse, wie radioaktive Strahlung (z.B. Radon), andauernde elektromagnetische Belastung, geopathologische Störfelder (Erdstrahlen, Wasseradern, Verwerfungen). Die bekannte Ärztin und Stiftungsgründerin Dr. Veronika Carstens: *„Kein Arzt der Welt kann einen Krebs erfolgreich behandeln, wenn er nicht vorher nach Störfeldern gesucht hat."*
- einseitig industriell verarbeitete Ernährung, die reich an Zucker sowie tierischen Fetten und Protein und arm an wichtigen krebshemmenden Nährstoffen ist.

- Zahnherde und tote Zähne mit Wurzelfüllungen, die das Immunsystem auf Dauer stark belasten.
- Schicksalsschläge, Sorgen, Ängste und Dauerstress

Weit über 200.000 Männer, Frauen und Kinder erkranken jedes Jahr in der Bundesrepublik an Krebs. Wissenschaftler gehen davon aus, dass etwa ein Drittel bis die Hälfte aller Krebserkrankungen auf die Ernährung zurückzuführen sind. Aber alle diese giftigen Substanzen können nicht in jedem Fall Krebs erzeugen. Sie sind fördernde Ursachen, aber nicht die alleinig grundlegende Ursache.

Neuester Stand der onkologischen Forschung

Zur Krebsentstehung gibt es viele Theorien. Die gegenwärtig herrschende Meinung sieht als Hauptursache von Krebs die Schädigung der DNS (Genmaterial), die zu einer unkontrollierten Zellteilung führt. Dabei werden von den Mutationen zwei Gen-Bereiche betroffen:

- diejenigen, die Krebs unterdrücken
- diejenigen, die für das Zellwachstum verantwortlich sind.

Dass die Genetik – wie von den durch Forschungsgelder reichlich unterstützten Instituten und Firmen erhofft – nicht alles erklärt, zeigen einige interessante Befunde: Die Experimente der Amerikaner Illmensee und Mintz widersprechen der These, dass Gen-Defekte für die Krebsentstehung hauptverantwortlich sind. Die Forscher konnten in 93 Fällen nachweisen, dass der Ersatz eines befruchteten Zellkerns eines Mäuse-Eis durch den Zellkern einer Terratom-Karzinomzelle eine völlig gesunde und krebsfreie Maus hervorbringt, auch die Nachkommen waren krebsfrei. Manche sogenannte Onkogene, die für die Krebsentstehung verantwortlich gemacht werden, sind in Tumoren weniger aktiv als im gesunden Gewebe. Und umgekehrt sind manche Tumor unterdrückende Gene innerhalb von Tumoren sogar überaktiv.

Damit eine Zelle wirklich zu einer gefährlichen entarteten Krebszelle wird, müssen mindestens fünf bis sechs Regulationssysteme gestört werden, erst dann kann die Bösartigkeit der Zelle wirksam werden – erklärt der führende Krebsforscher Robert A. Weinberg vom Whitehead Institute am Massachusetts Institute of Technology. Der Würzburger Biologe Theodor Boveri (1862 – 1915) hat als erster in Krebszellen das häufige Phänomen der Aneuploidie beobachtete, das in den letzten 3 –4 Jahren wieder aktuell wurde: In Krebszellen verschwinden ganze Chromosome oder Teile davon, sie werden zerstückelt oder ohne erkennbaren Grund dupliziert. Das begünstig stark den Zusammenbruch der genetischen Ordnung.

Gesunde Zellen haben eingebaute Mechanismen, sich selbst zu zerstören, wenn es z.B. aufgrund von Nährstoffmangel oder irreparabel geschädigtem Erbgut keine Überlebenschance gibt. Krebszellen weichen diesen Programmen aus und werden dadurch zu einer Gefahr für ihre Umgebung. Die meisten Krebszellen in einem Tumor weisen chaotische Gen-Defekte auf und sterben von allein. Einigen aber gelingt es, durch immer neue Reproduktionen quasi eine Unsterblichkeit zu entwickeln.

Einige dieser Zellen sind in der Lage, in das umgebende Gewebe einzudringen und sich darüber sogar im ganzen Körper auszubreiten, d.h. Metastasen zu entwickeln. Neun von zehn Krebs-Todesfällen entstehen durch Metastasen, da beim Zeitpunkt der Entdeckung bereits Tochtergeschwülste entstanden sind. Die Klon-Armee hat bereits neue Stützpunkte errichtet.

Neueste Forschungsergebnisse beweisen die Krebstheorien von Beard und Warburg

Die folgenden Ausführungen erscheinen zunächst etwas ausführlich, doch sind sie von ungemeiner Wichtigkeit, da sie Sie über den neuesten Stand der onkologischen Forschung informieren, der leider in der heutigen Krebstherapie nicht angemessen berücksichtigt wird. Aus diesen Ausführungen ergeben sich neue therapeutische Ansätze, die sich grundsätzlich von der klassischen Behandlung mit Chemotherapie und Bestrahlung unterscheiden.

Schon lange weiß man, dass Krebszelle nicht gleich Krebszelle und dass das Gefüge eines Tumors sehr vielfältig ist. Neueste Untersuchungen einer Forschergruppe der renommierten Ann Arbor Universität von Michigan belegen, dass in einem Brusttumor nur sehr, sehr wenige Zellen wirklich bösartig sind, d.h. in der Lage sind, neue Krebsherde zu erzeugen. Dr. Clarke: *„100 bis 200 dieser tumorauslösenden Zellen, die wir aus acht der neun Tumoren in der Studie isoliert haben, reichten aus, um in Mäusen neue Tumore zu erzeugen. Dagegen erzeugten zehntausende der anderen Krebszellen aus dem ursprünglichen Tumor keine neuen Tumor."*

Bestrahlung und Chemotherapie töten vorwiegend die ohnehin instabilen mutierten, aber harmlosen Körperzellen ab. Eine Therapie muss auf die Beseitigung der bösartigen Krebs-Stammzellen gerichtet sein, fordern die Ann Arbor Forscher. Die Schrumpfung des Tumors ist nicht der Schlüssel zum Erfolg. Denn es reichen einige wenige dieser Zellen aus, um neue Metastasen zu setzen. Diese stammzellartigen Zellen kommen in ihrer Reinform im Chorion-Epitheliom vor – einer Krebsart, die am wenigsten von Bestrahlung oder Chemotherapie zerstört wird.

Die Entdeckungen von Ann Arbor wurden zuvor von den bekannten Wissenschaftlern Govallo und Lentz in ähnlicher Weise gemacht und legen die Schlussfolgerung nahe: Die gegenwärtige Krebstheorie und Krebstherapie ist ein Irrweg; denn nicht die mutierten somatischen Zellen – wie seit Jahrzehnten behauptet wird – sind gefährlich, sondern die stammzellen-artigen Krebszellen. Diese tragen die gleichen Oberflächenmarker wie trophoblastische Embryonalzellen und ähneln diesen in vielerlei Hinsicht.

Die Wissenschaftler am Anfang des letzten Jahrhunderts waren der heutigen Zeit oft weit voraus. Bereits Julius Cohnheim (1839-1884), dem wir noch heute die Tumoreinteilung in Carcinome, Fibrome, Sarcome, etc. verdanken, vertrat die Ansicht, dass sich Krebs aus abgesprengten Zellen embryonalen Ursprungs entwickle. Der schottische Embryologe John Beard veröffentlichte im Jahre 1902 als erster in der Zeitschrift Lancet (Ausgabe 1: 1758) die These, dass Krebszellen trophoblastische Embryonalzellen glichen. Trophoblastische Zellen ermöglichen das menschliche Leben, sie sorgen dafür, dass sich der Embryo in die Gebärmutter einnisten kann. Zu diesem Zweck wachsen sie aggressiv und chaotisch in die Gebärmutterschleimhaut ein, teilen sich sehr schnell, stimulieren das Einwachsen von Gefäßen, gewinnen ihre Energie durch Zuckergärung und unterdrücken das Immunsystem der Mutter, das ansonsten den Embryo als Fremdkörper vernichten würde. All dies sind auch die Charakteristika von metastasierenden Krebszellen!

Solche Embryonalzellen produzieren typischerweise hCG (humanes Choriongonadotropin). Jahrzehntelang haben alternative Krebsärzte hCG als Tumormarker verwendet, jetzt ist es endlich als universaler Tumormarker in der Onkologie anerkannt. *„Nach 93 Jahren“*, schließt der anerkannte Krebsforscher Acevedo, *„sind Beards Thesen als prinzipiell richtig bewiesen worden.“*

Beard bemerkte, dass der Wucherung der trophoblastischen Zellen erst Einhalt geboten wird, wenn der menschliche Embryo ab der 7. Woche Pankreasenzyme erzeugt. Ohne Pankreasenzyme des Embryo wachsen die trophoblastischen Zellen ungehindert weiter und erzeugen den bösartigsten aller Tumore: das Choriocarcinom. Beard war der erste, der die Einnahme von Pankreasenzymen empfahl und mit Erfolg in der Tumortherapie anwendete. Inzwischen ist die Therapie mit eiweißspaltenden Enzymen (Proteasen), wie sie im Pankreas, in der Papaya (Papain), der Ananas (Bromelain) und Feige (Ficin) vorkommen, als umfassend dokumentierte und erprobte Krebstherapie anerkannt. Die pflanzliche Form (Papain etc.) ist daher sogar noch effektiver, da die pflanzlichen Enzyme nicht von der Magensäure zerstört werden und auch im sauren Milieu agieren können.

Weil heute zu viel tierisches Protein gegessen wird, kommt es zu einem Mangel an Pankreasenzymen für die Eiweißverdauung. Im Gewebe und im Blut entstehen Eiweißablagerungen, die Basalmembranen verdicken, der Erstarrung des Stoffaustausches schreitet voran und die roten Blutkörperchen kleben zusammen (Geldrollenbildung). Sie können dann nicht mehr ordentlich Sauerstoff transportieren.

Der berühmte amerikanische Psychologe William James hat den Prozess wissenschaftlicher Forschung treffend beschrieben: *„Zuerst wird eine neue Theorie als absurd betrachtet; dann wird zugegeben, dass sie wahr sei, aber oberflächlich und unbedeutend. Schließlich wird erkannt, dass sie so wichtig ist, dass ihre ursprünglichen Gegner behaupten, dass sie selbst die Entdeckung gemacht hätten."*

Warum werden aus normalen Körperzellen wieder Embryonalzellen?

Der Nobelpreisträger Otto Warburg hat 1926 festgestellt: Krebs hat eine einzige Hauptursache. An die Stelle einer normalen Sauerstoff-Aufnahme der Körperzellen tritt eine sauerstoffarme Zellatmung. In Zellversuchen entstanden immer wieder aus gesunden Zellen Krebszellen, indem ihnen der Sauerstoff wiederholt entzogen wurde. Ihrem Überlebenstrieb folgend, gehen Krebszellen in ein ungezügeltes Wachstum über und kehren zu einem embryonalen Urzustand und dem entsprechenden Gärungs-Stoffwechsel zurück, wo sie statt Sauerstoff zu verbrennen, reine Glukose vergären.

Deshalb warnen übrigens alternative Krebsärzte vor weißem Zucker: Dieser ist die Hauptnahrungsquelle der Krebszellen. Die hohen Blutzuckerspiegel sorgen für eine optimale Energieversorgung der Krebszelle, während die gesunde Zelle hierzu Sauerstoff benötigt. Auch der Nobelpreisträger und Entdecker des Vitamin C, Szent-Gyorgyi, ging davon aus, dass die Krebszelle eine Zelle sei, die zu einem sauerstoffarmen Urzustand des Wachstums zurückkehrt.

Ein anderer Forscher (Aisenberg) glaubte 1961 Warburg zu widerlegen, indem er argumentierte, dass Tumorzellen Sauerstoff verstoffwechseln und dass die Abwesenheit von Sauerstoff keinen Tumor auslöse. Ihm war nicht bewusst, dass ein Tumor einerseits aus mutierten, sehr labilen und gutartigen, Sauerstoff verstoffwechselnden Körperzellen besteht und zum anderen aus den wirklich gefährlichen embryonalen Zellen, die sich zur Energiegewinnung der Zuckergärung bedienen. Diese Zellen erzeugte Warburg in seinen Experimenten.

Was verhindert aber nun, dass Zellen nicht mehr ausreichend Energie aus Sauerstoff gewinnen können und allmählich in einen krebsartigen Zustand gedrängt werden?

Krebs – eine systemische Erkrankung

An diesem Punkt wird deutlich, dass Krebs als eine systemische Erkrankung betrachtet werden muss. Nach Ansicht der ganzheitlichen Krebsmedizin ist die zelluläre Entgleisung meist die Folge eines über lange Jahre vorher bestehenden, vielschichtigen Erkrankungsprozesses. Ist das System sehr geschwächt, sei es durch Vitalstoffmangel, durch Gifte, Säuren, Entzündungsherde oder seelische Ursachen, ist es nicht mehr in der Lage, lokale Störungen auszugleichen.

Die Grundregulation des Organismus steht nicht mehr im Fließgleichgewicht, sondern ist lokal und meist auch systemisch *„erstarrt"*. Die Ursachen für die Stagnation des Stoffaustauschs haben wir bereits ausführlich dargestellt. Die Konsequenz der Erstarrung ist eine mangelnde Sauerstoff-Versorgung und Gift-Entsorgung. Giftstoffe zerstören, wie Seeger aufgezeigt hat, die Schlüsselenzyme der Energiegewinnung, insbesondere die Cytochromoxidase.

Die Folge: Die Mitochondrien, die Kraftwerke der Zelle, verringern oder stoppen die Energiegewinnung aufgrund von Sauerstoffmangel und/oder zerstörten Enzymkomplexen. Um zu überleben, schaltet die Zelle auf die embryonale Form der Energiegewinnung, die Zuckergärung, um und nimmt dabei auch die typischen Verhaltensweisen embryonaler Stammzellen an, insbesondere das ungezügelte Wachstum. Natürlich ist die Gärung kein effektiver Weg der Energiegewinnung. Hieraus ergeben sich für Krebszellen und damit auch für Krebskranke typische Auswirkungen:

- Das elektrische Potential an der Zellmembran der Tumorzelle bricht weitgehend zusammen. Die Tumorzelle gleicht einer leeren Batterie, die ihre Umgebung energetisch aussaugt. Auf diese Weise wird die Lebenskraft des gesamten Organismus zunehmend aufgezehrt.

- Beim Krebs finden wir fast immer eine Erstarrung der Wärmeregulation und Drosselung der Energie- und Wärmeproduktion. Der Krebskranke hat häufig vor seiner Erkrankung über Jahre oder Jahrzehnte keine Fieber mehr erlitten. Die normalen Temperaturschwankungen nach dem Tag-Nacht-Rhythmus (nachts Abkühlung, tagsüber Erwärmung der Körpertemperatur) treten nicht mehr auf, es besteht vielmehr meist eine insgesamt erniedrigte Körpertemperatur. Die Wärmeerzeugung ist die für den Körper energieaufwendigste Arbeit. Sie wird als erstes reduziert.

- Der Sauerstoff- und Energiestatus ist insgesamt meist deutlich erniedrigt, wie sich durch Messungen des oxidativen Potentials und des Sauerstoffpartialdrucks nachweisen lässt. Die umfassenden Untersuchungen von Dr. von Brehmer zeigen, dass das venöse Blut von Menschen im Vorfeld von Krebs oder mit Krebs arm an CO_2 und daher alkalisch ist. Denn der Sauerstoff, der durch die Arterien zu den Geweben transportiert wird, kann nicht mehr zu CO_2 verbrannt werden. Das Bindegewebe und der Tumor ist dagegen stark übersäuert. Diese Milieuverschiebungen und der Zusammenbruch der körpereigenen Abwehrsysteme bilden das Milieu, in dem sich krebsfördernde Mikroben im Sinne von Béchamp, Enderlein, Rife, Brehmer und Naessens entwickeln.

Gestützt auf genaue Beobachtung und gesammelte Erfahrungen über Generationen nannten die Ärzte des Mittelalters den Krebs eine *„kalte und trockene Erkrankung"*. Mit dieser Charakteristik haben sie zwei wichtige Eigenschaften des Krebskranken erfasst, nämlich seinen gestörten Wärmeorganismus und seinen gestörten Wasserhaushalt. Epidemiologische Untersuchungen über die Zusammenhänge zwischen dem Auftreten von Krebs und fehlendem Fieber weisen auf die Erstarrung des Wärmeorganismus in der Vorphase hin. Bemerkenswert ist, dass nach fieberhaften Infekten vielfach ein spontanes Verschwinden der Krebserkrankung (Spontanremission) beobachtet worden ist.

Der bekannte Schweizer Krebsarzt Windstosser berichtet von Versuchen, den chemotherapeutisch bedingten Haarausfall durch eine Kühlhaube zu vermeiden. Dabei sollte das Zellgift über eine Reduktion der Blutzirkulation von den Haarwurzeln ferngehalten werden. Die anfänglichen Erfolge mit dieser Methode erwiesen sich schnell als trügerisch; denn Metastasen siedelten sich bevorzugt in den unterkühlten Bereichen an.

Normalerweise ist Kälte tödlich, aber manche Zellarten können trotz eisiger Kälte überleben. Dies trifft auf Embryonen und Spermien zu, die Monate und Jahre unbeschadet bei –193°C in flüssigem Stickstoff am Leben bleiben, aber auch auf Krebszellen, die sich selbst nach tagelangem Einfrieren in tiefsten Temperaturen noch weiter vermehren können. Tumorzellen weisen eine andere Eigentemperatur auf als das sie umgebende Gewebe. Sie sind um 1 – 2,5°C kühler; dies wird durch ihren andersartigen Stoffwechsel verursacht. Auf Wärme reagieren Krebszellen empfindlich. All diese Beobachtungen sprechen dafür, das zwischen der Körperwärme und einer gesunden Immunabwehr Zusammenhänge bestehen.

Reizadditionstheorie – oder was das Fass zum Überlaufen bringt

Schon der Vater der Zellularpathologie, Rudolf Virchow, verstand Krebs als die Addition chronischer Reize. Hierbei entsteht der Tumor im Spannungsfeld von Disposition (Veranlagung) und Exposition (äußere Einflüsse). Mit anderen Worten: Der eine Organismus gleicht einem großem Fass, in den viele Reize hineinpassen, bevor es überläuft. Der andere gleicht einem kleinen Fass, das nur wenig Reizen Platz bietet. Was das Fass schließlich zum Überlaufen bringt, ist einerlei.

Denn entscheidend ist nicht die Art des Reizes (eingangs haben wir die wichtigsten Arten von Reizen genannt), sondern die Intensität des Reizes, die Anzahl der Reize und deren gegenseitige Verstärkung. Hier liegt die Übereinstimmung verschiedener Hypothesen zur Krebsentstehung: Ob es sich um cancerogene Noxen, elektrophysikalische Reize wie Elektrosmog, radiogene, biochemische, psychische, immunologische, mikrobielle oder virale Reize handelt, erscheint nebensächlich. Das Geschehen betrifft zunächst die Grundsubstanz (den von der Wissenschaft wenig beachteten Bereich außerhalb der Zellen) und die Grundregulation (lokale und übergeordnete Regelmechanismen).

Auf jeden intensiven Reiz reagieren unser Geist und unser Körper mit einem Schock (Erregung, Stress), gefolgt von einer Gegenschockphase (Entspannung, Regeneration). Bei wiederholten krankmachenden Reizen kann das Grundsystem in der Schock- oder Gegenschockphase stecken bleiben und entweder in einer chronisch fortschreitenden Entzündung oder in der Entwicklung eines bösartigen Tumors enden. Beide Endstadien werden nach Heine und Perger durch eine erstarrte Grundregulation verursacht.

Das Licht in den Zellen erlischt

Wie schon beschrieben, werden in einem biologischen System bestimmte Strahlungsfrequenzen (Biophotonen) für die Übermittlung von Informationen eingesetzt. Nach Popps Untersuchungen büßen Tumorzellen in ihrer Biophotonenstrahlung Kohärenz (Ordnung) ein und haben eine deutlich erniedrigte Fähigkeit, Biophotonen zu speichern. Ihre Zellkommunikation und Energiespeicherfähigkeit ist dadurch gestört.

Seelische Aspekte und Krebs

In der Psychoneuroimmunologie wird der Zusammenhang zwischen seelischen Traumata, dem Nerven- und dem Immunsystem untersucht. Dabei zeigen sich faszinierende Zusammenhänge, die darauf hinweisen, dass sich seelische Empfindungen sehr direkt auf die Kompetenz des Immunsystems auswirken. Wenn ein Mensch unter Ängsten leidet, wenig Lebensfreude empfindet, immer depressiver wird und die Hoffnung auf die Zukunft verliert, nimmt die unbewusste Todessehnsucht überhand. Dies schwächt die Immunabwehr, lähmt die Lebenskraft und blockiert die Reparatur von geschädigten Zellen.

Wenn in der Kindheit zu starke Defizite in der Beziehung zu den Eltern entstanden sind, werden grundlegende Ängste später stärker ausgeprägt sein. Das Ich ist dann instabiler, mitmenschliche und psychologische Konflikte werden verdrängt. Es fällt dann schwer, eigene Wünsche und Bedürfnisse zu äußern, die vorhanden sind. Die Folge: Man versucht das Ganze durch Überaktivität, zu große Anpassung und Härte gegen sich selbst zu überspielen. Diese sogenannte *„überdeckte Hemmung“* zeigt sich irgendwann doch – entweder in seelischen Problemen oder als ein körperliches Krankheitsbild, das zur *„Kontaminierung eines Organs“* z.B. mit Krebszellen führt. Dr. Colditz, ehemaliger Chefarzt der Chirurgie, erklärt aufgrund seiner Untersuchungen, dass die meisten Krebskranken von dem Trauma betroffen sind, ein „unerwünschtes“ Kind zu sein. Sie haben unterbewusst die Ablehnung ihrer Umgebung schon im Mutterleib aufgenommen.

Prof. Grossarth-Maticek ist Arzt und Professor an der University of Peace (Universität des Friedens) der Vereinten Nationen. Er führte von 1973 bis 1996 die größte Langzeitstudie zu psychosozialen Entstehungsfaktoren von Krebserkrankungen durch. Dabei wurden 33.854 Personen zu Gesundheitsverhalten, Risikofaktoren, zur Fähigkeit, Stress zu bewältigen und der psychischen Situation befragt. Nach dieser Studie sind seelische Ursachen maßgeblich an der Krebsentstehung beteiligt.

Auf der Basis dieser Erfahrungen hat Grossarth-Maticek zusammen mit Prof. Helm Stierlin ein Autonomie-Training entwickelt, um zur Verhinderung der Metastasenbildung und zur Genesung von einer Krebserkrankung beizutragen. Dabei wird mit den Betroffenen gemeinsam nach den Quellen von Wohlbefinden gesucht, die aktuell verfügbar sind. Hier gilt es, realistische von unrealistischen Ansprüchen zu unterscheiden und im Lebenssystem, d.h. im individuellen Erfahrungsfeld anzusetzen. Die Studie zeigt eine wesentliche Besserung der Heilungsrate um 40%, wenn dieses Autonomietraining durchgeführt wird.

Bedeutsam für die Krebsentstehung sind insbesondere seelische Traumata, Schicksalsschläge, die nicht richtig verarbeitet werden. Das Leben fordert heute von vielen Menschen, im Beruf und in der Öffentlichkeit richtig zu funktionieren. Wer Schwäche zeigt, wird als schwach angesehen.

„Er/sie war so tapfer in dieser schweren Stunde“, so oder ähnlich wird eine Eigenschaft beschrieben, die angeblich eine Tugend sein soll, aber letztlich nichts anderes ist als ein Akt der Verdrängung. In früheren Zeit gab es Trauerweiber, die dem Schmerz durch lautes Rufen und Klagen öffentlich Ausdruck verliehen haben. Heute wird das Leiden aus dem öffentlichen Raum entfernt, da es die schöne neue Welt stört.

Den Klärungsprozess zulassen

Eine nicht gelöste Spannung führt zu einer verdeckten Dauerspannung, die sich nicht nur seelisch, sondern auch körperlich zeigen kann. Wenn ein Empfinden in einem bestimmten Augenblick da ist, will es empfunden und angenommen werden. In gewisser Weise ist es ein Naturprozess, ein Ausdruck des Lebensstroms. Das Empfinden, z.B. die Trauer, kommt, fließt durch uns hindurch und hinterlässt danach einen Zustand der Ruhe und Klarheit, in dem der Neuanfang möglich wird. Dieser Naturprozess entspricht der griechischen *„katharsis“*, der seelischen Klärung, die auch durch das Nacherleben von Kunst, z.B. den Schicksalsverwicklungen des Dramas, des Epos oder der Sage, in Gang gesetzt werden kann.

Durch den Klärungsprozess hindurch zu gehen bedeutet in diesem Augenblick Schmerz. Wir wollen aber dem Schmerz ausweichen. Die Energie, die wir aufwenden, um den Schmerz in seinem Versteck zu halten, ist oft um ein Vielfaches größer als der ursprüngliche Schmerz. Gebundene Energie ist eine Blockade für das gesamte seelische und körperliche Gleichgewicht, für den Fluss des Lebens. Kann ein Schmerz so stark sein, dass wir ihn nicht aushalten können? Dass wir wegsehen müssen und sagen: *„Du*

Schmerz bist so viel größer und stärker als ich; deshalb bin ich Dir nicht gewachsen!" Was ist der Schmerz? Er ist Ausdruck des Lebensprozesses in uns. Er zeigt: Hier ist etwas im Ungleichgewicht, hier will etwas geheilt werden.

Wir können nun verstehen: Wenn der Schmerz ein Teil des Lebensprozesses ist, kann er nicht stärker als die Gesamtheit des Lebensprozesses sein. Und doch! Wenn wir nachfühlen, kommt dieses abgrundtiefe Empfinden, diese Wucht des Schmerzes, diese namenlose Angst vor dem Aufprall eines doch nie endenden Abgrundes. In jedem Menschen kann sich dieses Empfinden in anderer Schattierung äußern, diese grundlegende Lebensangst, die uns zu zerstören meint. Hoffnungslosigkeit, Aufgeben und depressives sich Zurückziehen sind Versuche, dem Grundgefühl der Bedrohung auszuweichen. Und es sind genau die Empfindungen, die mit um so größerer Macht hervorbrechen, wenn die Diagnose *„Krebs"* gestellt wird.

Hinter dem Krebs stehen häufige, nicht heilende seelische Wunden oder ein großes, nicht verarbeitetes traumatisches Erlebnis (Verlassenwerden in der Ehe, Verlust eines Kindes etc.), die eine existentielle Bedrohung für die Seele darstellen. Um das seelische Überleben zu gewährleisten, entlädt sich die Psyche ihrer lebensbedrohlichen Last auf der körperlichen Ebene – in Form von Krebs. Dieser Prozess wird in der Psychologie auch als *„Konversion"* bezeichnet und findet auch bei vielen anderen Erkrankungen statt.

Bezeichnenderweise vollzieht sich auch auf der zellulären Ebene eine Konversion. Die durch zahlreiche Stressoren in ihrem Überleben bedrohte Zelle wandelt sich zurück in ein embryonal-ähnliches Stadium. Die Kraft des Lebenswillens, die starke Energie des Lebensstromes bricht beim Krebs in einer ungezügelten Form hervor.

Urvertrauen entwickeln

Verarbeiten kann man ein Trauma nur, wenn Urvertrauen vorhanden ist – ein Bewusstsein: *"In mir gibt es etwas Unzerstörbares, etwas, was nie krank werden kann. Von dort bekomme ich die Kraft, alle Erfahrungen zu verarbeiten."* Dorthin durchzubrechen ist ein Prozess, der sicher nicht ganz leicht ist, da er beinhaltet, den inneren Schmerzen ins Auge zu schauen. Aber schrittweise ist es doch möglich, das *„liebevolle Gesicht“* des Schmerzes zu entdecken. Gibt es so etwas? Kann der Schmerz wirklich etwas Positives, ja sogar Liebevolles besitzen? Stellen wir uns einmal vor, dass ein Bach durch umgestürzte Bäume und allerlei andere im Wasser befindliche Substanzen aufgestaut worden ist. Es sammelt sich immer mehr Wasser an, der Druck auf die Stauwehr wird immer größer. Schmerz ist Spannung. Ist das Wasser böse, weil es Druck erzeugt? Ist es böse, weil es allerlei merkwürdige Wege sucht, doch noch abfließen zu können.

Es liegt in der Natur des Lebensstroms zu fließen. Seelische Traumata sind wie eine offene Wunde. Statt sie natürlich – in ihrem eigenen Tempo – abheilen zu lassen, wollen wir sie möglichst schnell schließen. Das Ergebnis ist die Abkapselung. Bei einer Operation werden sogar Drainage-Vorrichtungen gelegt, damit der Abfluss von Flüssigkeiten nach der Operation weiter funktioniert, auch wenn die Wunde selbst bereits geschlossen worden ist. Nur dadurch können Entzündungen und Infektionen vermieden werden. Schmerz ist also ein Ausdruck der Weisheit der Natur. Die Wunde wird so lange offen gehalten, bis der Empfindungsstrom hindurch geflossen ist. Wir vergessen aber häufig die seelische Drainage, die notwendig ist, um den Lösungsprozess geschehen zu lassen. Was kann uns helfen, damit wir nicht in der Erstarrung stecken bleiben:

- Anschauen, Hinschauen, Nachfühlen
- Tief durchatmen

- Noch einmal anschauen
- Tief durchatmen
- Noch einmal anschauen und tief durchatmen

Kunst kann heilen

Für viele Menschen, bei denen sich das Empfinden bereits abgekapselt hat, ist es hilfreich, sich künstlerisch zu betätigen. Nicht umsonst gehört z.B. die Maltherapie in vielen Einrichtungen zum Standard in der Betreuung von Krebskranken.

Beginnen Sie also, das, was Sie innerlich bewegt, zu zeichnen, zu malen oder zu formen. Auch das Schreiben – nicht nur des Tagebuchs, um die Empfindungen besser anschauen zu können – sondern das Schreiben von Geschichten, Phantasien und Bildern kann sehr helfen. Legen Sie da einfach Ihre Hemmungen ab, selbst für große Künstler war nicht selten ihre Kunst eine Therapie. Groß wurde ihre Kunst sicher durch die Fähigkeit des Ausdrucks (d.h. auch ihrer technischen Fertigkeiten); aber ohne die existentielle Empfindung, die sich in die Kunst hinein ergießt, bleibt ein technisch vollendetes Werk flach und leer. Was Sie brauchen, ist einfach nur der Strom Ihres authentischen Empfindens; das Ergebnis ist nicht so wichtig.

Das künstlerische Tun ist auch eine Möglichkeit des Ausagierens. Wir werden aktiv und bringen im Handeln unseren Körper in Bewegung. Wenn wir uns als Ganzheit verstehen, ist klar, dass die Spannung immer gleichzeitig seelisch und körperlich präsent ist; daher ist eine Aktivität, bei der beide Bereiche zusammen wirken können, so heilsam.

Dadurch, dass Menschen die Möglichkeit genommen wird, ihr Empfinden zu erleben und zu vertiefen, wird die Grundlage für eine dauernde Fixierung des Leidenszustandes gelegt. Seelische Erstarrung bedeutet, sich in einen Kokon einzuspinnen, um die als schmerzhaft erfahrene

Außenwirklichkeit in Distanz zu bringen. Die Bewegungsfähigkeit geht in dem selbst gesponnenen Netz verloren. Man beginnt, sich immer mehr zurück zu ziehen. Kontakte zu anderen Mensch bleiben an der Oberfläche, um möglichst keine tiefgehenden Empfindungen, die aus Verletzungen in einer Beziehung stammen, berühren zu müssen.

Wenn ein Tumor etwas ist, was als abgetrennte Wirklichkeit – sozusagen unabhängig vom Körper – wächst, dann zeigt das seelisch, dass Aspekte der Persönlichkeit, die man nicht oder nicht mehr sehen will, abgetrennt worden sind. Wer die gebundene seelische Energie aus den gefährlichen Tumorzellen zurückziehen kann, der hat die Chance auf Heilung. Die Krebszelle muss gewissermaßen verstehen, dass sie nicht eine neue Existenz außerhalb der Ordnung des Körpers anstreben muss, um leben zu können, sondern auch im Einklang mit einer neu geschaffenen Ordnung im Gesamtorganismus existieren kann.

Auf der körperlichen Ebene zeigt sich der Krebs als Streben einer Zelle nach Leben, wenn deren Überleben existentiell angegriffen wird, es ist der Versuch des Ausbruchs aus der gegenwärtigen lebensbedrohlichen Situation der Zelle oder Zellverbands. Seelisch ist die Geschwulst das sichtbare Zeichen eines Teiles von uns, den wir wieder entdecken können.

So haben Menschen ihren Krebs, sogar in Endstadien, überlebt (Nach People Against Cancer / Menschen gegen Krebs):

- 80% haben eine Ernährungsumstellung gemacht.
- Über 60% führten eine intensive Entgiftungstherapie durch.
- 100% haben eine geistig-seelische Wandlung vollzogen: Systemwechsel (Bruch mit alten Mustern und Ketten), Tumorvertrag (Ich ändere mich, Du Tumor schrumpfst, so überleben wir beide), Visualisierung einer positiven Zukunft, spiritueller Weg.

Der Tumorvertrag verdient als ein sehr effektives Instrument besondere Beachtung. Der Start ist, mit dem Tumor eine Beziehung aufzubauen und dann einen Vertrag abzuschließen:

„Es ist doch Unsinn, was wir beide hier machen, lieber Tumor. Wenn Du weiter wächst und ich sterbe, dann stirbst du mit. Das bringt uns beiden nichts. Lass uns einen Vertrag schließen, der uns beiden das Leben ermöglicht."

1. Ich, der Tumor, verpflichte mich, dass ich so klein werde, dass ich schön mit dir alt werde. – Ich, der Wirt des Tumors, sterbe nicht. Ich möchte nicht, dass ein Tumor, den ich in meinem Körper habe, stirbt. Er ist doch ein Teil von mir. Ich möchte nur, dass er wieder anfängt, sich normal zu teilen, wie früher auch.

2. Ich verpflichte mich, folgende schädlichen Gewohnheiten zu ändern, heute, diese Woche, diesen Monat und in den nächsten drei Monaten:

Und nach drei Monaten wird ein neuer Vertrag geschlossen.
Es ist erstaunlich, wie viele Menschen mit Tumorvertrag überleben. Aber nur, wenn man den Tumorvertrag wirklich ernst nimmt und sich an den Punkt 2 hält.

Wir alle leben in Systemen, in unserer Ehe, in unserem Haus, in unserem Beruf, usw. Eine Krebserkrankung kann ein Anlass sein, einen grundlegenden Systemwechsel zu vollziehen und damit eine erstarrte Situation zu verändern. Viele, Krebspatienten haben Systemsprünge gemacht und alles hinterfragt: Die Partnerschaft, den Wohnort, die Tätigkeit usw. Kann ein Tumor im Ausland ohne die vorhandenen Systembindungen überleben? Probieren Sie es aus. Viele Erfahrungen sprechen dafür, dass er es nicht kann.

Bei der Krebsbehandlung hatte der Arzt Carl Simonton als erster Visualisierungsprogramme eingesetzt. Ein krebskranker Mensch braucht Harmonie und Heilung. Daher sind die Visualisierungen am erfolgreichsten, bei denen man sich in der Zukunft voller Gesundheit, Freude und Erfüllung sieht. Dies erzeugt sozusagen einen Sog in die Gesundheit hinein. Bei Visualisierungen ist es wichtig, sich seine Zukunft möglichst konkret vor dem inneren Auge auszumalen, und dies mindestens zweimal täglich.

Alle diese Veränderungen, die zur Bewältigung und Überwindung der lebensbedrohlichen Erkrankung geführt haben, sind Wege, Körper und Seele wieder in Fluss zu bringen. Dazu gehört, das Schicksal in die eigene Hand zu nehmen und nicht ausschließlich von Experten bestimmen zu lassen. Die Erkrankung ist ein Teil von uns; deshalb ist es wichtig, sich selbst auf die – manchmal vielleicht verschlungenen – Pfade der Heilung zu begeben. Die Experten können uns beraten, sie können ihre Therapien in Anwendung bringen, um uns zu unterstützen. Entscheiden müssen aber immer wir selbst.

Fassen wir noch einmal zusammen:

Die vorherrschende Lehrmeinung sieht Krebs immer noch primär als lokale Erkrankung, die durch vereinzelte Veränderungen des Erbguts verursacht ist. Die ganzheitlich orientierte Medizin vertritt die Auffassung, dass Krebs eine systemische Erkrankung ist, die durch einen Mangel an Schutzfaktoren und ein Übermaß an zell- und gewebeschädigenden Stressoren entsteht, die im zunehmenden Maße zu einer lokalen und übergeordneten Erstarrung des Gesamtorganismus und seiner Regelmechanismen führen.

Bei der Suche nach der Entstehungsursache der Krebserkrankung werden vom Betroffenen, seinen Angehörigen und dem Arzt Phantasie, Fleiß, fachübergreifendes Wissen und sich Zeit Nehmen abverlangt. Die Ursachen sind zahlreich. Das Gleichgewicht des Gesamtwesens *„Mensch“* steht aber immer im Mittelpunkt der Betrachtung.

Die Körpersysteme müssen für eine effektive Krebstherapie aus ihrer Erstarrung gelöst werden. Dabei gilt es, negative Einflussfaktoren auszuschalten und die Aktivität des Immunsystems und der Regulationsvorgänge zu stärken. Hierfür sind aufgrund der Komplexität der Krebsentstehung und des Krebswachstums verschiedene Maßnahmen sinnvoll zu kombinieren. Diese Maßnahmen gleichen zum einen den allgemeinen Empfehlungen, die wir als Wege aus der Starre beschreiben, zum anderen gelten die speziellen Maßnahmen, die wir in der Checkliste *„Krebs"* aufführen. Die Forschung sollte nicht nur die systemischen Therapien weiter erforschen, sondern auch vorbeugende Maßnahmen, die den *„Fluss des Organismus"* fördern.

Zuckerstoffwechsel-Störungen & Diabetes – wie wir uns die eigene Falle bauen

Der Diabetes mellitus zählt seit langem zu den „Volkskrankheiten". In der Tat beansprucht diese Krankheit aufgrund ihrer hohen Begleit- und Folgeerkrankungen zwischen 5 und 10% aller Ausgaben in den Gesundheitssystemen der Industrieländer. Diabetes steht an dritter Stelle der Todesursachen mit 300.000 Toten pro Jahr. Diabetes mellitus ist eine chronische Krankheit, deren Hauptmerkmal ein hoher Blutzuckergehalt (Glukose) ist.

Es gibt zwei Hauptformen:

- Diabetes mellitus Typ 1, der juvenile Diabetes, beginnt in der Kindheit (die Ursache ist oft eine virusinduzierte Autoimmunreaktion gegen die insulinproduzierenden Zellen) und ist durch einen vollständigen Verlust der Insulinproduktion gekennzeichnet, der Insulininjektionen erfordert.

- Der allmählich auftretende sogenannte Altersdiabetes, Diabetes mellitus Typ II, ist die Folge langjähriger Fehlernährung. Daher ist er meist durch eine konsequente Ernährungsumstellung sehr gut zu behandeln und erfordert häufig keine Insulininjektionen. Bei Diabetes Typ II geht die Insulinempfindlichkeit verloren, das heißt, die Zellen reagieren nicht mehr auf die Signale des Insulins. Insulin ist das wichtigste anabole (den Organismus aufbauende, nährende) Hormon des Körpers.

Ungefähr 5% der Bevölkerung, also ca. 4 Millionen Menschen sind inzwischen von Diabetes betroffen. 90% dieser Diabetiker sind übergewichtig. Ab einem Alter über 40 Jahre kommt es zum raschen Anstieg der Diabeteshäufigkeit auf bis zu knapp 20% im Alter von über 60 Jahren. Während die Diabeteshäufigkeit bei den Männern im Alter unter 60 Jahren niedriger ist als bei den Frauen, kehrt sich dieses Verhältnis bei den über 60jährigen um.

Zur Zahl unerkannter Diabetiker existieren für Deutschland keine aktuellen Zahlen. Ausgehend z.B. von der großen nordamerikanischen NHANES-Studie kann man heute mit folgenden Zahlen rechnen: Wahrscheinlich 8 Millionen Diabetiker (10% der Bevölkerung) und 9 Millionen Menschen, die prädiabetisch ein Stoffwechselrisiko aufweisen.

Die Entstehung des Typ-II-Diabetes, um den es hier gehen soll, verläuft häufig symptomarm oder sogar symptomfrei, so dass er tatsächlich nicht leicht zu erkennen ist. Dies hat zur Folge, dass der Typ-II-Diabetes oft erst im Rahmen einer Routineuntersuchung entdeckt wird. Es gibt Hinweise, dass zwischen dem eigentlichen Beginn des Diabetes und der Diagnosestellung in der Regel mehrere Jahre vergehen.

Fastfood, der Insulin-Boost und der ständige Heißhunger

In der Ernährung von Völkern, bei denen es weder Auszugsmehle noch weißen Zucker gibt, gibt es kaum die Zuckerkrankheit (Diabetes mellitus Typ 2). Wenn jedoch die gleichen Völker „zivilisierte“ Essgewohnheiten übernehmen, haben sie nach 20 Jahren genauso häufig Diabetes wie Europäer und Amerikaner.

Auszugsprodukte lassen den Blutzucker schnell ansteigen, lösen eine hohe Insulinausschüttung aus und führen danach rasch wieder in den Unterzucker und damit in ein Leistungstief. Das Ergebnis ist der Wunsch nach einem schnellen Anstieg des Blutzucker-Spiegels, d.h. ein unbezähmbarer Appetit auf Süßes (Glukose-Hunger). So sind heute viele Menschen nicht nur dick, weil sie zu viel tierisches Fett essen, sondern auch deshalb, weil sie zu viele leicht verwertbare Kohlenhydrate zu sich nehmen, wie sie in Süßwaren, Softdrinks, weißem Brot usw. enthalten sind. Die dadurch stark erhöhten Insulinspiegel bewirken,

- dass Kohlenhydrate in Fett verwandelt werden,
- dass Fette, die mit der gleichen Mahlzeit gegessen wurden, dadurch verstärkt in die Zellen aufgenommen werden,
- dass kein Fett abgebaut werden kann.

Dieses fatale Zusammentreffen ist bei vielen Übergewichtigen der Hauptgrund ihrer Fettsucht. Im Lauf der Jahre entwickelt sich eine Störung des Stoffwechsels, die metabolisches Syndrom genannt wird. Unter diesem Namen werden die häufigsten Störungen, die durch falsche Ernährung und Lebensführung entstehen, zusammengefasst:

- Übergewicht
- Bluthochdruck
- Fettstoffwechselstörungen (Triglyceride, Cholesterin)
- Störung der Blutzuckerregulation bis hin zum Diabetes

Dabei entsteht insbesondere eine Insulinresistenz, d.h. die Muskelzellen reagieren aufgrund des Überangebots an Nahrung nicht mehr richtig auf das Insulin, welches die Nahrungsenergie in die Zellen schleusen will. Die chronische Insulinresistenz ist eine typische Erstarrungskrankheit. Das hochflexible Regelsystem zwischen Blutzucker und Insulin wird jahre- und jahrzehntelang überlastet und erstarrt in der Resistenz.

Der Körper reagiert auf die Resistenz mit einer noch höheren Insulinproduktion, um den Blutzucker zu regulieren. Dies lässt die Bauchspeicheldrüse immer mehr erschöpfen. Wenn sie dann aus Erschöpfung die Produktion von Insulin weitgehend einstellt, ist das nächste Stadium der immer gleichen Fehlentwicklung erreicht: Diabetes Typ II. Altersdiabetes, wie er oft genannt wird, ist eigentlich ein falscher Name; denn erstens sind immer jüngere Menschen betroffen, zweitens entsteht dieser Diabetes nicht durch das Alter, sondern durch Verfettung und Verzuckerung. Wir empfehlen daher, den Begriff *„Altersdiabetes"* durch *„Verfettungsdiabetes"* zu ersetzen.

Schuld an der Entstehung ist neben dem Überfluss an Nahrungsmitteln der Mangel an hochwertigen Lebensmitteln mit Vitalstoffen. Denn industriell verarbeitete Nahrungsmittel, in denen überwiegend Auszugsprodukte verarbeitet werden (weißes Brot, Süßigkeiten, Chips und Snacks, Fastfood) enthalten so gut wie keine Vitamine und Mineralstoffe mehr. Statt dessen heizen sie durch künstliche Aromastoffe den Appetit immer weiter an. Trotz Überernährung leidet der Organismus an Vitalstoffmangel, den er durch immer mehr Essen der falschen Nahrungsmittel auszugleichen sucht.

Erschöpft, depressiv und hungrig nach Süßem – Unterzucker durch zu viel Zucker, Stress und Koffein

Die beiden Seiten einer Münze liegen nah beieinander. So ist der Unterzucker häufig die Folge eines vorherigen schnellen Blutzuckeranstiegs, der durch zuckerreiche Kost verursacht wurde. Viele Menschen mit schulmedizinischen Diagnosen wie *„nervlich bedingt", „psychisch-motorische Unruhe", „Schwindel", „Depression" oder „zu viel Stress"* leiden im Grunde an Unterzucker. Der übermäßige Zuckergebrauch, der schon im jugendlichen Alter in Form von Süßigkeiten, Softdrinks und Eis beginnt, bringt den Hormonhaushalt aus dem Gleichgewicht: Leicht verfügbare Kohlenhydrate (Weißmehlprodukte, Industriezucker, Softdrinks etc.) führen nach einem starken Blutzucker- und

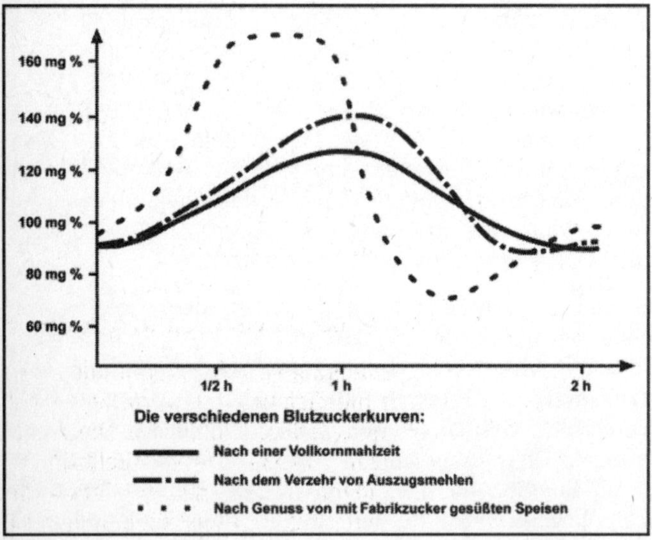

Viele Menschen, die an Unterzucker (Hypoglykämie) leiden, versuchen die daraus entstehenden Unruhe zu kompensieren, indem sie mehr Zucker zu sich nehmen, mehr Kaffee trinken, mehr Zigaretten rauchen oder sogar mehr Alkohol konsumieren. Alle diese Methoden, die den Körper zufrieden stellen sollen, führen letztendlich zu einer Verschlimmerung des Zustandes.

Wenn man bei Patienten regelmäßig einen Test durchführen würde, um den Zuckerspiegel im Blut zu messen (den sogenannten Glukose-Toleranz-Test), wäre das Rätsel „Nervosität" in vielen Fällen bereits gelöst. Leider wird dieser Test zu selten durchgeführt. Und wenn ein Unterzucker (Hypoglykämie) festgestellt wird, richtet sich die nachfolgende Behandlung meist nicht an den Ursachen aus. Beobachten Sie sich selbst, wie Sie auf Zucker oder Traubenzucker reagieren. Macht er Sie fit und nach ca. 1 bis 2 Stunden zappelig, unruhig, unkonzentriert (Unterzucker!), so dass sie am liebsten gleich wieder etwas Süßes essen möchten?

Auch Stress und Koffein können zur Entstehung eines Unterzuckers beitragen. Besonders ungünstig ist Cola durch seine Verbindung von Koffein und Zucker. Stress führt zu einer stark vermehrten Adrenalin- und Noradrenalin-Ausschüttung. Diese Stress-Hormone stimulieren in der Leber und in der Muskulatur die Freisetzung von Glukose. Das wiederum führt zu einem Insulinanstieg und zu einem raschen Absinken des Blutzuckers. So werden die körpereignen Zuckerreserven erschöpft und der Mensch fühlt sich ausgepowert. Auch Koffein erhöht die Ausschüttung dieser Stresshormone und führt über den gleichen Mechanismus über ein kurzes Leistungshoch in die Erschöpfung der Energiereserven.

Wer sich einmal an diese Lebensweise gewöhnt hat, befindet sich in einem Teufelskreis, der häufig im Diabetes endet. Gefangen in der Insulin-Falle, wird man hin und her geworfen von einem extrem schwankenden Blutzuckerspiegel, bis das Stoffwechselgleichgewicht zusammenbricht.

Diabetes ist ein hohes Risiko

Diabetiker benötigen die gleichen Vitalstoffe wie jeder Mensch, doch haben sie einen rund doppelt so hohen Bedarf. Denn der Stoffwechsel kann Zucker nicht mehr richtig verwerten, baut ständig Fett und Protein ab und produziert dabei viele Säuren. Die schlimmsten Folgen der Zuckerkrankheit sind die Schäden am Gefäßsystem. Diese Gefäßschäden werden durch die stark erhöhte Säureproduktion sowie durch in der Blutbahn kursierende Fette und Zuckermoleküle verursacht, die sich mit Eiweißen verbinden (Glykolisierung) und dann auch kleinste Gefäße, die Kapillaren, verdicken. Freie Radikale tun ihr Übriges dazu, so dass unbedingt anti-oxidativ supplementiert werden sollte.

Von diesen Gefäßschäden sind nicht nur die feinsten Versorgungsgefäße der Augen und Nieren betroffen, sondern auch die Füße, die Nerven und das Herz. Die traurigen Folgen dieser Gefäßschäden sind häufig unerträgliche Nervenschmerzen und ein viermal höheres Herzinfarktrisiko. 30% aller Fälle von Nierenversagen und 50% aller Amputationen sind Spätkomplikationen der Zuckerkrankheit. Das Risiko den ganzen Fuß zu verlieren ist beim Diabetiker um bis zu 30 mal höher als bei einem Nichtdiabetiker. Der Diabetes stellt die häufigste Ursache für die Erblindung im Erwachsenenalter dar. Die Gefahr für den Diabetiker zu erblinden, ist zehnmal höher als für die übrige Bevölkerung.

Die Störung im Zuckerstoffwechsel beim Diabetes ist eine essentielle Störung der Lebensenergie; denn Zucker ist der wichtigste Brennstoff innerhalb des Organismus. Bei einem unbehandelten Diabetes tritt das bekannte Symptom des Zuckers im Urin auf; d.h. die Lebensenergie wird in Form des Zuckers ausgeschieden, statt von den Zellen aufgenommen zu werden.

Es ist auffällig, dass viele Diabetiker ihre Krankheit als ein von außen kommendes Schicksal betrachten, in das sie sich ergeben fügen. Die einzigen, die von dieser Einstellung etwas haben, sind die pharmazeutischen Firmen, die über viele Jahre an dem chronisch kranken Patienten verdienen. Die Möglichkeit, den Stoffwechsel heute gut einstellen zu können – was aber in der Praxis häufig nicht perfekt gelingt – täuscht darüber hinweg, dass damit das Übel nicht an der Wurzel gepackt wird. Wenn Diabetes eine ansteckende Erkrankung wäre, würde angesichts der Zahl der Betroffenen nationaler Hochalarm gegeben werden.

Tatsache ist, dass der Weg des Diabetes ein Weg der Degeneration ist; der ganze Körper wird immer mehr geschädigt, bis es zu den schlimmen Folgeerkrankungen kommt. Damit es Ihnen ganz deutlich wird, noch einmal die Stufen der Entwicklung:

1. Dauerüberlastung des Insulin-Blutzuckerstoffwechsels
2. Beginnende Erstarrung: Insulinresistenz und zu hohe Insulinspiegel
3. Erschöpfung der Bauchspeicheldrüse aufgrund der jahrelangen Überproduktion von Insulin
4. Ausbruch der Erkrankung / Schädigung der Gefäße
5. Folgeerkrankungen: Erblindung, Amputation, Nierenversagen, Herzinfarkt

Wenn Sie bei sich ein Risiko vermuten oder bereits betroffen sind, dann sollten Sie wissen:

Sie haben es selbst in der Hand, Sie können es ändern!

Selbst wenn die Krankheit bereits ausgebrochen ist (Stufe 4), kann durch Ernährungsumstellung, Mikronährstoffe, Bewegung und Gewichtsreduktion das Ruder in vielen Fällen noch herumgerissen werden. Wachen Sie auf und lassen sich nicht weiter treiben. Ihre Passivität ist eine Folge der Erstarrung, sie ist keine natürliche Eigenschaft.

Übergewicht – die Schwere als scheinbare Erleichterung

Schätzungsweise 40-50% der Deutschen sind zu dick. Jedes vierte Schulkind hat heute schon Übergewicht, und die Tendenz ist weiterhin steigend. Dabei handelt es sich nicht nur um ein rein ästhetisches Problem. Die Folgen für die Gesundheit sind verhängnisvoll: Immer mehr Menschen erkranken an den Zivilisationskrankheiten Herzinfarkt, Schlaganfall und Diabetes mellitus. Das Risiko, an Gicht, Gelenkerkrankungen, Thrombose und Gallensteinen zu leiden, steigt bei Übergewicht erheblich an. Die Krebsentstehung wird ebenfalls begünstigt.

Zwar können auch Essstörungen mit dem Übergewicht einhergehen, doch in den meisten Fällen ist der Einstieg schleichend: Es geht uns zu gut (von der Nahrungszufuhr her), und wir bewegen uns zu wenig, indem wir die Nutznießer der modernen Technik sind. Eine Feier löst die andere ab; und immer wird gut aufgetischt. *„Man kann doch nicht einfach nein sagen!“* Wer sich da hängen lässt und nicht rechtzeitig gegensteuert, gerät schrittweise immer tiefer in eine Sackgasse hinein.

Zur Entschuldigung möchten wir bemerken: Unsere Lebensverhältnisse begünstigen das Übergewicht und nicht das Schlanksein, obwohl als Ideal gerade das Umgekehrte propagiert wird. Wer nicht übergewichtig werden will, muss gegen seine Umgebung ansteuern, was Mut und Kraft erfordert. Aber er steuert in diesem Fall für seine Lebenskraft und Lebensfreude; denn die meisten Übergewichtigen leiden unter ihrer Situation.

Alles wird langsamer

Das Übergewicht ist der sichtbare Ausdruck einer Erstarrung. Alles wird langsamer: Der Stoffwechsel, die Bewegungen des Körpers und die seelische Aktivität (Neigung zu depressiver Verstimmung). Andererseits haben wir wieder die Situation, dass die Überlastung in die Erstarrung führt. Die Entstehungsgeschichte entspricht weitgehend dem Diabetes mellitus; das Übergewicht ist der fruchtbare Nährboden für Ernährungserkrankungen. Überlastet und blockiert werden die Blutzucker-Insulin-Regulation, das Herzkreislaufsystem (Es muss mehr Blut in mehr Körpersubstanz hineinbefördert werden), die Atmung (der Bauch drückt auf die Lungen), der gesamte Bewegungsapparat (insbesondere Gelenke), das Lymphsystem (Ödembildung) und natürlich die gesamte Verdauung (zu viel, zu fett, zu süß; Darmträgheit, Verstopfung, Intoxikation).

Die Veränderungen der Darmflora führen auch zu einer unvollständigen Assimilation und Verwertung der Vitalstoffe. Da der Körper durch den Darm nicht ausreichend Vitalstoffe aufnehmen kann, gibt er den Befehl: *„Mehr essen!“* Verschiedenste Stoffwechselstörungen, wie z. B. Unterfunktion der Schilddrüse und/oder der Nebenniere, begünstigen die Entwicklung von Übergewicht.

Dass bei übergewichtigen Menschen der goldene Mittelweg zeitweilig verlassen wurde, ist offensichtlich. Die Ursachen dafür sind vielschichtig: Veranlagung, einseitige Ernährung, Bewegungsmangel, die Insulin-Hunger-Spirale, seelische Probleme, kompensatorisches Essen, ein gestörtes Essverhalten, der typische Winterspeck durch Lichtmangeldepression (helles, tageslichtähnliches Vollspektrum-Biolicht kann da gut helfen), Hormone, Schilddrüsenfunktion, gestörte Enzymaktivität, versteckte Nahrungsmittel-Unverträglichkeiten, Alkohol, Krankheiten, der ab dem 35-40. Lebensjahr immer mehr reduzierte Stoffwechsel, etc.

In der Folge kommt es häufig zu Bluthochdruck, erhöhten Cholesterin- und Triglyceridspiegeln und vielen anderen Veränderungen, z. B. auch zu der Bildung von Ödemen. Die Übergewichtigen sitzen in einer Stoffwechselfalle, aus der sie allein nur äußerst schwer herauskommen. Das Problem des weiter bestehenden Übergewichts liegt nicht an der Willenschwäche, sondern an der verfahrenen Situation, die körperliche und seelische Komponenten hat.

Nicht selten ist Übergewicht die Folge von erlittenen und unaufgelösten seelischen Traumata (Verlusten, Defiziten, Verletzungen und Kränkungen etc.), die mit dem zwanghaften Bedürfnis zu kompensatorischem Essen einhergehen. Die seelische Erstarrung will sich in der körperlichen Starre ausdrücken. Das übermäßige Essen wird eine Ersatzbefriedung bei einem Mangel an Aufmerksamkeit und Liebe, die man im Leben erfährt. Oder die Leibesfülle erfüllt die Funktion einer Schutzhülle gegen die Sorgen und Nöte des Lebens. Die Schwere des Körpers zeigt sichtbar: *„Mir geht es schlecht! Ich brauche Zuwendung und Liebe“*.

Inzwischen ist wissenschaftlich erwiesen, dass sich die Stoffwechselsituation eines Menschen durch das Übergewicht verändert. Hierzu gehört insbesondere die sogenannte Hyperinsulinämie, d.h. die Produktion von immensen Mengen Insulin nach einer Mahlzeit. Dieses Insulin blockiert die Fettverbrennung und fördert den Hunger und Appetit. Der schnell abfallende Blutzuckerspiegel gibt uns das Gefühl, wir brauchen wieder neue Nahrung, obwohl die vorhergehende Mahlzeit noch nicht richtig verdaut worden ist. Dagegen können wir uns in der aktuellen Situation kaum wehren. Nur die richtige Zusammenstellung der Hauptmahlzeit hilft, diesem Stoffwechsel-Stress vorzubeugen.

Warum hat es bisher nicht geklappt?

Es gibt Hunderte von Diäten, und das Übergewicht verbreitet sich trotzdem immer mehr. Ganz abgesehen davon, dass viele Diäten in eine Mangelernährung hineinführen und dadurch dem Körper schaden, haben auch ausgewogene Diäten den Nachteil, dass sie das Problem nur von einer Seite angehen. Der dauerhafte Erfolg bleibt versagt, weil die Gesamtsituation nicht ausreichend berücksichtigt wird.

Nicht jeder hat das gleiche Idealgewicht, denn jeder Mensch hat eine andere Konstitution, die ererbt ist. Oft kann das Übergewicht als Folge eines Kampfes ums angebliche Idealgewicht entstehen. Die Verkrampfung und Fixierung auf das „Ideal" des mangelernährten Models ist dann der Motor für die nächste Hungerkur.

Ziel muss es aber sein, die in die Blockade geratenen Stoffwechselprozesse wieder ins Gleichgewicht zu bringen. Tatsache ist, dass im Fettgewebe viele toxische Stoffe eingelagert sind; dies ist – wenn der Körper nicht in der Lage ist, diese Stoffe auszuscheiden – der bevorzugte Platz, insbesondere weil viele Giftstoffe fett- und nicht wasserlöslich sind. Wenn neben der Gewichtsreduktion nicht die Grundlagen für ein richtiges Funktionieren des Stoffwechsels und die Ausscheidung der Giftstoffe gelegt werden, sind die Weichen für eine Gewichtszunahme wieder gestellt (Jojo-Effekt). Das Freiwerden der im Fettgewebe gelagerten Schlacken und das vermehrte Entstehen und Freiwerden von sauren Stoffwechselschlacken sind häufig auch ein wichtiger Grund für das Krankheitsgefühl während der Gewichtsreduktion und die Rückkehr zur gewohnten Ernährungsweise, bei der man sich einfach wohler gefühlt hat.

Kurzfristig angelegte Diät-Versuche, insbesondere Hungerkuren, führen nur dazu, dass das Gewicht kurze Zeit danach höher als vorher liegt (Jojo-Effekt). Der Grund: Der Körper passt seinen Stoffwechsel dem mangelhaften Nahrungsangebot an und setzt beim abrupten Beenden einer solchen Diät umso effektiver die Kalorien in Fett um. Darüber hinaus macht er durch Erschöpfung, verringerte Leistungsfähigkeit, psychische Reizbarkeit und depressive Grundstimmung verstärkt deutlich, dass ihm etwas fehlt, und zwar eine ausreichende und ausgewogene Ernährung.

Bei einem plötzlichen Energiemangel, womöglich sogar eine Null-Diät, reagiert der Körper in den ersten Wochen mit einer vermehrten Verbrennung von Eiweißen (Muskeln, Immunsystem, Blut), anstatt wie gewöhnlich Fette und Kohlenhydrate dafür heranzuziehen. Erst danach schaltet er auf die (gewünschte) Fettverbrennung um. Und genau in dieser Phase des Mangels ist bei den meisten von uns schon die Frustrationsschwelle erreicht, zumal wir ja auch noch „nebenbei" unseren Alltag mit all seinen Anforderungen gut bewältigen wollen.

Selbst bei einer ausgewogenen Diät kann man mit 1.000 – 1.400 kcal pro Tag über normales Essen nicht genügend Nährstoffe aufnehmen, was zu einem Mangel und als Folge davon zu Hunger und Appetit führt. Außerdem ist für die Fettverbrennung die Verfügbarkeit der essentiellen Nährstoffe wie Vitamine, Mineralstoffe und Spurenelemente wichtig. So steigt mit der Zahl der Diäten häufig das Übergewicht und die Zahl der Ess-Störungen. Diäten mit Appetitzüglern, Abführmitteln und Entwässerungstabletten können zudem schwerwiegende gesundheitliche Störungen bewirken und den Stoffwechsel schädigen.

In der gegenwärtigen Situation ist das Thema Essen für Sie stressbeladen. Es ist energetisch besetzt, so dass Sie nicht ungezwungen und frei Ihre Mahlzeiten einnehmen können. Vielfach ist sogar eine Angst vor dem Essen entstanden. Die Grundlage für den Erfolg ist es, wieder eine natürliche Beziehung zu den Lebensmitteln aufzubauen. Zu lernen, wieder richtig zu genießen. Der Genuss liegt nicht in der Menge, sondern in dem bewussten Fühlen der Geschmacksqualitäten. Die Teilnahme an einem Ernährungsseminar kann Ihnen helfen, die Wandlung in Ihrem Leben zu vollziehen.

Schmerz – Alarmsignale werden zur Dauerspannung

Schmerz ist ein lebenswichtiges Alarmsignal. Menschen, die aufgrund einer Erkrankung keine Schmerzwahrnehmungen haben, müssen äußerst sorgfältig ihren Körper beobachten, da sie sonst sogar ernsthafte Verletzungen übersehen können.

Wenn bei einem Auto die Ölkontrollleuchte brennt, ist es sicher nicht sinnvoll, die Glühbirne herauszudrehen und dann weiter zu fahren. So verhalten wir uns aber, wenn wir jede Schmerzempfindung gleich mit einem Schmerzmittel „behandeln". Der Schmerz ist ein Signal, welches die Aufmerksamkeit zu einem Bereich des Körpers hinzieht. Er sagt: *„Dort musst Du hinschauen, dort ist etwas nicht in Ordnung."* Schmerz ist also ein hilfreicher Ausdruck der Lebensenergie.

Schmerzmittel gehören zu den meist verkauften Medikamenten. Nicht wenige Menschen entwickeln eine Abhängigkeit. Das Ergebnis, wenn ein Symptom unterdrückt wird, ist nicht das Verschwinden der Störung, sondern die Entwicklung einer chronischen Erkrankung. Wahrscheinlich 10% der Bevölkerung, d.h. 8 Millionen Menschen, leiden an einer chronischen Schmerzerkrankung, vor allem des Rückens, und noch viel mehr sind regelmäßig von Kopf- oder anderen Schmerzen betroffen.

Die chinesische Medizin sagt: „Schmerz ist der Schrei des Gewebes nach fließender Energie".

Blockaden, Anspannungen, Störfelder und nicht ausgeheilte Akutstörungen sind auf der körperlichen Ebene die Ursachen für chronischen Schmerz, dazu kommen natürlich schwere Erkrankungen, die als Begleitsymptom Schmerz erzeugen. Bei Rückenschmerzen spielen die *„Nackenschläge des Lebens"* und die *„Last"*, die wir zu tragen haben, eine entscheidende Rolle.

Der Dauerschmerz ist eine Aufforderung, die Lebensenergie wieder in Fluss zu bringen. Auslösend ist meist ein Sauerstoffmangel des Gewebes, verursacht durch Verspannungen und dauerhaft verkrampfte Muskulatur. Der Sauerstoffmangel führt zur Vergärung von Zucker und starker Säure- und Schlackenproduktion. (Jedes Feuer, das unter sauerstoffarmen Umständen brennt, produziert mehr Giftstoffe.) Die sauren Schlacken werden durch die mangelhafte Durchblutung nicht abtransportiert und sammeln sich an. Die Folge: Die Schmerzrezeptoren werden chronisch gereizt und melden *„Schmerz"* ans Gehirn, um auf die Notsituation des betroffenen Gewebes aufmerksam zu machen.

Tiefenwärme regt die Durchblutung, Entspannung und Regeneration des Gewebes an und ist deshalb therapeutisch außerordentlich erfolgreich. Ähnlich wirken Massagen. Zur Schmerzlinderung sollten die Säuren durch basenhaltige Kost und **Basenmittel** neutralisiert werden. Das **Chi-Training** löst Verspannungen und verbessert die Sauerstoffversorung des Gewebes. Die **Akupunktur** ist eine ganzheitliche, sehr erfolgreiche und inzwischen auch schulmedizinisch anerkannte Schmerztherapie. Auch die Therapie mit Feinströmen wirkt heilsam und schmerzlindernd. Über die diversen **Stromtherapien** und deren Unterschiede berichten wir auf Seite 320 ff. Als **natürliche Heilmittel** sind insbesondere bei chronischen Gelenkschmerzen MSM, hochdosiertes Vitamin E und bei entzündlicher Beteiligung Leinöl (omega-3-Fettsäuren) sowie Weihrauch empfehlenswert.

Schmerzen im Bewegungsapparat verursachen schnell Schonhaltungen, die sich festsetzen und die Beweglichkeit weiter einschränken. Dadurch vermindert sich die Durchblutung noch weiter und auch gesunde Körperpartien werden in Mitleidenschaft gezogen. Wir dürfen die Teile niemals isoliert betrachten. Halswirbel und Füße sind mehr miteinander verbunden, als wir denken.

Die Wahrnehmung von Schmerz ist ein subjektives Phänomen. Wenn die Aufmerksamkeit stark von einem anderen Inhalt (z.B. einem sportlichen Wettkampf) eingenommen ist, nehmen wir eine Verletzung manchmal überhaupt nicht wahr. Dies zeigt beispielhaft, dass Schmerz auch seelische Komponenten besitzt. Der Schmerz wird gebraucht, wenn wir Konflikte nicht auf andere Art und Weise lösen können. Er zeigt innere Spannung, Aggression (auch gegen sich selbst) und Schuldgefühle, die sich bemerkbar machen wollen. Mit Schmerz haben wir in unserer Kindheit unterschiedliche Erfahrungen gesammelt:

- Wir werden liebevoll in den Arm genommen, wenn wir uns z.B. beim Hinfallen das Knie aufgeschlagen haben.
- Wir werden bestraft, wenn wir „böse“ waren.

Dieses sind die zwei Pole, zwischen denen sich die Suche nach und das Vermeiden von Schmerz abspielen. Wenn sich Erfahrungsmuster festsetzen, werden sie zu einem bestimmenden Schema. Unbewusst entscheiden wir uns für den Kontakt oder die Zusammenarbeit mit Menschen, in denen sich unsere Muster widerspiegeln. Jede neue Erfahrung, die das alte Schema bestätigt, verfestigt die Situation. Jedes Erlebnis, welches wir nicht verarbeiten und nicht wieder anschauen, fördert die Fixierung im andauernden Schmerz.

Schmerzpatienten neigen dazu, sich immer mehr zurückzuziehen. Das ständige Sprechen über Schmerz und Leid führt dazu, dass die Umwelt beginnt, sich ihrerseits von dem Betroffenen zu distanzieren. Der Rückzug führt zu stärkerer Isolation und mehr Schmerz auf der seelischen Ebene. Hier zeigt sich ein Teufelskreislauf, der durchbrochen werden muss. Durch das Erlernen neuer Reaktionsmöglichkeiten und die Entwicklung einer anderen Einstellung zum Schmerz ist es möglich, aus den alten Verhaltensweisen auszubrechen. Dabei kann nicht nur psychologische Hilfe wirksam sein, sondern auch dynamische Therapien, die die körperliche Erstarrung auflösen.

III. Sieben Grundsätze für ein gesundes Leben

1. Lebens-Mittel – für ein dynamisches Leben

Sauer macht nicht lustig!

Die Störung des Säure-Basen-Gleichgewichts ist ursächlich an der Entstehung unserer Zivilisationserkrankungen beteiligt. Eine überwiegend basische Ernährung und Lebensweise sorgen für einen ausgeglichenen Säure-Basenhaushalt, der für die Erhaltung der Gesundheit und Vitalität von grundsätzlicher Bedeutung ist.

Ein Beispiel: Der Verzehr von Fleisch und Wurst hat sich von ca. 20 kg jährlich auf ca. 100 kg pro Kopf und Jahr erhöht. Dies ist ein durchschnittlicher Wert für die gesamte Bevölkerung, d.h. viele Menschen essen noch weit mehr. Früher war Gicht eine sehr seltene Erkrankung, heute gehört sie zu den weit verbreiteten ernährungsbedingten Krankheitsbildern. Durch eine Umstellung der Lebensgewohnheiten wäre Gicht leicht zu vermieden. Tierisches Eiweiß gehört zu den stärksten Säurebildnern.

Nicht jeder wird auf Fleisch vollständig verzichten wollen. Aber muss es wirklich jeden Tag Fleisch geben und womöglich außer mittags auch morgens und abends? Der am Anfang kleine Verzicht führt schon nach kurzer Zeit zu mehr Wohlbefinden und Lebensqualität.

Süßes macht sauer

Säuren entstehen durch die Verstoffwechselung von Nahrungsmitteln: So wirkt sauer, was süß ist (Zucker, weißes Mehl). Denn beim Abbau entstehen Ketosäuren, Milchsäure und andere organische Säuren. Schwefelhaltige Aminosäuren oxidieren zur Schwefelsäuren. Aus Phosphaten wird Phosphorsäure gebildet. **Oft wirkt basisch, was sauer schmeckt** (Zitronen, Citrus-Früchte, Äpfel). Denn Früchte und Gemüse liefern organische Basen, wie Citrat, Maleat oder Oxalat und basische Mineralien (Kalium, Magnesium). Als Säurebildner gelten also in erster Linie nicht Nahrungsmittel mit einem niedrigen pH-Wert oder saurem Geschmack.

Bei einer gesunden basischen Ernährung sollte das Gemüse mit an erster Stelle stehen. In Japan sind große Kampagnen zur Vermeidung von Herz-Kreislauf- und anderen Zivilisationsrisiken sehr erfolgreich durchgeführt worden. Das Motto war dabei: *„Essen Sie jeden Tag „rot – gelb“*. Wir können noch die Farbe *„grün“* hinzufügen und haben damit wertvolle Basenbildner versammelt.

Überblick über die Wirkung der Lebensmittel

stark säurebildend	Fleisch, Wurst, Fisch, Eier, Käse, Zucker und Süßwaren, süße Getränke wie Limonade oder Cola, Weißmehl und Weißmehlprodukte, Kaffee, Alkohol, Nikotin
schwach säurebildend	Sahne, Quark, Vollkornprodukte, Nüsse
Säure-Basen-neutral	naturbelassene pflanzliche Fette und Öle, Butter
schwach basenbildend	Trockenobst, Milch, Pilze
stark basenbildend	Gemüse, Salat, Kartoffeln, Obst, Kalzium, Kalium, Magnesium

Viele Gemüsesorten eignen sich auch zum rohen Verzehr, damit sind sie noch basischer: *Schneiden Sie verschiedene Sorten Gemüse in lange Streifen. Rühren Sie aus magerem Cremequark, frischem Leinöl, etwas Himalaya-Salz,*

Gewürzen und frischen Kräutern einen Dip und schon haben Sie in wenigen Minuten eine leckere Mahlzeit; dazu Vollkornbaguette und Sie fühlen sich satt und zufrieden.

Sie haben keine Zeit zum Kochen? *Wenn Sie frisches Gemüse in einem Wok leicht andünsten, dazu Vollkornnudeln mit Olivenöl und frischen Kräutern, haben Sie in weniger als einer halben Stunde eine köstliche Mahlzeit.* In der Zwischenzeit öffnen Sie Ihr Fenster und führen eine leichte Gymnastik durch. Atmen Sie dabei tief und gleichmäßig. Genießen Sie die sanfte Bewegung und atmen lange aus, damit das Kohlendioxyd (CO_2) - auch ein Säurebildner - abtransportiert wird.

Und dann zur Entspannung einen Kaffee. – Aber, Hand aufs Herz – entspannt er wirklich? Ist es nicht die lange Gewohnheit, die Erinnerung an viele Kaffeestündchen, die uns signalisiert: Jetzt können wir uns ein wenig ausruhen. Kaffee säuert nicht nur stark, sondern entwässert zudem den Körper. In Frankreich und Italien gibt es zu jeder Tasse Kaffee frisches Wasser. Wenigstens das sollten Sie Ihrem Körper gönnen. Auch beim Kaffee macht die Menge das Gift. Wenn Sie schrittweise den Kaffee reduzieren und stattdessen köstliche Kräuter- und Früchtetees trinken, fällt es gar nicht so schwer.

Tipp für Diabetiker: Vor allem Diabetiker leiden an chronischer Übersäuerung (Azidose). Ihre Folgeerkrankungen werden nicht nur durch hohe Zuckerwerte und freie Radikale, sondern auch durch die hohe Säurebelastung verursacht. Auch bei Leistungssportlern werden Säuren im hohen Umfang produziert und sollten abgepuffert werden. Bei beiden Gruppen ist eine basenreiche Kost und die regelmäßige Einnahme von Citraten besonders wichtig.

Der ganzheitliche Weg zu einem basischen Leben:

- vorwiegend basische Ernährung mit viel frischem Gemüse, Vollkorn und Obst
- gleichmäßige, tiefe Atmung zum CO_2-Abtransport

- regelmäßige Spaziergänge zum Sauerstoff-Tanken und Kohlendioxid-Abatmen
- Zeit für innere Gelassenheit durch Meditation und Tiefenentspannung – nicht „sauer“ reagieren
- Genussgifte reduzieren. (Der Genuss liegt nicht in der Menge!)

Wichtig ist, wie Ihr Körper die Nahrung aufnehmen kann. Oft ist das Verdauungssystem so geschädigt, dass die natürlichen Lebensmittel nicht mehr richtig verdaut werden. Das Gift im Körper verlangt nach Gift von außen. Wir haben dann Appetit auf vieles, was uns eigentlich nicht gut tut. Wir richten uns sozusagen in der Schieflage unseres Stoffwechsels ein und merken gar nicht, dass wir damit den schlechten Zustand stabilisieren.

Für viele Menschen ist es daher empfehlenswert, vor der Umstellung auf ein basenreiches Leben mit mehr Lebensqualität eine Sanierung des Darms und des gesamten Körpers vorzunehmen. Führen Sie daher Ihre persönliche Basenkur durch und helfen Sie damit Ihrem Stoffwechsel, sich von der Säurenbelastung zu befreien

Zu bedenken ist dabei, dass auch basische Kost sauer wird, wenn sie im Darm in Gärung übergeht. Daher sollten Nahrungsmittel intensiv gekaut werden und Obst niemals abends oder zusammen mit Getreide verzehrt werden. Sonst entstehen durch alkoholische Gärung Giftstoffe und Fuselalkohole, die den Organismus belasten. Ein basisches Lebensmittel, das unter Stress verzehrt wird, erzeugt Säuren, weil es im Darm zu den erwähnten Gärungsprozessen führt.

Wer durch Rohkost trotz guten Kauens dennoch Blähungen bekommt, sollte anfangs Gemüse oder Getreide gedünstet essen. Nach der Erholung des Darms kann man die Zufuhr von frischer roher Kost schrittweise steigern. Die Verträglichkeit bessert sich mit der Gewöhnung.

Um Ihren Säure-Basen-Haushalt wieder ins Gleichgewicht zu bringen, beginnen Sie am besten mit einer Basenkur:

Die ein- bis zweiwöchige Basenkur als Start

- Ernähren Sie sich in dieser Zeit rein pflanzlich (ergänzt mit Milchprodukten).
- Essen Sie langsamer; denn wer mehr kaut, hat mehr vom Leben (als Übung wirklich 20-30 mal kauen) und verhindert so Milchsäuregärung im Darm.
- Sorgen Sie für eine gute Verdauung durch Ballaststoffe, (ggf. Flohsamenschalen als Quellstoff einnehmen).
- Trinken Sie reichlich zur Entgiftung und Ausscheidung der Stoffwechselschlacken: 2-3 Liter Kräutertee, stilles Wasser, am besten mit Osmose aufbereitetes Wasser.
- Achten Sie auf den Stressabbau (viel Bewegung an der frischen Luft, Entspannung, genügend Schlaf).
- Einnahme eines Basenpulvers, das reich an Citraten, Kalium, Magnesium, Calcium und frei von Natrium ist.
- Regelmäßige Basenbäder regen die Entsäuerung über die Haut an und entspannen. Molke pflegt die Haut.
- Anregung des Lymphsystems durch Bürsten-Massage oder Chi-Gerät
- Mobilisierung von sauren Schlacken aus dem Bindegewebe durch ein Tiefenwärme-Licht-System

Bin ich wirklich sauer?

Vor einer Basenkur messen Sie am besten selbst, wie sauer oder basisch Sie sind; dies geschieht indirekt durch Kontrollen der Harn-pH-Werte. Beginnen Sie am besten 3 – 4 Tage vor der Kur, um die Veränderung aufzuzeigen. Mit Hilfe eines Indikatorpapiers können Sie Säure und Basen messen. Der neutrale pH-Wert liegt bei 7,0.

Da es äußerst schwierig ist, den Zellstoffwechsel oder den Blut-pH-Wert unmittelbar zu bestimmen, ist eine hilfreiche indirekte Methode die Messung des Urin-pH-Wertes. Er lässt grob auf die aktuelle Stoffwechselsituation schließen. Die Messung jedes Urins über einige Tage hinweg erlaubt genaue Rückschlüsse auf den Säure-Basen-Haushalt.

Messen Sie daher eine Woche jedes Mal oder wenigstens 3 x täglich beim Wasserlassen den pH-Wert und notieren die Werte bzw. zeichnen eine Kurve. Eine entsprechende Vorlage erhalten Sie beim Verband Ganzheitlicher Gesundheitsberater/innen. So können Sie feststellen, ob Ihr Urin-pH-Wert täglich zwei Mal sauer und basisch ist, wie in der Abbildung gezeigt. Für diese Messungen verwenden Sie am besten pH-Teststreifen, die einen mittleren Bereich zwischen pH 5 und pH 8 messen.

Der Morgenurin liegt meist im sauren Bereich, da der Körper nachts verstärkt Säuren ausscheidet. Allerdings sollte er nicht unter pH 6 liegen. Beim gesunden Menschen gibt es nach jeder Mahlzeit zur Einleitung der Verdauung eine Basenflut. Somit sollten Urin-Messungen 1 – 2 Stunden nach einer Mahlzeit immer basisch sein.

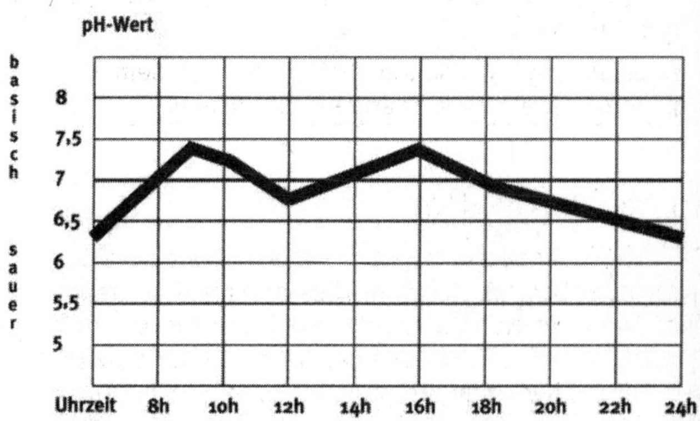

Urin-pH-Werte bei ausgeglichenem Säure-Basen-Haushalt

Bei Personen, die massiv übersäuert sind und über keine ausreichenden Basenreserven verfügen, bleibt der Urin-pH-Wert bei allen Messungen im sauren Bereich (unter 7). Dies ist ein kritischer Zustand des Gesamtsystems, der manchmal trotz Supplementierung nicht sofort verschwindet, sondern noch über eine Woche fortbestehen kann.

Wenn der pH-Wert bei jeder Messung im sauren Bereich liegt, ist der Organismus im sauren Milieu erstarrt und massiv übersäuert. Eine Ernährungsumstellung und die Einnahme von basischen Mineralstoffen ist unbedingt erforderlich.

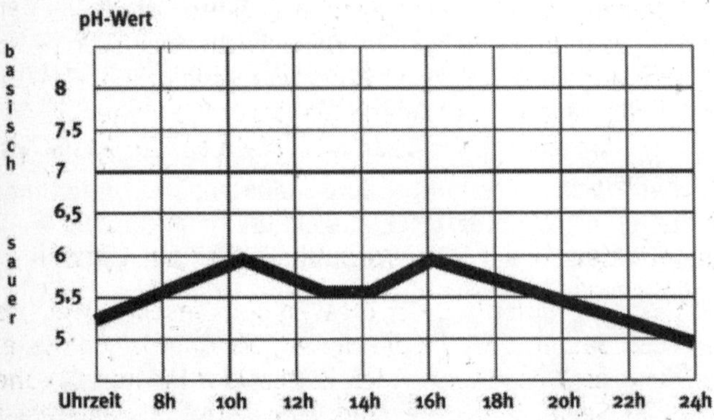

Urin-pH-Werte bei ausgeprägter Übersäuerung

Bei extremer Übersäuerung können aber auch in eher seltenen Fällen extrem basische Urinwerte auftreten, weil Ammoniak als Puffer ausgeschieden wird, wie man am stechenden Geruch unschwer feststellen kann. Auch eine Säureblockade der Nieren, welche nicht mehr in der Lage sind, die Säure auszuscheiden, kann bei stark übersäuertem Organismus zu basischen Urinwerten führen. Dies ist besonders schwerwiegend, da sich die Säuren sehr rasch im Körper ablagern.

Bei einem eigenen Patienten mit Gichtanfall in Spanien, der ein Jahr später auf meinen Rat sogar 28 Tage die Urin-pH-Werte untersuchte, lagen von 84 gemessenen Werten 81 im sauren Bereich und nur 3 Werte bei 7,0, also im neutralen Bereich. Während der Untersuchungsphase von 4 Wochen hatte der Patient bereits seine Ernährung geändert. Er nahm in den folgenden zwei Wochen durch ein Missverständnis zu wenig Basenpulver ein, so dass nur etwa ein Drittel der Urin-pH-Werte – sie waren gewissenhaft täglich 3 x gemessen und notiert worden – im alkalischen Bereich, also über 7,0 lagen. Erst nachdem die Dosis erhöht und morgens und abends ein Teelöffel eingenommen worden war, lagen die Werte mit 80% zwischen 7,0 und 7,4 im idealen Bereich. Die Gichtschmerzen verschwanden mit dem Ausgleich des Säure-Basenhaushalts. Massiv übersäuerte Menschen benötigen in den ersten Wochen meist sehr hohe Mengen an basischen Mineralien.

Unsere Haut – der beanspruchte Puffer zur Umwelt

Die Haut hat ihren sauren pH-Wert nur deshalb, weil sie reichlich Säuren ausscheiden muss. Die Haut ist der Spiegel unseres Wesens, also des Blutes, der inneren Organe und der Seele. Wenn sie stark übersäuert ist, entstehen viele Hautprobleme: großporige und unreine Haut, Pickel, allem voran die Cellulite. Fett, Säuren, Schlackenstoffe, Gifte (Rauchen!), Lymphe und Wasser lagern sich an den weiblichen Problemzonen ab! Das sichtbare Ergebnis sind die unschönen *„Dellen“* - die Cellulite!

Cellulite ist ein Phänomen, das bei Frauen an den Hüften, Oberschenkeln und Oberarmen auftritt. Das Bindegewebe ist bei Frauen von Natur aus wesentlich weicher als bei Männern. Die aufgeblähten Fettzellen verhindern den Abfluss der Lymphe: Saure Schlackenstoffe können nicht ausreichend abtransportiert werden, sondern werden eingelagert. Gleichzeitig wird Wasser als Puffer angesammelt.

Gesunde Haut ist weich und glatt, feinporig und rein. Ein chronisch kranker, weil übersäuerter und verschlackter Organismus hat eine spröde, rissige oder raue Haut sowie eine unnatürlich und ungesund wirkende Hautfarbe. Auch Ekzeme und Neurodermitis sind oft Folge eines chronisch zu sauren Haut-pH-Wertes. Das Einreißen der Finger- und Zehennägel spricht für eine säurebedingte Störung des Mineralstoffhaushalts, aber auch Haarausfall, trockenes, sprödes und glanzloses Haar mit Schuppenbildung ist meist eine Folge von Übersäuerung, nicht selten in Kombination mit einer Amalgam-Vergiftung.

Basische Körperpflege

Basische Körperpflege hat seit über 5000 Jahren Tradition. Zu den Zeiten des alten Ägyptens, des antiken Griechenlands und Roms wurde eine basische Körperpflege für die Schönheit eingesetzt. In dieser bewährten Tradition stehen moderne Entwicklungen mit einem pH-Wert des Badewassers von ca. 8,5-9 (je nach pH-Wert des Leitungswassers). Die Kombination mit einem hohen Gehalt an Süßmolke ist deshalb sinnvoll, weil sie die Haut mit Milchzucker, Milcheiweiß und Milchfett pflegt und für trockene, irritierte oder reife Haut besonders empfehlenswert ist. Zur Regeneration der Haut dienen auch das Spurenelement Zink, die Antioxidantien Vitamin E und Beta-Carotin, Kräuter wie Calendula, Rosmarin- und Johanniskrautpulver sowie die Mineralien und Spurenelemente des Himalaya-Kristallsalzes.

Wie Sie richtig entsäuern

Häufig verwendet wird in Basenmitteln Natriumbikarbonat (Natron). Dieses reagiert mit der Salzsäure des Magens zu Kochsalz. Kochsalz erhöht den Blutdruck und das Magenkrebsrisiko. Durch Natriumbikarbonat wird zunächst die Magensäure neutralisiert, danach erhöht der Magen aber wieder reaktiv die Säureproduktion, so dass Phasen zu niedrigen Magensäuregehalts von Phasen zu hohen Magensäuregehalts gefolgt werden. Dies schädigt die Magenschleimhaut. Besonders bei Menschen mit zu niedrigem Magensäuregehalt können außerdem gefährliche Bakterien die Säurebarriere des Magens überwinden und sich im Magen-Darm-Trakt ansiedeln. Leider enthalten alle herkömmlichen Mineralienmischungen zur Entsäuerung vorwiegend billiges Natriumbikarbonat, das zu alledem auch unangenehm schmeckt.

Einige Basenpulver enthalten als Hauptbestandteil den billigen Hilfsstoff Milchzucker (Laktose). Dieser wird von Menschen mit dem häufig vorkommenden Laktasemangel schlecht vertragen und kann zu Gärungsprozessen führen, die den Darm schädigen und Säuren erzeugen.

Citrat, das basische Salz der Zitronensäure, ist das wirkungsvollste Entsäuerungsmittel, das vor allem die Nieren zum Abpuffern von Säuren verwenden. Citrat bindet dreimal so viel Säuren wie Natriumbikarbonat. Es löst Nierensteine auf und schützt vor deren Bildung.

Durch die Zufuhr von Citraten wird nicht nur der gesamte Stoffwechsel, sondern vor allem auch die Niere entsäuert. Die Nieren sind dafür verantwortlich, die große tägliche Last an überschüssigen, aggressiven Säuren aus dem Körper zu schaffen.

Weil die meisten Menschen zu wenig reines Wasser trinken und übersäuert sind, leiden die Nieren: Die Nieren-Zellen werden durch die Azidose geschädigt und die feinen Nierenkanälchen werden von Nierenkristallen verstopft. Übersäuerung führt zu Citratmangel in den Tubuli-Zellen der Niere, der Citratmangel ermöglicht die Bildung von Nierenkristallen und -steinen. Die Säuren können nicht mehr ausreichend über die Niere ausgeschieden werden, sie sammeln sich im Körper an und schaffen das Milieu für die Entstehung chronischer Krankheiten – ein Teufelskreis, der mit den Lebensjahren immer enger wird.

Kann die Niere nicht mehr ausreichend Säuren entsorgen, werden diese über die Haut (Ekzeme, Akne, Neurodermitis, Pilzbefall) entsorgt oder im Bindegewebe als Schlacken abgelagert. Verschlackungs-, sprich Vergiftungsprozesse, sowie Alterung und Alterskrankheiten beginnen.

Citrate eignen sich daher ideal, die Niere in ihrer Arbeit zu entlasten und den Teufelskreis der Azidose zu durchbrechen. Bikarbonate aus Kaliumbicarbonat, Magnesiumcarbonat oder Calciumcarbonat sind wichtige Puffer-Mineralien, besonders für die Aufrechterhaltung des Blut-pH-Wertes. Eine Überdosierung sollte allerdings vermieden werden. Empfehlenswert ist eine Mischung von Citraten (als Hauptbestandteil) und einer kleinen Menge Bikarbonaten. Für die Entsäuerung der Nieren und die Auflösung von Säurekristallen sind nur Citrate geeignet.

Kalium, Magnesium und Calcium sind besonders wichtig!

Besonders wirksam gegen Übersäuerung und Zivilisationsstress sind auch Kalium, Magnesium und Calcium. Kalium, das in Industriekost zu wenig enthalten ist, entsäuert die Zellen, reguliert den Blut-pH-Wert und verhindert Herzrhythmusstörungen. Bei Kaliummangel kommt es zu einer gefährlichen intrazellulären Übersäuerung. 98 % des Kaliums befindet sich im Inneren der Zelle. Viele Enzymsysteme der Zelle hängen von einer ausreichenden Kaliumpräsenz ab. Durch den Missbrauch von Abführmitteln kann es zu einem akuten Kalium-Mangel kommen.

Das Magnesium, bei vielen Menschen ein Mangelmineral (reduzierter Gehalt in den Pflanzen), beugt Nierensteinen und Herzinfarkten vor, wirkt stresslindernd. Calcium ist essentiell für den Knochenaufbau. Bei Übersäuerung wird es zur Neutralisierung der Säuren (Pufferung) den Knochen entnommen. Daher leiden übersäuerte Menschen viel häufiger an Osteoporose.

Auch Zink ist ein essentielles Spurenelement für den Säure-Basenhaushalt.

Es ist Bestandteil der Carbonanhydrase, einem Enzym, das für die Ausscheidung des im Stoffwechsel entstandenen Kohlendioxids zuständig ist. Bei Zinkmangel kann Kohlendioxid nicht mehr in Hydrogencarbonat verwandelt und so wasserlöslich gemacht werden, um über die Atmung ausgeschieden werden zu können.

Die richtige Dosierung einer Basen-Mischung, die reich an Kalium, Magnesium, Calcium und Citraten ist:

Bei starker Übersäuerung (immer saure Urin-pH-Werte) dreimal täglich 5 Gramm. Anfangs werden deutlich höhere Dosen benötigt, da Kalium Säuren auch verstärkt aus den Zellen freisetzt. Nach ca. 1 Monat kann auf 3-10 Gramm am Tag reduziert werden. Die richtige Dosierung ist erreicht, wenn der Morgenurin um den pH-Wert 6,5-7 liegt. Man kann auch die ganze Tagesmenge in 1-2 Liter Wasser auflösen und über den Tag verteilt trinken. Abends sollte immer eine höhere Dosis eingenommen werden, da nachts die meisten Säuren freigesetzt werden. Achten Sie auch darauf, mindestens 2-3 Liter Wasser zu trinken.

Bei fortgeschrittener Niereninsuffizienz und Nierenversagen sollten keine Basen-Mischungen eingenommen werden, da sonst die Nieren überlastet werden.

Vitale Kraft kommt aus der Natur

Unsere Lebensbedingungen haben sich in den letzten 150 Jahren dramatisch verändert. Die Industrialisierung hat uns Erleichterungen gebracht, die wir nicht mehr missen möchten. Inzwischen sind uns aber auch die Risiken bewusst geworden; dies zeigt sich insbesondere in der Ernährung und den aus falscher Ernährung entstehenden Zivilisationskrankheiten.

Industriell verarbeitete Lebensmittel sind arm an Lebensenergie, Mineralstoffen, Vitaminen und gesunden Pflanzenfetten, dafür aber reich an chemischen oder gentechnisch veränderten Zusätzen, Natrium, schädlichen gehärteten Pflanzenfetten und tierischen Fetten. Vor allem weißer Industriezucker, weißes Mehl und Kochsalz rauben unsere Vitalität und Gesundheit. Industriell verarbeitete Produkte animieren durch künstliche Aromen, Geschmacksverstärker und andere Faktoren, mehr zu essen als wir eigentlich wollen. Trotzdem sind wir nicht richtig zufrieden, weil essentielle Nährstoffe fehlen. Ungünstig zusammengesetzte Produkte lassen den Blutzucker- und Insulinspiegel stark ansteigen und wieder rasch abfallen. Das führt zu ständigem Heißhunger und Fetteinlagerung.

Wir können und wir wollen die Entwicklung wahrscheinlich nicht mehr zurückdrehen, wie manche Befürworter einer naturgemäßen Lebensweise es fordern. Aber wir können uns auf die Wurzeln eines gesunden Lebensstils zurückbesinnen und moderne Technologien auch im Sinne der Natur nutzen. Daran müssen wir arbeiten, wenn wir unsere Lebensgrundlagen erhalten wollen.

Landwirtschaft und Lebensmittelindustrie arbeiten nach dem Prinzip der Gewinnmaximierung. Dabei werden auch Möglichkeiten ausgeschöpft, die der Gesundheit nicht zuträglich sind. Hauptsache, es schmeckt, ist billig zu produzieren und mit gutem Gewinn zu verkaufen. Pestizide, Hunderte von Lebensmittelzusatzstoffen (Achten Sie auf das E in der Zutatenliste), Konservierungsmittel, künstliche Farbstoffe, Lösungsmittel, Nitritpökelsalz etc. – all diese Substanzen und viele kaum bekannte Produktionsverfahren verändern die Lebensmittel in ihrer Qualität. An ihre natürlichen Eigenschaften hat sich der Körper in Hunderttausenden von Jahren gewöhnt; solche Gewöhnungsprozesse brauchen ihre Zeit. Selbst nach mehr als 10.000 Jahren Getreideanbau gibt es nicht wenige Menschen, die das Klebereiweiß im Getreide (Gluten) nicht vertragen. Die plötzlichen Veränderungen innerhalb einer so kurzen Zeit bedeuten eine enorme Stressbelastung. Allergien und Autoimmunerkrankungen nehmen zu.

Fertigmehl kann bis zu 30 verschiedene feinchemische Zusätze enthalten, Käse kann mit einer toxischen Schlepplast durch mutierte Keime, die zur Verkürzung des Reifungsprozesses eingesetzt werden, belastet sein. Dazu kommen Lösungsmittel und andere Rückstände, die nach Extraktions- und Raffinierungsprozessen in den Lebensmitteln verbleiben. Bei Fleisch und Wurstwaren erleben wir einen Skandal nach dem anderen: BSE durch Tiermehlverfütterung, der Missbrauch von Antibiotika (80% der Antibiotika landen im Tierfutter), Wachstumshormonen, Psychopharmaka, Beta-Blockern usw. soll die Gewinne maximieren, ruiniert aber auf Dauer die Gesundheit. Pflanzliche Lebensmittel sehen täuschend frisch aus, weil sie gespritzt, bestrahlt oder sogar gentechnisch manipuliert sind. Da Tiere am Ende der Nahrungskette stehen, ist ihr Fleisch mit allem hochbelastet, was in den Pflanzen und im Futter ist, wie z. B. Pestizide und krebserregende chlorierte Kohlenwasserstoffe (Dioxin).

In eine Tomaten-Art wurde gentechnisches Material von Kröten eingeschleust, um die Haut zu festigen und vor Fäulnis zu schützen. Durch gentechnische Manipulation erreicht der Zuchtlachs die 4-fache Größe eines Wildlachses, wobei er ebenso wie die manipulierte Tomate kaum Geschmack und Gesundheitswert mehr hat. Die Gentechnologie ist eine Bedrohung der Menschheit, über deren Ausmaß wir uns heute bei weitem noch nicht bewusst sind. Mit dem fundamentalen Eingriff in das Erbgut wird in naiver Art und Weise umgegangen. Gentechnisch manipulierte Nahrungsmittel können häufiger Allergien erzeugen, übertragen unter Umständen Antibiotika-Resistenzen und können zum Einbau fremden Erbgutes in das menschliche Genom führen.

Zuckerrohr und Getreide enthalten alle Begleitstoffe, die der Körper zur Verstoffwechselung des Zuckers bzw. der Stärke benötigt: Chrom, B-Vitamine und andere wichtige Vitalstoffe. Weißer Industriezucker und weißes Auszugsmehl sind all dieser Vitalstoffe beraubt. Anstelle Vitamine und Mineralstoffe zu liefern, werden sie zu Vitalstoff-Räubern, insbesondere des Vitamin-B-Komplexes.

Wie können wir die Kraft der Natur für unsere Vitalität nutzen?

Frische Nahrung ist ein Genuss

Eine frische Frucht direkt vom Baum, eine Möhre gerade aus der Erde gezogen schenken Freude und Zufriedenheit. Je länger ein Lebensmittel lagert, desto mehr verliert es Vitamine und Vitalstoffe. Viele lebensnotwendige Inhaltsstoffe reagieren empfindlich auf Sauerstoff, Licht und Wasser. Durch eine falsche und zu lange Lagerung, unsachgemäße Vorbereitung und Zubereitung werden viele Nährstoffe zerstört. Lagern Sie daher frische Lebensmittel wie z.B. Obst und Gemüse dunkel und kühl. Zerkleinern Sie es erst nach dem Waschen und verarbeiten Sie es sofort, ohne es lange in Wasser liegen zu lassen. Halten Sie zubereitete Speisen nicht warm, sondern kühlen Sie sie rasch ab und erwärmen Sie diese bei Bedarf wieder.

Es lohnt sich, bereits beim Einkauf auf Frische zu achten. Schauen Sie, ob es in Ihrer Nähe die Möglichkeit gibt, direkt beim Erzeuger, z.B. beim Bio-Bauern einzukaufen. Ihr Körper wird es Ihnen danken, auch der Geschmack ist wesentlich besser, was Gourmet-Köche bestätigen.

Das Gute liegt so nah.

Jede Region hat ihre eigene Ess-Kultur. Traditionelle Gerichte sind Spezialitäten, die oft auf eine jahrhundertealte Überlieferung zurückblicken. Entdecken Sie den Reichtum vor Ihrer Haustür. Viel Wissen ist leider in den letzten Jahrzehnten verloren gegangen, insbesondere die Kunst des Würzens, die in alten Bauerngärten ihren sichtbaren Ausdruck in einer Vielzahl von Kräutern findet.

Auch die exotische Küche bietet viel Gesundes; die Erweiterung des Spektrums lässt sich aus der modernen Ernährung nicht mehr wegdenken. Die regionalen Lebensmittel besitzen jedoch eine ganz besondere Qualität; denn sie entsprechen den vorhandenen Lebensumständen in ganz besonderer Weise. Außerdem fördern lange Transporte auch nicht unbedingt die Qualität eines Lebensmittels und sind zudem unökologisch. In den alten Texten der indischen Medizin – Ayurveda – heißt es, dass in jedem Land die Heilmittel für die dort gegenwärtigen Krankheiten wachsen.

Saisongemäß essen

Das Leben vollzieht sich in Rhythmen und einer davon zeigt sich in den Jahreszeiten. Heutzutage können wir zu jeder Zeit alles kaufen. Wir haben uns damit in der Ernährung vom Wechsel der Jahreszeiten abgekoppelt. Erdbeeren am Heiligabend sind nichts Besonderes mehr. Ganz abgesehen davon, dass die besondere Freude an einem Lebensmittel größer ist, wenn man es nicht dauernd zur Verfügung hat, schenkt uns die Natur die Lebensmittel, die wir zu einem bestimmten Zeitpunkt brauchen. Eine Ernährung im Sommer sieht ganz anders aus als im Winter, wenn wir uns an die äußeren Gegebenheiten anpassen. Wintergemüse wie Kohl, Möhren usw. lassen sich von Natur aus lange lagern.

Was ist vollwertig?

Beim Thema Vollwert wird oft die Nase gerümpft. *„Ich will kein Körnerfresser werden“*, ist eine Aussage, die zeigt, dass jemand nicht verstanden hat, worum es eigentlich geht. Vollwertigkeit heißt zuerst einmal, dass ein Lebensmittel alle Nährstoffe enthält, die ihm von der Natur mitgegeben worden sind. Vollwertig sind also auch frisches Gemüse und Obst, Milchprodukte aus naturbelassener Milch usw.

Besonders deutlich wird das Thema am Beispiel des Getreidekorns. Die Natur hat in Form des Getreidekorns eine wunderbare *„natürliche Konserve"* hervorgebracht. Das Getreide liefert uns den wichtigen Kohlenhydrat-Brennstoff in Form von Stärke, in den Randschichten wertvolle Vitamine und Spurenelemente, Ballaststoffe, pflanzliches Eiweiß und hochwertige ungesättigte Fette. **Ballaststoffe** fördern die Verdauung und den regelmäßigen Stuhlgang, binden Gifte und schützen so nachweislich vor Darmkrebs und körpereigenen Giften (Auto-Intoxikation). Sie senken zudem deutlich den Blutzucker- und Cholesterinspiegel. Unser Stoffwechsel hat sich seit vielen Tausend Jahren auf diese sinnvolle Kombination von wertvollen Stoffen eingestellt. Vollkornbrot, Naturreis, Vollkornnudeln, Getreidegerichte, Getreideflocken und Müsli enthalten somit alle Vitalstoffe des Kornes.

Was tun wir – genauer gesagt die Lebensmittelindustrie? Alles Wertvolle wird abgeschält und zurück bleibt der weiße Mehlkörper. Das weiße Mehl ist eine künstliche Konserve, die lange gelagert werden kann. (Dadurch leidet die Qualität noch mehr!) Es eignet sich für die Fabrikproduktion von Brot und Gebäck, wenn die entsprechenden, gesundheitlich fraglichen Backhilfsstoffe hinzugefügt werden. Leider werden diese Stoffe beim frischen Laib Brot vom Bäcker nicht deklariert. Fakt ist, der Mehlkörper besteht nur noch aus Stärke, diese liefert uns zwar Energie, nicht aber das, was der Körper an Vitalstoffen braucht.

Sollen wir nun auf das knusprige Frühstücksbrötchen verzichten? Nicht unbedingt, bereits ein helles Brötchen aus dem Bioladen – mit dem 1050-er Mehl gebacken – enthält 2 – 3 mal so viele Vitamine, Mineralien und Ballaststoffe wie das konventionelle Brötchen.

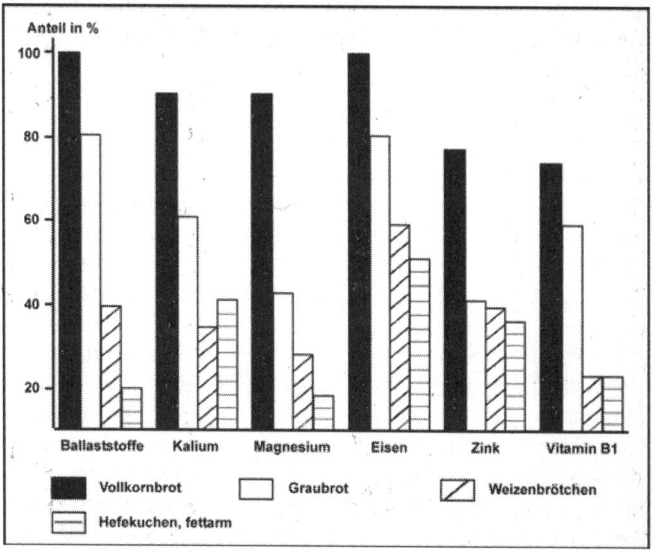

Nährstoffgehalt von Vollkorn und anderen Backwaren

Die Zubereitung von Vollkornprodukten kann man leicht erlernen: Auch Vollkornnudeln schmecken al dente am besten. Naturreis gelingt besser, wenn wir ihn in einer Gemüsebouillon kochen. Grünkernbratlinge bekommen durch die Würzung mit frischen Kräutern den richtigen Pfiff. Probieren Sie einmal ein leichtes Dinkel- oder Weizenvollkornbrot aus dem Bio-Laden, dem Reformhaus oder vom Vollwertbäcker. Das kostet vielleicht etwas mehr, sättigt aber besser und bietet ihrem Körper wertvolle Inhaltsstoffe. Durch die wertvollen mineralienreichen Randschichten des Getreidekorns wird die säurebildende Wirkung der Kohlenhydrate abgepuffert.

Vollkornmehl hat die beste Qualität, wenn es frisch vermahlen wird (entweder in einer eigenen Getreidemühle oder im Bioladen). So bleiben alle Vitalstoffe erhalten. Vollkornmehl kann schnell ranzig werden; deshalb wird es in der industriellen Produktion nicht so gern verwendet. Müsli hat die meiste Kraft, wenn man es selbst frisch mit einer Flockenpresse zubereitet hat.

Vollkornprodukte pro und contra

Dennoch wird manchmal behauptet, dass Vollkorn schädlich sein soll. Vollkorn enthalte Phytinsäure, welche die Aufnahme von Spurenelementen verhindert, sowie Lektine, die die roten Blutkörperchen verkleben würden.

Wie sind diese Stoffe zu beurteilen?

Lektine sind Proteine (Eiweiße) oder Glykoproteine (Zuckereiweiße), die in vielen Pflanzen, besonders in Hülsenfrüchten und Weizenkeimen, vorkommen. Diese sekundären Pflanzenstoffe schützen die Pflanzen vor Fraßfeinden. Aber auch der Mensch produziert Lektine. Hinsichtlich der angeblichen Gefahren der Lektine gibt es bisher keine eindeutigen Beweise. Das Risiko hängt von der Art des jeweiligen Lektins und von der Menge ab. Hülsenfrüchte enthalten 1 bis 10 g/kg, Weizenkeime 0,1 bis 0,5 g/kg. In Kartoffeln, Zwiebeln und Vollkorn beträgt der Gehalt weniger als 0,01 g/kg. In Hülsenfrüchten werden sie durch Erhitzen vollständig zerstört, während verschiedene Weizenlektine relativ hitzestabil sind. Aus Weizen und Mais wird der Glukosesirup gewonnen, der keinesfalls besser als weißer Zucker ist und noch Lektine enthalten kann.

Beim Menschen wurden bisher durch den Verzehr von Weizenkeimen keine Schäden beobachtet, auch wenn sie regelmäßig gegessen wurden. Die Mengen, die man bei normaler Ernährung aufnimmt, schaden also nicht. Nur wer an einer Darmerkrankung, wie Colitis ulcerosa, Morbus Crohn oder Rheuma leidet, sollte nach Meinung des Immunbiologen Gerhard Uhlenbruck Weizen und Weizenkeime meiden. Personen mit diesen Erkrankungen sollten auch bei Weizenbrot vorsichtig sein. Für Menschen mit einem gesunden Darm besteht keine Gefahr. Andererseits mehren sich die Hinweise, dass Lektine sogar gesundheitsfördernde Effekte haben.

Die Phytinsäure im Getreide, in Nüssen und Ölsamen sowie in Hülsenfrüchten kann zwar die Aufnahme von Kalzium (Ca), Eisen (Fe), Zink (Zn), Mangan (Mn) und Chrom (Cr) durch eine Komplexsalzbildung vermindern. Wegen der Phytinsäure Vollkornprodukte abzulehnen und Weißmehl zu empfehlen ist sachlich vollkommen unbegründet; denn im Weißmehl sind nicht einmal mehr nennenswerte Mengen an Spurenelementen enthalten, deren Aufnahme verhindert werden könnte. Die Phytinsäure kann durch folgende Faktoren abgebaut oder zerstört werden:

- durch das Enzym Phytase, das von einer gesunden Dünndarmflora gebildet wird,
- durch Erhitzen und Ankeimen,
- durch Sauerteigführung, Teigführung mit Backferment und durch Hefegärung.

Gesund ist nur, was wir auch vertragen können!

Und nicht jeder verträgt auf Anhieb Vollkorn, weil der Darm durch die jahre- oder jahrzehntelange Zivilisationskost bereits geschwächt ist. Blähungen und Völlegefühl sind dann die Folge. Wer grobes Vollkorn nicht vertragen kann, sollte darauf achten, dass das Mehl besonders fein gemahlen ist.

Wichtig ist es, vor der Umstellung auf Vollkornprodukte den Darm wieder in Ordnung zu bringen. Dies kann über eine Darmsanierung (Darm-Reinigungskur, physiologische Darmbakterien) geschehen. Danach sollte ein allmählicher Kostaufbau praktiziert werden. Zu plötzliche und radikale Veränderungen können den Organismus aus dem Gleichgewicht bringen. Auch die gekochten Vollkornprodukte sind leichter verdaulich (Getreidesuppen, Griesbrei, Vollkornnudeln, etc.). Solche Zubereitungen erhöhen die Verträglichkeit, wobei viele Vitalstoffe erhalten bleiben. Wer dennoch ein Problem mit Vollkorn hat, sollte überprüfen lassen, ob er an einer Erkrankung des Dünndarmes (Zöliakie) oder einer Lebensmittelallergie leidet.

Zöliakie, bei Erwachsenen auch Sprue genannt, besteht in einer lebenslangen Unverträglichkeit des Klebereiweißes (Gluten/Prolamin) der Getreidesorten Weizen, Roggen, Gerste, Dinkel und Hafer, die zu Verdauungsbeschwerden und durch einen Abbau der Darmzotten zu einer Mangelversorgung des Organismus führt. Fast 1% der Bevölkerung sind davon betroffen, rund die Hälfte davon wissen es nicht. Die Erkrankung wird oft viel zu spät erkannt, manchmal erst nach einem Irrlauf zu vielen verschiedenen Ärzten. Typische Zöliakie-Symptome sind: Erbrechen, Schmelzdefekt an den Zähnen, vorgewölbter Bauch, Untergewicht, schlaffe Muskulatur, Blässe, Völlegefühl, Blähungen, anormale Stühle, häufige Stuhlentleerung, Übelkeit, Erbrechen, Appetitlosigkeit, Wachstumsstörungen, Zungenbrennen, Knochenschmerzen, Blutungsneigung, Missmutigkeit, Nervosität, Depressionen.

Viele Menschen leiden auch an einer versteckten Nahrungsmittel-Unverträglichkeit gegenüber Weizenmehl bzw. Kuhmilch, die auf Dauer zu zunehmenden Verdauungsproblemen führt. Meist werden aber Dinkelvollkornmehl oder Hafer gut vertragen. Bei der Zusammenstellung eines Müslis ist zu berücksichtigen, dass Getreide sich mit saurem Obst sehr schlecht verträgt und zu Gärungsprozessen führt.

Wenn Milch nicht vertragen wird, liegt dies meistens an dem auch in Europa verbreiteten Laktasemangel. Laktase ist das Enzym, welches für die Verdauung des Milchzuckers (Laktose) verantwortlich ist. Bei Fehlen oder zu geringer Produktion von Laktase kommt es nach Milchgenuss zu Blähungen und weiteren Verdauungsbeschwerden. Nicht selten sind solche Nahrungsmittel-Unverträglichkeitsreaktionen auch die Folge jahrzehntelanger Verschlackung, insbesondere der Gallengänge. Sind diese mit Cholesterin-Ablagerungen gefüllt, kann die Leberreinigung nach Dr. Clark helfen, indem die Fettverdauung wieder deutlich verbessert und die Allergieneigung gesenkt wird.

Beta-Glucan – der Ballaststoff mit Heilwirkung

Beta-Glucan ist ein langkettiges Zuckermolekül (Polysaccharid), das reichlich in Hafer (ca. 3-5%) und einigen Pilzen vorkommt. Wissenschaftlich bewiesen ist, dass Beta-Glucan imstande ist, bei Menschen und Tieren verschiedene Bereiche des Immunsystems zu stärken. Es aktiviert die weißen Blutkörperchen, die für die Abwehr zuständig sind. Darüber hinaus unterstützt eine Beta-Glucan-reiche Ernährung die Reparatur beschädigter Zellen. Aus aktuellen Studien geht hervor, dass Beta-Glucan die Krebsbehandlung hervorragend unterstützen kann: Es stimuliert die Zerstörung von Tumorzellen, wirkt der Metastasierung von Tumoren entgegen und verbessert so nachweislich die Überlebensrate. Darüber hinaus wirkt Beta-Glucan positiv bei Magengeschwüren, Strahlungsschäden und HIV (AIDS).

Für Diabetiker und zum Abnehmen ist Beta-Glucan besonders interessant: Eine Beta-Glucan-reiche Mahlzeit senkt deutlich den nach dem Essen auftretenden (postprandialen) Blutzuckeranstieg und den Cholesterinspiegel. Die Wirkung von Beta-Glucan wird durch Vitamin C verstärkt.

So befreien Sie sich aus der Insulin-Falle

Wer dauerhaft Energie haben und dabei schlank bleiben will, sollte vorwiegend Lebensmittel mit einem niedrigen glykämischen Index essen. Diese verursachen keinen starken Blutzuckeranstieg nach der Mahlzeit. Der glykämische Index spiegelt die Reaktion des Blutzuckerspiegels nach dem Essen des entsprechenden Lebensmittels wider.

Der Blutzuckerspiegel wird von dem Ballaststoff-, Eiweiß-, Fett- und Zuckeranteilen in unserer Nahrung bestimmt. Nahrungsmittel mit höherem Eiweiß-, Fett- oder Ballaststoffanteil verlangsamen die Verdauung und damit die Aufnahme von Glukose in den Blutkreislauf, was zu einem niedrigen glykämischen Index führt. In diesem Sinne kann man sagen, in der Ruhe liegt die Kraft; denn die langsame Aufnahme der Nahrung führt zu längerer Sättigung und besserer Leistungsfähigkeit hinsichtlich der Ausdauer.

Zuckerreiche Nahrung hat einen hohen glykämischen Index. Der schnelle Anstieg des Blutzuckers durch Traubenzucker (Glukose) entspricht einem glykämischen Index von 100. Vollkornprodukte haben einen niedrigen Index. Sie werden langsam verstoffwechselt und führen nur zu einem mäßigen Blutzuckeranstieg und einer mäßigen Insulinreaktion.

Süßigkeiten mit viel Zucker und Fett haben zwar einen niedrigeren glykämischen Index, doch wird das parallel aufgenommene Fett dank des Insulins besonders gut in die Zelle aufgenommen.

Hoher glykämischer Index 70-100 (Lebensmittel, die einen raschen und hohen Blutzuckeranstieg und -abfall bewirken): Weißbrot, Croissants, Cornflakes und andere Pops etc., Instant-Kartoffelpüree, Minutenreis, Cola u. a. Softdrinks, Pommes frites, Traubenzucker, Waffeln.
Mittlerer glykämischer Index 51-70 (Lebensmittel, die einen mittleren Blutzuckeranstieg und -abfall bewirken): Graubrot, Naturreis, Nudeln, Couscous, Müsli (gesüßt), Müsliriegel, Salzkartoffeln, Bananen, Melone, Mango, Möhren, rote Beete, ungesüßte Obstsäfte. Zucker und Schokolade befinden sich genau bei 70, also an der Grenze zum hohen Index.

Niedriger glykämischer Index unter 55 (Lebensmittel, nach deren Verzehr der Blutzuckerspiegel nur gering ansteigt, aber lange erhalten bleibt):

Zubereitungen aus Vollkorngetreide, Vollkorn-Brot, Müsli (ungesüßt), Gemüse (weitgehend), viele Obstsorten, Hartweizen-Nudeln, Hülsenfrüchte (Erbsen, Bohnen, Linsen), Milch, Joghurt, Quark, Käse.

Natürliches Salz ist besser

Das in der Natur vorkommende Kristallsalz enthält über 84 Elemente, das Kochsalz aus dem Laden besteht nur noch aus Natrium-Chlorid, ist also auch ein industriell hergestelltes Auszugsprodukt. Gesundheitlich bedenklich ist vor allem auch, wenn als Trennmittel Aluminiumsalze benutzt werden, was häufig der Fall ist.

Wichtig ist, beim Salz auf die sparsame Dosierung zu achten. 3 bis 5 g täglich reichen völlig aus. Die meisten Menschen verzehren aber 10 bis 15 g täglich, was den Stoffwechsel erheblich belastet. Salzreiche Kost erhöht den Blutdruck, schadet der Magenschleimhaut und erhöht das Magenkrebsrisiko. Achten Sie vor allem auf das versteckte Salz in vielen industriell produzierten Lebensmitteln (Fertiggerichte, Wurstwaren, pikante Snacks und Käse). Nutzen Sie frische Kräuter und Gewürze, um Ihren Gerichten Geschmack zu geben. Sie sparen dann automatisch Salz ein.

Natürliches Salz, das nicht raffiniert und frei ist von den Verunreinigungen der heutigen Zeit, gibt es entweder als Steinsalz oder Kristallsalz. Der Unterschied zwischen Steinsalz und Kristallsalz lässt sich mit dem Unterschied zwischen Graphit und einem Diamanten vergleichen. Ebenso wie Steinsalz und Kristallsalz die gleichen 84 Elemente enthalten, bestehen Graphit und Diamant aus dem einen, gleichen Element: Kohlenstoff. Doch während Steinsalz und Graphit keinem hohen Druck ausgesetzt waren, haben sich unter dem gewaltigen Druck des Himalajas im Kristallsalz ebenso wie im Diamant hochgeordnete, geometrische Strukturen entwickelt. So sollen insbesondere auch die Spurenelemente eine optimale Bio-Verfügbarkeit erhalten haben.

Kristallsalz ist durch die Austrocknung der Urmeere entstanden und unter hohem Druck im Berg herangereift. Die für die Austrocknung der Meere verantwortliche Sonnenenergie ist in jedem atomaren Salzgitterbaustein in Form von Biophotonen gebunden. Daher ist Kristallsalz aus dem Himalaya auch im Sinne von Popp ein wertvolles Nahrungsmittel. Das Ayurveda-Kristallsalz liefert zudem noch eine große Menge an bio-verfügbarem Jod und Schwefel, der zur Entgiftung und Regeneration unentbehrlich ist.

Wer genießt, lebt gesünder

Viele Menschen sind durch häufige Diäten, die keinen Erfolg gebracht haben, in ihrem Essverhalten verunsichert und erleben Essen als Kampf gegen sich selbst und nicht als Genuss. In vielen Haushalten wird nicht mehr so viel gekocht; so werden beim Fernsehen oder Zeitunglesen Fertiggerichte ohne richtige Aufmerksamkeit verzehrt. Es gilt daher, die Kultur des Essens wieder zu entdecken. Wir nehmen nicht nur die Nährstoffe auf, sondern auch die Atmosphäre, in der die Mahlzeit verzehrt wird, die Gedanken und liebevollen Empfindungen, die während der Zubereitung der Speisen vorhanden oder nicht vorhanden sind.

Genießen Sie Ihre Mahlzeiten in Ruhe. Dies kann gar nicht oft genug wiederholt werden. Essen Sie nicht in Hektik oder zwischendurch. In Eile isst man oft zu viel; denn das Sättigungsgefühl tritt erst nach ca. 20 Minuten ein.

Wer vollwertige Lebensmittel aus der Schatzkammer der Natur verzehrt, entdeckt den wirklichen Genuss, der Körper und Geist stärkt und zufrieden macht. Dann muss auch nicht die Menge gesteigert werden; denn viel Essen ist kein Genuss, sondern eine Belastung.

Wichtig ist es auch, sich Zeit zu nehmen, um die Speisen gut zu kauen, denn: *„Gut gekaut ist halb verdaut"*. Durch das Kauen soll die Speise verflüssigt und so optimal vorverdaut werden. Aber sehen Sie das Ganze nicht nur unter dem Blickwinkel der Gesundheit. Stellen Sie sich vor, dass Sie Ihre Lieblingsspeise vor sich haben. Den ganzen Tag haben Sie sich darauf gefreut. Jetzt ist es so weit, Sie stecken den ersten Bissen in den Mund. Langsam beginnen Sie zu kauen. Sie spüren, wie die Nahrung die Zunge berührt. Die Geschmacksknospen öffnen sich. Welch ein Genuss! Wie schade wäre es, wenn Sie jetzt nur mit halber Aufmerksamkeit dabei wären, wenn Sie hastig Ihre Mahlzeit verzehren und nach wenigen Minuten alles vorbei ist.

Obwohl wir in einer genussorientierten Gesellschaft leben, scheint die Kunst des Genießens abzunehmen. Viele Menschen sind unzufrieden und können sich an dem, was Sie haben, nicht wirklich freuen. Genießen will auch gelernt sein. In der Hektik und alltäglichen Unruhe nehmen wir uns zu selten die Zeit, wirklich zu genießen, ganz im Augenblick zu sein und jetzt in dieser Situation Freude zu empfinden. Zum Beispiel in Italien oder Frankreich kann man diese Kultur erleben, zudem bietet die mediterrane Kost viele gesundheitliche Vorteile. Zelebrieren Sie die Mahlzeit. Mit einem Augenblick der Stille oder einem Tischgebet können Sie sich auf die Mahlzeit richtig einstimmen.

Viele Menschen steigern aus Frustration ihre Nahrungsaufnahme. Essen wird zu einem Fluchtverhalten, mit dem andere Spannungen ausgeglichen werden sollen. Hier ist es wichtig, die Ursachen der negativen Gefühle kennen zu lernen und eventuell therapeutisch anzugehen.

Die Sympathikus-Stoffwechsellage (Anspannung, Aktivität, Stress) verursacht Säuren im Stoffwechsel. Nahrungsmittel, die während einer Sympathikus-Phase verzehrt werden, werden schlechter verstoffwechselt, was wiederum die Übersäuerung fördern kann. Die Parasympathikus- oder Vagus-Stoffwechsellage (Entspannung) führt zu einer basischen Stoffwechselsituation, wobei die Nahrungsmittel gut verdaut werden und kaum, bzw. keine Stoffwechselgifte oder -säuren hinterlassen. Lassen Sie sich daher Zeit zum Essen, was zur Alkalisierung Ihres Stoffwechsels führt und für Sie selbst Wohlbefinden und ein längeres Leben bedeutet.

Durch das gründliche Kauen von angekeimtem Getreide (Sprossen), Gemüse, Obst und Ölsamen werden wirkungsvolle Stoffwechsel-Katalysatoren freigesetzt, die unsere Körperenzyme aktivieren können. Dadurch werden die Körperzellen besser entgiftet, so dass die Versorgung der Zellen mit Sauerstoff und anderen Nährstoffen verbessert und damit der gesamte Zellstoffwechsel optimiert wird.

Rhythmus bringt Ruhe und Gleichgewicht

Es gibt heute ca. 200.000 verschiedene Lebensmittel auf dem Markt; viele Menschen wählen aber nach wie vor einseitig aus, sie beschränken sich auf wenige Lebensmittel, die ihnen vertraut sind. Darin liegt ja eines der Erfolgsgeheimnisse von Fastfood-Ketten: überall schmeckt es gleich, und die Gäste müssen nichts Neues ausprobieren. Erstarren Sie nicht in Ihren alten Gewohnheiten, haben Sie den Mut, öfter einmal etwas Neues (Altes) kennen zu lernen.

Es lohnt sich; denn Sie können dadurch interessante Geschmacksempfindungen erleben und den Vitalstoffreichtum Ihrer Ernährung verbessern. Denken Sie z.B. an Hirse, Buchweizen, Amaranth, Quinoa oder Grünkern – dies sind alte Kulturpflanzen, die viel zu selten verzehrt werden. Oder genießen Sie einmal Mangold, Löwenzahnsalat, rote

Beete, Quitten oder eine der alten Apfelsorten, die zwar etwas säuerlicher sein können, dafür aber enorm viel Vitamin C enthalten.

Früher waren viele Gerichte einzelnen Wochentagen zugeordnet. Auch die Festtage hatten ihre speziellen Gerichte und Zubereitungen. Dadurch kam automatisch Rhythmus und Abwechslung in den Speiseplan. Manchen Menschen fällt erst im Nachhinein auf, dass sie bestimmte Aspekte Ihrer Ernährung vernachlässigt haben. Sie spüren dann ein Ungleichgewicht des Körpers, Mangelerscheinungen zeigen ihre ersten Auswirkungen. So weit muss es gar nicht kommen, wenn Sie selbst aktiv werden und regelmäßig auf Erkundungstour ins Land des vielfältigen Essens gehen.

Der richtige Zeitpunkt für die Mahlzeiten ist wichtig. Vielen Menschen gelingt es nicht mehr, ihren Tag zu strukturieren. In der Ernährungsberatung hören wir Aussagen wie: *„Früher hatten wir in der Familie regelmäßige gemeinsame Mahlzeiten, aber heute hat jeder seine eigenen Zeiten. Zwischen zwei Terminen wird schnell im Stehen ein kleiner Imbiss eingenommen.“* Wenn es dann darum geht, wieder einen Rhythmus einzuüben, heißt es oft, dafür sei keine Zeit. Ein regelmäßiger Rhythmus kostet aber keine Zeit, sondern bringt Ihnen mehr Zeit und Lebensqualität. Probieren Sie es einfach aus; sie werden erstaunt sein, wie gut sie sich damit fühlen werden.

Auch für die Körperfunktionen ist der Rhythmus von großer Wichtigkeit; deshalb gibt es in der Naturheilkunde einen eigenen Bereich Ordnungstherapie. Viele Organe haben sogenannte cirkadiane Rhythmen, d.h. ihre Aktivität orientiert sich ungefähr am 24-Stunden-Rhythmus der Erde.

Drei Mahlzeiten in 24 Stunden sind für die meisten Menschen das Richtige; denn wenn sich Halbverdautes mit neuem Essen vermischt, wird der Verdauungsprozess gestört. Deshalb sollte man nach Hauptmahlzeiten eine Pause von 4-6 Stunden einlegen, dazwischen auch keine Säfte und keine Milch trinken. Dies ist auch im Hinblick auf die Blutzucker- und Insulinregulation wichtig. Nur bei niedrigem Insulinspiegel (ca. 2 Stunden nach einer Mahlzeit) kann Fett verbrannt werden.

Wenn man bedenkt, dass Hülsenfrüchte, Fleisch und Käse 4-5 Stunden im Magen verbleiben, Vollkornbrot, Rohkost und Bratkartoffeln 3-4 Stunden, gekochtes Gemüse, Kartoffeln, Ei und helles Brot immerhin 2-3 Stunden, dann wird klar, warum der Verdauungsprozess durch dauerndes *„Snacken"* gestört wird.

Die größte Mahlzeit des Tages sollte mittags zwischen 12 Uhr und 14 Uhr verzehrt werden. Abends (nach 18 Uhr) sollten Sie wenig und leicht Verdauliches, insbesondere kein Obst und fette, gebackene Speisen essen. Diese alte Erkenntnis – *„abends wie ein Bettler zu essen"* – wird heute durch die moderne *„Anti-Aging-Medizin"* bestätigt, die das *„Dinner-cancelling"* empfiehlt. Das vollständige Weglassen der Abendmahlzeit ist aber für viele Menschen nicht praktikabel. Außerdem kann das Weglassen der Mahlzeit zu Heißhunger am späten Abend führen. Empfehlenswert sind insbesondere Gemüsesuppen in allen Variationen. Sie sättigen gut und belasten nicht.

Der regelmäßige Rhythmus ist also auch verantwortlich dafür, dass wir nicht über die Stränge schlagen. Viele Diätversuche scheitern daran, dass dieser Aspekt nicht ausreichend berücksichtigt wird. Ein solcher *„Diättag"* kann folgendermaßen aussehen:

Morgens:	**1 Apfel**
Mittags:	**1 Salat**
Nachmittags:	**1 Knäckebrot**
Abends:	**Essen, Essen, Essen .....**
	ohne Ende und ohne Maß

Solch schlimmen Situationen beugen wir dadurch vor, dass wir unseren Körpermotor regelmäßig mit ausreichend Energie versorgen. Heißhunger entsteht dann wesentlich seltener und verschwindet schließlich ganz. Ist das Volumen der Mahlzeit größer, als wir auf Grund der aktuellen Verdauungsfähigkeit verarbeiten können, entstehen toxische Stoffe, die sowohl die Gewebe als auch den Stoffwechsel belasten. Wir schädigen uns damit also selbst.

In der traditionellen indischen Heilkunde, dem Ayurveda, wird empfohlen, den Magen nur zu dreiviertel zu füllen: Die Hälfte mit fester Nahrung, ein Viertel mit Flüssigkeit und ein Viertel bleibt leer. Fragen Sie deshalb öfter Ihren Magen und nicht die Zunge. Ernährungsforscher in aller Welt sind sich einig: Menschen, die sich nicht überessen, leben am längsten. Eine einfache Faustregel: Stößt man zum ersten Mal auf, ist die richtige Magenfüllung erreicht, und man sollte nicht mehr essen.

Je vielfältiger die Speisen und Mahlzeiten zusammengesetzt sind, um so wahrscheinlicher ist es, dass wir alle lebenswichtigen (essentiellen) Nährstoffe erhalten. Je vielseitiger die Mahlzeit, desto komplexer ist aber auch die Verdauung; daher ist eine gute Abstimmung und ein rhythmischer Wechsel zwischen verschiedenen Lebensmitteln wichtig.

Am einfachsten zu verdauen sind Mahlzeiten aus einem einzigen Lebensmittel. Daher bekommt jemand mit ernsten Magenproblemen nur eine Schonkost. Zubereitungen von Salzkartoffeln, Vollkornnudeln, Gemüse und Eiweißträgern sind einzeln leichter zu verdauen als in der Kombination. Gleichzeitig jedoch sollte die Vielfalt der Ernährung erhalten bleiben. Achten Sie hierbei nicht nur auf äußere Regeln, sondern vor allem darauf, wie Sie sich nach einer Mahlzeit fühlen. Sind Sie müde und schlapp? Liegt Ihnen das Essen schwer im Magen? Oder fühlen Sie sich gestärkt und frisch?

Erfahrungsgemäß gibt es Kombinationen von Nahrungsmitteln, die besonders schwer verdaulich sind und sich ungünstig auf den Verdauungsprozess auswirken können. Insbesondere kann es zu Gärungsprozessen kommen:

- Raffinierter Zucker + Vollkorngetreide
- Saure Früchte + Vollkorngetreide
- Saure Früchte und Milch

Die Hay'sche Trennkost

Die Trennkost wurde Ende des vorigen Jahrhunderts von dem amerikanischen Arzt Dr. Howard Hay entwickelt. Basis seiner Empfehlungen sind Hays „Chemische Verdauungsgesetze", wonach Eiweiß in einem sauren Milieu, Kohlenhydrate in einem basischen Milieu am besten verdaut werden. Laut Hay kann der Körper beides gleichzeitig schlecht verdauen. Er empfiehlt daher, besonders eiweißreiche und sehr kohlenhydratreiche Lebensmittel nicht zusammen zu verzehren, sondern getrennt zu verschiedenen Mahlzeiten. Die Kost soll sich nach Hay zu etwa 80 Prozent aus basenüberschüssigen Lebensmitteln - vor allem Obst, Gemüse und Milch - und nur zu 20 % aus säurebildenden Lebensmitteln wie Fleischwaren, Fisch, Käse oder Getreideprodukten zusammensetzen. Zu meiden sind *„unnatürliche"* Nahrungsmittel wie weißes Mehl, Industriezucker, polierter Reis, konservierte Früchte oder sterilisierte Milch.

Die Theorie, dass Kohlenhydrate und Eiweiß nicht zusammen verdaut werden können, wird jedoch von der heutigen Ernährungswissenschaft nicht geteilt. Eine strikte Befolgung der Trennkost findet in der Natur nicht statt: Viele gebräuchliche Lebensmittel enthalten eine Mischung von Kohlenhydraten und Eiweiß. Allein aus diesem Grund ist eine Trennkost im strengen Sinne gar nicht möglich.

Dennoch berichten Anhänger der Trennkost immer wieder darüber, dass sie Trennkost-Mahlzeiten deutlich besser vertragen können oder auch Gewicht verloren haben. Viele dieser positiven Effekte lassen sich sicher darauf zurückzuführen, dass bei der Trennkost die Lebensmittelauswahl qualitativ besser wird, indem mehr Gemüse, mehr Vollkorn usw. gegessen wird und sich dadurch die Vollwertigkeit steigert.

Moderne Vertreter der Trennkost empfehlen eine gemäßigte Form der Trennung, bei der nur die Extreme getrennt werden. Von diesen Extremen, insbesondere den Eiweiß-Konzentraten tierischen Ursprungs, sollte überhaupt weniger gegessen werden. Eine gute Mischung von komplexen Kohlenhydraten und Eiweiß verlangsamt den Insulinanstieg und macht länger satt. Dieser Effekt lässt sich allerdings auch annähernd erreichen, wenn man ballaststoffreiche Kohlenhydrate aus Vollkornprodukten verzehrt, die von sich aus nur einen langsamen Blutzuckeranstieg nach der Mahlzeit bewirken.

Essen Sie Lebens-Mittel mit Vitalkraft!

Aus der Nahrung erhalten wir lebenswichtige Energie. Die physische Energie, gemessen in Kilojoule, ist der sogenannte kalorische Brennwert und wird u.a. für körperliche Arbeit, zur Aufrechterhaltung der Körpertemperatur und für den Verdauungsprozess gebraucht. Bisher kaum beachtet oder als konzeptionell überholt wird die Vitalenergie oder Lebensenergie von Lebensmitteln betrachtet. Biophysikalisch kann sie durch Biophotonen-Emission nachgewiesen werden.

Inzwischen ist der hohe gesundheitliche Wert von Roh- und Frischkost unbestritten. Wahrscheinlich liegt er nicht nur in dem hohen Vitamin- und Spurenelement-Gehalt, sondern vor allem auch in der Tatsache, dass diese Kost *„lebendig“* ist und damit als Informationsträger die Lebensenergie stärkt. Prof. Kollath hat in seinem Standardwerk „Die Ordnung unserer Nahrung“ diese Zusammenhänge dargestellt.

Neben dem kalorischen Brennwert ist für die Qualität eines Lebensmittels auch der Gehalt an Nährstoffen entscheidend. In der Ernährungswissenschaft bezeichnet man das Verhältnis zwischen lebenswichtigen Vitalstoffen wie Vitaminen, Spurenelementen usw. und dem Brennwert als Nährstoffdichte. Industriell bearbeitete Auszugsprodukte enthalten wenig oder keine Vitalstoffe und bieten damit häufig nur leere Kalorien.

Tatsache ist, dass während der Lagerung z.B. von einer Gurke der Auflösungs- und Zersetzungsprozess bereits beginnt. Deutlich wird das, wenn die Membrankapazität mittels eines hochfrequenten Wechselstroms gemessen wird. Je älter die Frucht ist, desto mehr Zellmembranen sind zerstört und desto niedriger wird der Widerstand, der an den Membranen entsteht. Durch den Einsatz einer Mikrowelle oder durch Kochen erfolgt diese Zerstörung augenblicklich. Der Genuss, den ganz frische Waren vermitteln, kann wahrscheinlich von jedem Menschen gespürt werden. Vielleicht sollten wir in diesem Fall unser unmittelbares Empfinden ernst nehmen und erkennen, dass unser Körper nach Lebensenergie verlangt.

Interessanterweise tritt nach jeder Mahlzeit mit gekochter Kost eine sogenannte Verdauungsleukozytose auf. Diese Vermehrung der weißen Blutkörperchen wurde von Virchow am Anfang des letzten Jahrhunderts zuerst beschrieben und kommt normalerweise bei Entzündungen vor. Gekochte Kost ist somit eine Reizkost, vor allem, wenn man sich ausschließlich von ihr ernährt. Beim Genuss von roher Pflanzenkost bleibt die Leukozytose aus. Und: Wird reichlich Rohkost **vor** dem Verzehr von Kochkost gegessen, so tritt auch keine Verdauungsleukozytose auf. Essen Sie daher bei einer Mahlzeit den Salat, das rohe Gemüse immer vor der gekochten Kost! Die Deutsche Gesellschaft für Ernährung (DGE) empfiehlt in Übereinstimmung mit allen großen Gesundheitsorganisationen der Welt „5 mal am Tag Obst und Gemüse“: *„Gemüse, Obst, Getreide und Hülsenfrüchte gehören in den Mittelpunkt unserer Ernährung, da sie reich an wertvollen Inhaltstoffen sind. Ein Teil sollte roh, in Form von Rohkost oder Salat verzehrt werden. Auch Obst enthält die Inhaltsstoffe am vollständigsten in roher Form, als „Frischobst“. Obst und/oder Gemüse sollten in jeder Mahlzeit des Tages enthalten sein.“*

Obst und Gemüse enthalten nicht nur lebenswichtige Vitamine und Mineralien, sondern auch eine Unzahl antikanzerogener (krebshemmender) Vitalstoffe, die als Radikalfänger die Alterung der Zellen und damit des Gesamtorganismus verlangsamen. Sie bilden gleichzeitig einen Schutz vor Bakterien, Pilzen und Viren, verbessern die Immunität und senken den Cholesterinspiegel.

Die sogenannten sekundären Pflanzenstoffe (Bioflavonoide, Lycopin u.a.) gelten inzwischen als ebenso wichtig wie Vitamine. Sie geben der Pflanze Farbe, Geschmack und Geruch und dienen ihr als Abwehrstoffe oder Wachstumsregulatoren. Man schätzt, dass es 60.000 bis 100.000 solcher Stoffe mit vielfältigen Schutzwirkungen gibt. Daher gilt die allgemeine Empfehlung der Ernährungswissenschaftler, möglichst viel Gemüse und Obst und wenig Fleisch und tierisches Fett zu sich zu nehmen. Brokkoli enthält zum Beispiel Sulforaphan, das die Bakterie Helicobakter pylorii abtöten kann und so Magenkrebs und Magenschleimhautentzündung (Gastritis) vorbeugt. Die antibiotische Wirkung der Sulfide, die z.B. in Knoblauch und Zwiebeln enthalten sind, wird noch durch ihre antioxidativen und immunstimulierenden Fähigkeiten ergänzt.

Sojabohnen enthalten große Mengen Genistein, sogenannte Phytoöstrogene – darin sehen Wissenschaftler den Grund dafür, dass Asiaten, die regelmäßig Sojaprodukte essen, viel seltener an Brust- und Prostatakrebs erkranken als Europäer und Amerikaner.

Die zentrale Bedeutung von Chlorophyll

Chlorophyll ist der Stoff, der den Blättern ihre grüne Farbe gibt; er unterscheidet sich vom Hämoglobin (dem roten Blutfarbstoff) nur durch das Zentralatom. Bei den roten Blutkörperchen der Warmblüter ist das Zentralatom Eisen, beim Chlorophyll der Pflanzen das Anti-Stressmineral Magnesium. Man sollte möglichst viel frisches Grün zu sich nehmen, da Chlorophyll nicht nur die Basis für ein intaktes Immunsystem und eine optimale Funktion der Hormondrüsen ist, sondern auch für Fortpflanzung und geistige Fähigkeiten eine zentrale Bedeutung hat. Chlorophyll ist enthalten in grünen Pflanzen, insbesondere in Spirulina, Chlorella, Afa-Alge und Weizengras.

Tomaten und Bohnen sind gekocht gesünder

Unter den vielen Substanzen und Wirkstoffen, die Pflanzen enthalten, kommen auch solche vor, die eine ungünstige Wirkung auf den Organismus haben. Viele Bohnenarten und Erbsen wirken giftig, wenn sie roh gegessen werden. Sie enthalten das Saponin Phasin, das zur Zusammenballung der roten Blutkörperchen führt und somit die Sauerstoffaufnahme des Blutes senkt. Phasin wird beim Kochen komplett zerstört. Auch die Saponine in Sojabohnen können die roten Blutkörperchen schädigen. Wenn man die Sojabohnen kocht, besteht keine Gefahr mehr. Die grünen Stellen von Kartoffeln enthalten Solanin, das die Schleimhäute reizt und zu Vergiftungen führen kann. Schneiden Sie die grünen Stellen weg, kochen Sie die Kartoffeln und gießen Sie das Kochwasser weg.

Die Vitalstoffe von Karotte und Tomate werden durch Kochen aktiviert. Nach 15 Minuten Kochen enthalten Tomaten 50% mehr Lycopin als rohe Tomaten. Lycopin ist der antioxidative, rote Zellschutzstoff der Tomate, der Krebs vorbeugen und Blutgefäße schützen kann. Das haben Forscher der amerikanischen Cornell-Universität herausgefunden. Schon nach zwei Minuten Kochen fanden die Forscher etwa ein Drittel mehr Lycopin, nach einer Viertelstunde Kochen war die Konzentration sogar eineinhalb Mal so groß.

Fett ist nicht gleich Fett

Die Tatsache, dass neben der Menge vor allem die Art der zugeführten Fette bzw. Öle von Bedeutung ist, wurde durch viele Untersuchungen nachgewiesen. Dabei zeigte sich, dass Leinöl mit seinen Omega-3-Fettsäuren zum Schutz des Herzens vor Infarkten beitragen kann (kardioprotektive Wirkung) und den Herzrhythmus harmonisiert (anti-arrhythmische Wirkung).

Fette sind nicht nur wichtig wegen der essentiellen Fettsäuren, sondern auch, weil sie die natürliche Verpackung für lebenswichtige Nahrungskomponenten wie Vitamine (die fettlöslichen Vitamine A, D, E und K) oder Coenzyme abgeben; deshalb gehört zu einem Karottensalat hochwertiges kaltgepresstes Öl. Untersuchungen haben gezeigt, dass sich zwar fast jeder Bewohner der industrialisierten Wohlstandsländer zu fettreich ernährt. Gleichzeitig weist ein Großteil der Bevölkerung ein Defizit an essentiellen ungesättigten Fettsäuren auf.

Inzwischen ist weithin bekannt, dass gesättigte Fette, die besonders in Lebensmitteln tierischen Ursprungs vorkommen, ungesund sind, da sie zu Übergewicht führen und das Herzinfarktrisiko erhöhen. Aber auch unter den hochwertigen Pflanzenfetten, die reich an ungesättigten Fettsäuren sind, gibt es gewaltige Unterschiede; denn sie beeinflussen den Körper in unterschiedlicher Weise.

Die Entdeckung der Eikosanoide

Hormone steuern zusammen mit Enzymen und Vitaminen die Körperabläufe. In neuerer Zeit stieß man auf eine besonders bemerkenswerte und wirkungsvolle hormonähnliche Stoffgruppe, die Eikosanoide. Sie sind Abkömmlinge der mehrfach ungesättigten Fettsäuren und erfüllen vielfältige Schutzfunktionen im Sinne einer Anpassung des Gewebes an Milieuänderungen. Sie werden in jeder Körperzelle produziert und wirken lediglich auf die Zelle ihrer Entstehung und auf benachbarte Zellen ein. Aus diesem Grund werden sie auch „Gewebshormone" genannt. Zu diesen zählen Prostaglandine, Thromboxane oder Leukotriene, die unterschiedlichste Wirkungen im Körper entfalten.

Aus den essentiellen Fettsäuren Linolsäure (LA) und apha-Linolensäure (LNA) gebildet, übernehmen sie im Organismus zahlreiche Funktionen, z.B. bei Entzündungsreaktionen, bei der Entstehung von Schmerz und Fieber. Sie sind beteiligt bei der Blutdruckregulation, bei der Blutgerinnung sowie bei der Regulation des Schlaf-Wach-Zyklus. Eine adäquate Zufuhr der essentiellen Fettsäuren beugt einem Ungleichgewicht im Eikosanoid-Stoffwechsel vor und verringert somit auch das Risiko arteriosklerotischer Gefäßerkrankungen. Auch Allergien und Entzündungsreaktionen verlaufen bei einem ausgeglichenen LA-LNA-Verhältnis milder.

Das richtige Verhältnis von Omega-6-Fettsäuren und Omega-3-Fettsäuren

Von chronischen Entzündungen insbesondere des rheumatischen Formenkreises sind viele Menschen betroffen. Der Zusammenhang zwischen Ernährung und Entzündungsstoffwechsel wird allerdings zu wenig beachtet.

Die Linolsäure ist der wichtigste Vertreter der Omega-6-Fettsäuren und ist hauptsächlich in pflanzlichen Ölen wie Weizenkeim- und Erdnussöl enthalten. Aus tierischen Erzeugnissen nehmen wir die Arachidonsäure, die ebenfalls zu den Omega-6-Fettsäuren gehört, direkt auf. Aus ihr leiten sich ausschließlich die schädlichen Eikosanoide ab, wie z. B. Prostaglandin F2a, das die Gefäße verengt und den Blutdruck erhöht, ThromboxanA2, das die Blutplättchen verklumpen lässt und maßgeblich bei jedem Gefäßverschluss beteiligt ist, die Leukotriene, die 100-1.000 mal intensiver als Histamin allergische Reaktionen auslösen, oder Prostaglandin E2, das die Entzündungsbereitschaft erhöht (rheumatische Arthritis!) und Schmerzen verursacht. Arachidonsäure kann also besonders schädlich sein, weil sie im Entzündungsstoffwechsel eine zentrale Rolle spielt.

Aus pflanzlicher Linolsäure kann der Körper selbst Arachidonsäure und ihre schädigenden Abkömmlinge herstellen, wenn ihm nicht ausreichend Omega-3-Fettsäuren zur Verfügung stehen. Diese sind nämlich der natürliche Widerpart zu den gerade beschriebenen Abläufen und haben damit ein effektives Heilungspotential.

Aus Omega-3-Fettsäuren (z. B. der Alpha-Linolsäure) fertigen unsere Zellen positiv wirkende Eikosanoide mit drei Doppelbindungen, wie Prostaglandin I3, Thromboxan A3, sowie Leukotrien B5. Diese dämpfen eine ausgeprägte Neigung zu entzündlichen Prozessen, sind gut für die Arterien, erweitern die Blutgefäße und verhindern, dass die Blutplättchen allzu leicht verklumpen (Thrombose, Infarkt). Omega-3-Fettsäuren sind auch besonders wichtig für die Membran der Zellkraftwerke (Mitochondrien).

Für eine positive Beeinflussung der Eikosanoidsynthese ist zum einen eine ausreichende Zufuhr von Omega-3-Fettsäuren wichtig, zum anderen spielt ein ausgeglichenes Verhältnis von Omega-3- zu Omega-6-Fettsäuren die entscheidende Rolle für die Wirksamkeit:

- **aktuelle Ernährung 10 – 25 : 1 (Omega-6 : Omega-3)**
- **empfohlen von DGE 5 : 1**
- **antientzündlich 2 : 1**

Die Öle erster Wahl sind das Leinöl und das Hanföl, wobei das Leinöl noch deutlich mehr Alpha-Linolensäure enthält. Auch die Öle von Salzwasserfischen enthalten viele positive Fettsäuren, jedoch sind diese oft erheblich mit Schadstoffen verunreinigt. Immer häufiger kommen die Fischöle auch von Tieren aus Zuchtanlagen, die mit Antibiotika und Hormonen gefüttert werden.

Wichtig ist auch, dass ein Insulin-Überschuss das Gleichgewicht der Eikosanoid-Synthese hin zu den negativen Arten verschiebt. Daher sollte man auch aus diesem Grund Nahrungsmittel meiden, die den Blutzucker schnell ansteigen lassen.

Zur Zeit wird Aspirin trotz diverser Nebenwirkungen (wie z. B. Magen-Darm-Blutungen, Inaktivierung von Vitamin C) von Ärzten als eine optimale Vorbeugung von Herz-Kreislauf-Erkrankungen empfohlen. Es verdünnt das Blut und lindert Schmerzen, indem es die Synthese von allen Eikosanoiden hemmt – der guten und der schlechten. Aspirin kann durchaus sinnvoll sein, doch gibt es eine gesunde Alternative.

Die Leinöl-Eiweiß-Kost nach Budwig

Die Wissenschaftlerin Dr. Dr. rer. nat. Johanna Budwig hat als erste die herausragende Rolle der hochungesättigten Fettsäuren *frischen* Leinöls im Zusammenspiel mit schwefelhaltigem Eiweiß entdeckt. Sie geht davon aus, dass die mehrfach ungesättigten Doppelbindungen der Alpha-Linolensäure Elektronenwolken mit einem hohen Energieniveau tragen. Gemeinsam mit schwefelhaltigen Proteinen bilden sie eine Verbindung, die in die Membran der Mitochondrien (Zellkraftwerke) eingebaut wird und dort die Energiegewinnung entscheidend verbessert. Als die bedeutendsten Elektronen- und Energieräuber bezeichnet Budwig z. B. gehärtete Pflanzenfette, tierisches Fett, weißen Zucker, Röntgenstrahlen, Nitrate, Bestrahlungen und Zytostatika (Chemotherapie). Sie wirken sich allgemein negativ aus und zerstören insbesondere den gesundheitlichen Nutzen des Leinöls.

Die einfache Leinöl-Quark-Diät nach Dr. Budwig hat sich aufgrund ihres grundlegenden Wirkungsmechanismus bei so verschiedenen Erkrankungen wie Krebs, Diabetes, Arteriosklerose, Schlaganfall und Herzinfarkt bewährt. Bei Krebs hat Budwig das Leinöl auch zur äußeren Einreibung im Tumorgebiet empfohlen. Die Therapieerfolge werden im Zusammenhang mit Warburgs und Seegers Entdeckungen verständlich, nach denen Krebs das Resultat einer gestörten Energiegewinnung der Mitochondrien ist.

Das alles bewirkt frisches Leinöl und in noch höherem Maße die Leinöl-Eiweiß-Kost nach Budwig:

- wertvoller Energielieferant für die Zelle
- Vorbeugung und Behandlung von Herz-Kreislauf-Erkrankungen und Krebs
- Senkung von schädlichem LDL-Cholesterin
- besonders wichtig für Diabetiker, da auch bei Diabetes schädliche Eikosanoide vorliegen
- Linderung von entzündlichen Prozessen bei rheumatischen Erkrankungen
- essentiell und von der DGE ausdrücklich empfohlen bei Multipler Sklerose, Alzheimer etc., da die positiven Eikosanoide Entzündungen, vor allem auch der Nerven abmildern, während die negativen sie verstärken
- Verbesserung der Fluidität der Zellmembran – Cholesterin lässt die Membran erstarren, Leinöl hält sie geschmeidig.
- Verbesserung der Fließeigenschaften des Blutes

Rezepttipps:

Wenn Leinöl mit Magerquark gut vermischt wird, verursacht es keinen Durchfall, nicht einmal in großen Mengen, da es sich mit dem (schwefelhaltigen) Protein des Magerquarks verbindet. Beachten Sie, dass nur frisches, kaltgepresstes Leinöl – am besten in Glasflaschen – Ihrer Gesundheit förderlich ist. Bewahren Sie die Flasche immer kühl und dunkel im Kühlschrank auf.

Budwigs Rezept: *250 ml Leinöl mit 500 g Cremequark (0,2 % Fett) und 60ml Honig vermixen. Während des Mixens fügt man noch soviel fettarme Milch hinzu, bis man eine Konsistenz wie Pudding hat. Das Ganze ist geschmacksneutral und sollte keinen „öligen Ring" haben, wenn man es ausschüttet.*

Unsere Empfehlung: *50-100 ml Joghurt oder Magerquark, Gemüsemost aus dem Bioladen und 30 ml Leinöl. Alles gut im Joghurtglas verschütteln. Köstlich ist auch: 1 Banane, 250 g Magerquark, ca. 50 ml Leinöl in einem Blender vermixen. Diese Rezepte eignen sich ideal als gesunder, schneller Mahlzeitersatz. Algen sind eine schmackhafte, vegane Alternative zu Joghurt und Quark, da sie reich an schwefelhaltigen Aminosäuren sind: Verrühren Sie ca. 5 g Algen (Afa, Chlorella, Spirulina) mit 15 ml Leinöl.*

Vermeiden Sie in jedem Fall die Kombination mit weißem Zucker, tierischen und gehärteten Fetten, da ansonsten die gesundheitsfördernde Wirkung verloren geht.

Praktische Tipps: Essen Sie sich fit!

- Bis mittags: 1 Liter lauwarmes hochohmiges Umkehrosmose-Wasser oder Ayurveda-Wasser trinken (Wasser 10 min. kochen lassen – natürlich nicht im Chrom-Nickel-Edelstahltopf) – wirkt stark entgiftend.
- Nicht nur dunkles Brot mit ganzen Körnern ist Vollkornbrot. Auch hellere Brotsorten, die aus dem feingemahlenen ganzen Korn gebacken wurden, gehören dazu; außerdem sind sie leichter bekömmlich.
- Getreideflocken und Müsli sind in feiner Form besser verträglich, besonders, wenn sie kurz aufgekocht sind.
- Gegarte Getreidesorten wie Quinoa, Hirse, Grünkern, Dinkel, Gerste oder Bulgur sind leckere Alternativen.
- Gemüse wird von manchen Menschen besser vertragen, wenn es in etwas Wasser zart gedünstet wird.

- Rohkost ist bekömmlicher, wenn sie fein geraspelt ist.
- Rohes, püriertes Gemüse verfeinert Saucen und Suppen und liefert eine Extraportion Vitalstoffe.
- Essen Sie zum Brot etwas Frisches wie z.B. Tomaten, Radieschen, Paprika, Karotten oder Gurkenscheiben.
- 2 Liter Flüssigkeit pro Tag sind eine ganze Menge, aber ein Muss für die Gesundheit! Damit es leichter fällt: Jede Stunde ein Glas trinken.
- Frisch ist immer am besten. Aber auch Tiefkühlgemüse und -obst enthalten viele essentielle Nährstoffe. Sie bieten im Notfall eine sinnvolle Alternative.
- Geschrotetes und eingeweichtes Getreide, z.B. für Müsli, in den Kühlschrank stellen. Bei Zimmertemperatur bilden sich gesundheitsschädliche Keime.
- Sanfte Entgiftung: Ein Teelöffel Kristallsalzsole mit einem Glas Wasser morgens auf nüchternen Magen.
- Fasten: Schon Hippokrates empfahl, zweimal im Jahr zu fasten. Das hilft dem Körper zu entschlacken und dem Geist, sich wieder auf das Wesentliche zu konzentrieren. Man trinkt beim Fasten viel reines Wasser (ggf. mit frischer Zitrone und etwas Kristallsalz), Kräutertees, Gemüsesuppen und Gemüsesäfte. Besonders wichtig ist der richtige, allmähliche Kostaufbau nach dem Fasten. Führen Sie eine Fastenkur nur unter fachkundiger Leitung durch. Länger als eine Woche ist normalerweise nicht notwendig.
- Für die Darmflora sind entblähende Tees mit Fenchel, Anis und Kümmel sehr empfehlenswert. Gelbwurz reduziert pathogene Darmbakterien.

Monodiäten als Kur: Die Möglichkeit, das Verdauungssystem zu entlasten und dadurch den Körper zu entschlacken, indem man nur eine einzige Zubereitung zu sich nimmt. Sie sind nur **für eine kurze Zeit** der Gesundheit förderlich, da einseitig:

- Gekochter Roter Reis (Camarque Reis) mit Gomasio (Sesam mit Meersalz gebraten) 3x täglich; Wassertrinken nach Belieben.
- Frucht- oder Gemüsesaftdiät: sehr schnelle Entgiftung, vorausgesetzt, die Säfte werden frisch zubereitet.
- Franz Xaver Mayr Kur: Dinkelsemmel mit Milch so lange kauen, bis völlig flüssig. Entlastet den Darm sehr stark.

Achtung: Diese Kuren und auch das Fasten werden nicht für die Gewichtsreduktion empfohlen.

Die Menge macht das Gift

Nicht nur die Gesamtenergiezufuhr ist in den letzten Jahrzehnten drastisch gestiegen, sondern auch das Verhältnis der Nährstoffe untereinander hat sich verändert. Um es auf zwei Hauptpunkte zu konzentrieren, kann man sagen:

- **zu viel Fett**
- **zu viel tierisches Eiweiß**

Beide Aspekte wollen wir uns etwas genauer anschauen. Vieles nehmen wir heute bei unserer Lebensführung als selbstverständlich hin. Wir sind in unseren Gewohnheiten erstarrt und können uns nicht vorstellen, dass wir mit einem etwas anderen Lebensstil uns wesentlich besser fühlen und unsere Gesundheit viel länger erhalten können.

Fett macht fett – An dieser Tatsache kommt keiner vorbei; denn Fett hat mehr als doppelt so viel Energie wie Eiweiß und Kohlenhydrate. Es ist ein Energiekonzentrat, das wir unserem Körper, der auch mit „Normalbenzin" (Kohlenhydrate) gut funktionieren kann, zuführen.

Wenn man mit Menschen spricht, die ein Gewichtsproblem haben, wird man oft hören, dass sie mit dem Fett sehr sparsam umgehen und trotzdem nicht ihr Gewicht reduzieren. Viele glauben diesen Aussagen nicht, doch wir können bestätigen, dass das in vielen Fällen wahr ist. Zwei Gründe sorgen dafür, dass die Einsparung sichtbarer Fette nicht ausreicht:

1. Übergewichtige befinden sich in der Insulin-Stoffwechselfalle, die wir in den Abschnitten über Diabetes und Übergewicht beschrieben haben.
2. Der größte Anstieg im Fettkonsum ergibt sich aus den versteckten Fetten, die in vielen industriell gefertigten Produkten enthalten sind.

Das Kratzen der Butter ist zwar gut gemeint, ist aber nicht unbedingt notwendig, wenn die Fettaufnahme insgesamt stimmt. Schauen wir uns dafür die Quellen versteckter Fette einmal an:

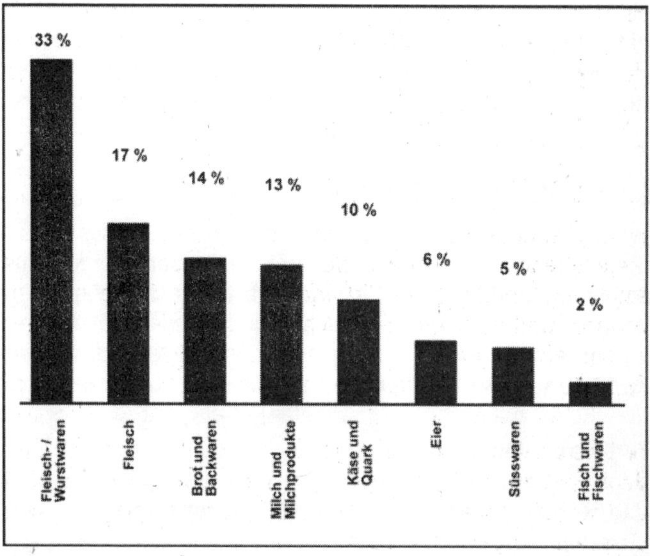

Die Überschrift unseres Kapitels wird jetzt deutlich: *„Die Menge macht das Gift."* Wir können nicht einfach sagen,

Milchprodukte und Käse sind schlechte Lebensmittel, weil sie versteckte Fette enthalten. Wenn aber insgesamt zu viel Fett verzehrt wird, ist es wichtig, wieder das richtige Maß zu finden.

Warum fällt das vielen Menschen so schwer? Fett war früher ein Luxusprodukt. Jedes Gramm Fett wurde verwendet, weil die Speisen auf diese Weise aufgewertet wurden. Schauen Sie sich einmal alte Kochbücher an, Sie werden darin viele Rezepte finden, die wir heute so nicht mehr kochen würden.

Die Geschichte der Menschheit hat viel mit dem Problem des Hungers zu tun; denn früher – und in vielen Ländern der Erde auch heute noch – waren Hungerkatastrophen regelmäßig wiederkehrende Ereignisse. Fett signalisiert uns: *„Da ist Energie drin, das kann mein Leben retten."* Fett wirkt so anziehend, weil es ein gutes Gefühl, Sicherheit und Geborgenheit vermittelt. Das sanft fettige Gefühl auf der Zunge, das z.B. ein Stück Schokolade vermittelt, ist z.B. ein solches Signal, dem viele Menschen hilflos ausgeliefert sind. Im tiefen Unterbewusstsein ist die Gegenwart von Fett positiv besetzt.

Fett ist zusätzlich ein Geschmacksträger, wie jeder weiß, der gerne kocht. Das Fett ist mit verantwortlich dafür, dass ein Produkt wieder gekauft wird. Doch leider wird viel billiges schlechtes Fett von der Lebensmittelindustrie verwendet. Schauen wir die Tabelle mit den versteckten Fetten noch einmal genauer an, dann fällt auf, dass viele fetthaltige Produkte tierischen Ursprungs sind. Damit sind wir beim zweiten Punkt angelangt, der mit dem ersten eng zusammen hängt:

Tierisches Eiweiß – was zu viel ist, ist zu viel!

Auch Fleisch und Wurstprodukte gehörten früher zu den Luxusartikeln. Viele glauben auch heute noch, dass viel Fleisch stark machen würde. Nach den Ernährungswissenschaftlern Elmadfa und Leitzmann ist der Mensch – seinem Gebiss und Darm nach zu urteilen – ein überwiegender Pflanzenesser. Der Sonntagsbraten hieß Sonntagsbraten, weil es nur einmal in der Woche Fleisch gegeben hat. Heute gibt es viele Menschen, bei denen nahezu in jeder Mahlzeit Fleisch oder Wurst enthalten ist: Morgens und abends als Aufstrich oder Aufschnitt, mittags nicht wie früher als Beilage, sondern als Hauptsache. Die wichtigen Kohlenhydrate sind dagegen reduziert worden. Es wird Zeit, dass wir dieses Verhältnis wieder umkehren.

Der tägliche, ernährungsphysiologisch nachgewiesene Proteinbedarf eines erwachsenen Menschen liegt bei minimal 0,4 g/kg und optimal 0,7-0,8 g pro kg Körpergewicht. (Babys bis 2 Jahre benötigen 4 g pro kg, Kinder vor der Pubertät 3 g pro kg, Heranwachsende nach der Pubertät 2 g pro kg Körpergewicht.)

Wenn man bedenkt, dass sogar grüne Blätter bis zu 5% Protein enthalten, ist klar, dass bei einer vollwertigen Ernährung mit Vollkornprodukten (Brot, Nudeln, usw.) konzentrierte tierische Proteine (Fleisch, Wurstwaren, Ei) nicht unbedingt gebraucht werden. Alles, was wir nicht brauchen, muss unser Körper trotzdem verarbeiten und ausscheiden. In den westlichen Ländern führt der übermäßige Konsum von Fleisch zu einer Eiweiß- und Cholesterin-Mast, was die Ursache von Azidose (Gewebeübersäuerung) und Arteriosklerose ist.

Die meisten Menschen sind nicht in der Lage, die heute typischen hohen Protein-Mengen über einen funktionsstarken Harnstoffzyklus zu verstoffwechseln und auszuscheiden. Das Lebenswerk des Mediziners Prof. Lothar Wendt bestand in der Erforschung des Eiweißstoffwechsels im menschlichen Organismus und in der Erkenntnis, dass – entgegen herkömmlicher wissenschaftlicher Meinungen – Eiweiß gespeichert werden kann. Die aus der „Eiweißmast“ resultierenden gesundheitlichen Schäden sind erheblich.

Dickflüssiges Blut – ein Signal

Überschüssige Proteine werden zunächst im Blut transportiert und zeigen sich im Dunkelfeldmikroskop als weiße Schleier im Plasma. Das Blut selbst ist in der Lage, etwa 300 Gramm Festsubstanz überwiegend in Form von Eiweißen zu speichern. Erhöhte Werte schlagen sich durch Veränderungen des Hämatokritspiegels (HK) nieder. Dieser gibt an, wie viel Prozent des Blutes aus zellulären Elementen (vor allem Erythrozyten) bestehen – im Unterschied zum (flüssigen) Plasma. Je höher der Wert, desto dickflüssiger das Blut. Der Hämatokrit sollte beim Gesunden zwischen 35 bis 42 Volumenprozent angesiedelt sein. Bei höheren Werten wird das Blut zu dickflüssig und gerinnungsfreudig. Die Erythrozyten kleben vermehrt in Form sogenannter Geldrollen aneinander. Sauerstofftransport und Kapillargängigkeit werden stark reduziert. Die Folge: schlechtere Durchströmung der Gewebe und damit schlechtere Sauerstoff- und Energieversorgung der Zellen, erhöhte Neigung zur Bildung von Blutgerinnseln. Im ungünstigen Fall: Hörsturz, Schlaganfall, Herzinfarkt, etc. Die gegenwärtigen Normbereiche des Hämatokrits von 40 bis 54 Volumenprozent sind demzufolge zu hoch.

Wie auch von Heines Forschungen bestätigt wird, wird das verbleibende Eiweiß schließlich im Bindegewebe (Kollagen) und den Zwischenzell-Räumen gespeichert und führt zu einer massiven Ablagerung an der Basalmembran der Kapillaren, was wiederum zu einer Verdickung der Membran führt. So verhindert die Eiweiß-Verschlackung eine ausreichende Versorgung mit Nährstoffen und führt zu Sauerstoffunterversorgung sowie Übersäuerung. Der Blutdruck wird hochreguliert, um noch die Versorgung mit Sauerstoff und Nährstoffen zu gewährleisten. Die Stoffwechselbelastung über zu viel tierisches Eiweiß und tierische Fette führt zur Arteriosklerose, das traurige Endresultat ist ein koronarer oder kapillarer Herzinfarkt.

Die Eiweiß-Überernährung und der Verzehr vieler tierischer Fette ist ein Ergebnis des Wohlstandes nach dem 2. Weltkrieg. Gleichzeitig ist die Todeskurve der Herzinfarkte steil nach oben gegangen.

Nach Angaben des Statistischen Bundesamtes Wiesbaden starben an koronaren Herzkrankheiten:

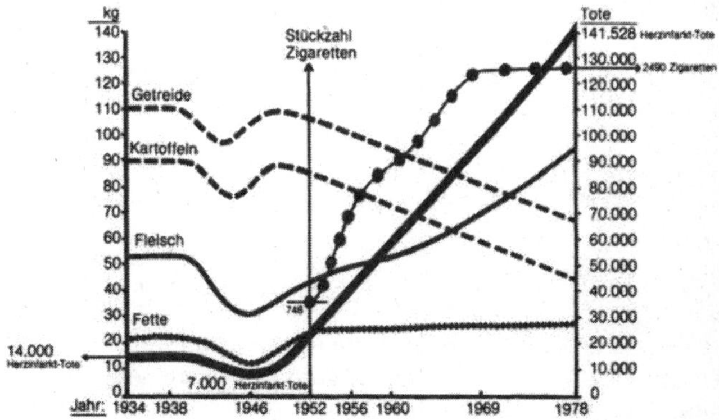

Von 1946 bis 1978 sind sie um das Zwanzigfache gestiegen. Der Fleischverzehr ist im Beobachtungszeitraum um 90% gestiegen, was mit einer erhöhten Zufuhr von gesättigten Fettsäuren, Cholesterin und Purinen einhergeht. Damit sind auch die versteckten Fette angestiegen.

Die Proteinüberernährung ist eine Hauptursache der chronischen Gewebeübersäuerung oder begünstigt zudem stark die weithin bekannten Stoffwechselerkrankungen, wie Gicht, Rheuma, Arthritis, Nieren- und Gallensteine. Betont werden sollte, dass das Problem der Eiweißmast ausschließlich bei Proteinen tierischer Herkunft und nicht bei pflanzlicher Herkunft auftritt. Denn nur tierisches Protein wird aufgrund seines Aminosäurenprofils schnell in körpereigenes Eiweiß umgebaut und abgelagert.

Eiweißspaltende Enzyme, wie sie in der Papaya, Ananas und der Noni-Frucht vorkommen, bauen überschüssiges Eiweiß ab und sind eine wertvolle Hilfe beim Abbau der Eiweißablagerungen. Auf diese Weise sorgen sie für fließfreudiges Blut ohne Verklebungsneigung. Den höchsten Enzymgehalt haben bei niedrigen Temperaturen schonend getrocknete Fruchtpulver, nicht pasteurisierte oder konservierte Säfte.

Die Deutsche Gesellschaft für Ernährung (DGE) empfiehlt in ihren 10 Regeln (Stand Oktober 2000) für eine vollwertige Ernährung: *„Die meisten tierischen Lebensmittel enthalten neben Eiweiß relativ viel Fett, Cholesterin und Purine. Bei dem derzeitigen hohen Fleisch-, Wurst- und Eierverzehr nehmen wir neben zuviel Fett auch zuviel Eiweiß zu uns. Daher sollte der Konsum von Fisch, Fleisch, Wurstwaren sowie Eier auf ein Mal wöchentlich beschränkt werden. Bevorzugt werden sollten fettarme Milch und Milchprodukte."*

Es gibt verschiedene Arten vegetarischer Ernährung: Wer kein Fleisch und Fisch isst, gehört zu den Ovo-Lacto-Vegetariern. Wer zusätzlich die Eier meidet, ernährt sich Lacto-vegetarisch. Veganer meiden alle tierischen Produkte, evtl. sogar Honig. Manchmal essen Veganer auch nur Rohkost, was nur für eine begrenzte Zeit empfehlenswert ist.

Die Vegetarier-Studie des Deutschen Krebsforschungszentrums in Heidelberg (DKFZ) von 1978 - 1989 belegt an 1904 Vegetariern, dass die vorwiegend vegetarische Ernährung zu einer um 50% niedrigere Sterberate von Vegetariern im Vergleich zur Allgemeinbevölkerung führt, die Krebssterberate liegt sogar um 60% niedriger. Durch weltweite epidemiologische Studien ist es wissenschaftlich erwiesen, dass das Risiko, an Darm-, Brust-, Prostata-Krebs oder an einer Herzkrankheit zu erkranken, proportional mit dem Fleischkonsum steigt.

Automatisch kommt man durch pflanzliche Kost in den Genuss wertvoller Vitamine, Mineralstoffe, Ballaststoffe und sekundärer Pflanzenstoffe. Die gesundheitsfördernde Wirkung pflanzlicher Nahrungsmittel ist also ein wichtiger Grund dafür, dass Vegetarier seltener an Krebs, Herzkrankheiten u.a. degenerativen Störungen erkranken als Menschen, die häufig und viel Fleisch essen.

Wir sehen, es spricht eigentlich alles dafür, den Verzehr von Fleisch und Wurstwaren zu reduzieren. Doch wie sollen wir das praktisch umsetzen? In der Ernährungsberatung wird häufig die Frage gestellt: *„Aber was bleibt denn dann noch zum Essen?"*

Die größte Hürde für die laktovegetarische Ernährung ist, dass wir nicht gelernt haben, phantasievoll vegetarisch zu kochen. Wichtig ist es also, die Alternativen zu kennen. Weglassen und Vermeiden kann unserem Unterbewusstsein das Gefühl des Verlustes geben. Neues Entdecken und Ausprobieren fördert hingegen unsere Kreativität und trägt zu einer positiven Stimmungslage bei. Begeben Sie sich auf die Reise in das Land der pflanzlichen Vielfalt. Einige Hinweise wollen wir Ihnen dafür geben:

- Inzwischen gibt es eine reiche Auswahl an Soja-Fleischersatz mit hohem Proteingehalt: Sojawürstchen, Tofu, Bratquadrate, Geschnetzeltes usw.
- Auch aus Weizeneiweiß gibt es wohlschmeckende Zubereitungen in verschiedenen Formen und Geschmacksrichtungen.
- Bereiten Sie öfters Gerichte zu, bei denen gar keine „Fleisch"-Beilage notwendig ist: Gemüse-Kartoffel-Aufläufe, Nudeln mit Gemüse in Tomatensoße, Pellkartoffeln mit Quark, Linsensuppe, usw.
- Nutzen Sie dabei die Vielfalt an Kräutern und Gewürzen; denn der Appetit nach Pikantem kann durch die entsprechende Würztechnik in wohlschmeckender

Form befriedigt werden. Gerade bei Gemüsezubereitungen gibt es viele interessante Kompositionen.

- Bereiten Sie sich pflanzliche Bratlinge zu, für die es inzwischen fertige Mischungen gibt, die wertvolles Vollkorn, Soja etc. enthalten.
- Bei pflanzlichen Brotaufstrichen (Pasteten, Sojawurst, Linsenaufstrich, usw.) gibt es inzwischen ein reichliches, schmackhaftes Angebot, das keine Wünsche offen lässt. Denken Sie bei pikantem Brotbelag auch an frisches Gemüse: Gurken, Tomaten, Radieschen können Sie in verschiedenen Varianten verwenden. Auch Gemüsesalate eignen sich als Belag.
- Lassen Sie sich anhand eines Vollwert-Kochbuchs von den schmackhaften und gesunden Rezepten inspirieren und entdecken Sie mit Ihrer Familie, wie köstlich und abwechslungsreich vegetarische Küche schmecken kann.
- Gehen Sie einfach einmal in einen Bioladen oder ein Reformhaus. In der Regel werden Sie dort gut beraten. Fragen Sie nach Möglichkeiten, Fleisch zu ersetzen.

Jeder Anfang braucht etwas Engagement und Energie, bis sich neue Gewohnheiten eingespielt haben, dann aber fällt es leicht. Sie fühlen sich wohler und genießen die neue Geschmacksvielfalt.

Zu wenig Aminosäuren schwächen den Organismus

Genauso wie ein Zuviel an Proteinen schädlich ist, führt auch eine Mangelversorgung zu Gesundheitsproblemen wie Immun-, Konzentrations- und Muskelschwäche. Besonders in den Wachstumsphasen ist auf eine ausreichende Proteinzufuhr zu achten. Diese ist einfach zu erreichen, wenn man minderwertige Lebensmittel wie Süßigkeiten und Auszugsprodukte vermeidet, und statt dessen regelmäßig hochwertige pflanzliche Lebensmittel anbietet.

Mit der richtigen Kombination erhalten Sie garantiert alle essentiellen Aminosäuren!

Die biologische Wertigkeit (BW) von Eiweißlieferanten gibt an, wie viele Gramm Körpereiweiß durch 100g Nahrungsprotein aufgebaut werden können. Eine BW von 80 bedeutet z.B., dass mit 100g des zugeführten Eiweißes 80g Körpereiweiß aufgebaut werden können. Entscheidend hierfür ist die **Aminosäurenzusammensetzung**. Wenn alle essentiellen Aminosäuren ausreichend enthalten sind, kann körpereigenes Eiweiß ohne Limitierung aufgebaut werden. Dies ist günstig für Sportler und Heranwachsende zum Muskelaufbau, aber nicht für Menschen, die ohnehin zu viel Eiweiß zu sich nehmen; denn sie lagern umso mehr Protein im Körper ab und verschlacken.

Grundsätzlich besitzt tierisches Eiweiß eine höhere Wertigkeit als pflanzliches. Jedoch enthält es meist auch unerwünschte Begleitstoffe wie Cholesterin, Purine und gesättigte Fettsäuren. Deshalb sollte vorwiegend auf z.B. Hülsenfrüchte, Vollkornprodukte, magere Milch und Milchprodukte zurückgegriffen werden.

Handelsübliche Wurst enthält viele Abfälle aus der Tierverwertung (Darm, Knorpel, Sehnen, z.T. Innereien) und hat meist nur einen geringen Proteingehalt von ca. 10 - 15%. Dafür enthalten viele Wurstwaren über 30% ungesunde gesättigte Fette und Cholesterin, Schweinefleisch hat nur 10 – 22% Protein. Nicht zu vergessen sind die Stresshormone, die aus der Angst und den Schrecken der Tiere entstehen. Nach einem meist langen, qualvollen Transport in den Schlachthof erleben sie die Todesqual ihrer Artgenossen. All diese Belastungen teilen sich dem Fleisch mit. Auch Tiere empfinden. Man braucht ihnen nur in die Augen zu schauen.

Sojabohnen enthalten über 33% Protein; Mungbohnen, Linsen und Kichererbsen immerhin noch knapp 24%. Sie enthalten im Ganzen viel weniger Fett und viel gesündere pflanzliche Fette, weniger Purin und kein Cholesterin.

Aufgrund von Laktasemangel vertragen viele Menschen keine Milch. Buttermilch, Kefir, Jogurt und Molke sind aber in der Regel gut verträglich und liefern reichlich alle wertvollen Aminosäuren inklusive hoher Mengen Kalzium, Vitamin D und B12.

Durch die Kombination von Hülsenfrüchten (Mungbohnen, Kichererbsen, Linsen) und Getreide lässt sich aber auch ohne Milchprodukte ein ausgeglichenes, hochwertiges Aminosäureprofil erreichen. Getreide und Mais haben relativ viel von den Aminosäuren Methionin und Cystein, aber wenig Lysin und Tryptophan. Bei den Hülsenfrüchten ist es umgekehrt.

Unter den Getreidesorten sind Quinoa, Amaranth und Hafer am proteinreichsten. Durch den **gemeinsamen Verzehr** von tierischen (Milchprodukte) und pflanzlichen Lebensmitteln sowie von Hülsenfrüchten und Getreide erreicht man eine besonders hohe biologische Wertigkeit, da sich diese Nahrungsmittel in ihrer Aminosäurenzusammensetzung günstig ergänzen. Dies ist vor allem in der Wachstumsphase wichtig. Optimale Proteinkombinationen, mit denen Sie eine mindest eine ebenso gute biologische Wertigkeit wie bei Fleisch, Wurstwaren oder Ei erreichen, sind also:

Hülsenfrüchte, Mungbohnen, Kichererbsen, Linsen mit	Getreide (Quinoa, Amaranth, Dinkel und Hafer, Vollkornreis) z.B. Linsen mit Spätzle, Reis mit roten Linsen (Dal), Erbsensuppe mit Brot
Milch / Joghurt mit	Getreide z.B. Müsli mit Milchprodukten, Brot mit Quark oder Käse, Milchreis, Nudel- oder Getreideauflauf

Ei mit Milchprodukt mit	Kartoffeln, z.B. Kartoffelauflauf, Bauernfrühstück Kartoffeln z.B. Kartoffelbrei, Pellkartoffeln mit Quark
Bohnensalat mit	Mais Maistortillas mit Bohnen

Diese Tabelle macht deutlich, dass man kein Fleisch essen muss, um seinen Bedarf an lebenswichtigen Aminosäuren zu decken, sondern dass auch eine vegetarische Ernährung eine ausreichende Proteinversorgung möglich macht. Probieren Sie es einfach für einige Zeit aus.

Nehmen Vegetarier zu wenig Vitamine und Spurenelemente zu sich?

Hätten Sie gedacht, dass Brennnesseln 20 mal so viel Eisen, Hirse und Quinoa immerhin noch 4 mal so viel Eisen enthalten wie Rindfleisch? Gerste, Weizen, Dinkel, Linsen und Erbsen haben ebenso viel Zink wie Rindfleisch und doppelt so viel Zink wie Schweinefleisch. Ausgesprochen reich an Vitaminen und Spurenelementen sind Vollkornprodukte.

Es verwundert daher nicht, und zahlreiche Studien haben dies inzwischen eindeutig belegt, dass Vegetarier in westlichen Industrieländern nicht häufiger unter Eisenmangel leiden als Mischköstler. Bei einer ungünstigen Auswahl an Lebensmitteln *(„Pudding-Vegetarier“)* kann es allerdings zu niedrigen Eisenspiegeln kommen. Die Aufnahme von Eisen und Zink kann erheblich gesteigert werden, wenn man mit der eisen- oder zinkhaltigen Mahlzeit Vitamin C zu sich nimmt. Der Körper kann nur reduziertes Eisen II absorbieren, nicht aber oxidiertes Eisen III, wie es in pflanzlicher Kost meist vorliegt.

Überzeugen Sie sich selbst in der folgenden Tabelle, dass pflanzliche Nahrungsmittel reich an Spurenelementen sind:

Mineralien	**K**	**Ca**	**Mg**	**Eisen**	**Zink**	**Mn**	**Chrom**
pro 100 g in	mg	mg	mg	mg	mg	mg	mcg
Amaranth (Korn)	48	214	30	9,0	-	-	-
Dinkel (Korn)	44	22	130	4,2	_	_	_
Gerste (Korn)	44	38	114	2,8	3,1	1,70	13
Hafer (Korn)	35	79	129	5,8	4,5	3,70	13
Hirse (Korn)	150	20	170	9,0	1,8	1,90	_
Quinoa (Korn)	80	80	27	8,0	_	_	_
Weizen (Korn)	381	44	128	3,3	4,1	3,40	3
Weizenmehl (405)	108	15	10	1,1	1,0	0,70	
Erbsen (gelb)	93	51	116	5,2	3,8	1,30	4
Linsen	810	74	77	7,5	5,0	_	_
Sojabohnen	175	201	22	6,6	1,0	2,80	_
Mandeln	83	25	170	4,7	2,1	1,90	12
Sesamsamen	45	78	34	10,0	_	_	_
Sonnenblumenkerne	72	100	42	6,3	11,0	0,40	7
Brennnessel	316	190	_	41,0	_	_	_
Rindfleisch	38	4	21	1,9	4,2	0,02	14
Schweinefleisch	38	3	27	1,5	1,9	0,08	_

K = Kalium, Ca = Kalzium, Mg = Magnesium, Mn = Mangan

Vegetarier weisen teilweise geringere Eisenspeicher auf. Da Eisen aber verstärkt freie Radikale erzeugt, ist dies klar als ein Vorteil anzusehen. Zu hohe Eisenspeicher verstärken Arteriosklerose, das Herzinfarktrisiko und das Krebsrisiko, wie Studien zeigen. Eine Anämie kann auch auf eine unzureichende Versorgung mit Vitamin B12 und Folsäure zurückzuführen sein.

Vitamin B12 ist an der Blutbildung im roten Knochenmark

beteiligt und ist unentbehrlich für eine gesunde Nervenfunktion. Es gehört bei Veganern zu den kritischen Vitaminen, da es hauptsächlich in Lebensmitteln tierischen Ursprungs vorkommt. Über Milchprodukte ist bei den Lacto-Vegetariern eine ausreichende Versorgung möglich. Algen (Spirulina, Afa-Alge) gehören zu den wenigen pflanzlichen Lebensmitteln, die das Vitamin B12 liefern können.

Umfangreiche Untersuchungen haben ergeben, dass die Zinkversorgung von Vegetariern und Mischköstlern in etwa gleich ist, aber bei beiden Gruppen häufig knapp unter der Zufuhrempfehlung liegt. Zinkmangel äußert sich in Unruhe, Immunschwäche, schlechter Wundheilung, schlechtem Haarwuchs und weißen Flecken auf den Nägeln. Für Mischköstler und Vegetarier ist es häufig sinnvoll, organisch gebundenes Zink zu ergänzen.

Jodmangel ist bei Vegetariern und Nichtvegetariern in Deutschland verbreitet, da die Böden oft nicht genügend Jod enthalten. Meeresalgen enthalten viel organisch gebundenes Jod. Jedoch sollte man nicht zu viel davon verzehren, denn zu viel Jod kann zu einer Überfunktion der Schilddrüse führen.

Extreme Formen des Vegetarismus, wie die vegane Ernährung, sind auf Dauer nicht für jeden geeignet.

Eine rein pflanzliche Kost ist zwar als Heilkost für eine begrenzte Zeit durchaus sinnvoll, doch birgt sie auf Dauer die Gefahr einer Unterversorgung. Daher ist bei Veganern nicht selten zu beobachten, dass sie nach einem oder zwei Jahrzehnten streng pflanzlicher Kost wieder zu überzeugten Verfechtern einer Fleischkost werden. Dieses Pendeln zwischen Extremen wird bei Laktovegetariern selten beobachtet. Bei diesen kommt es auch so gut wie nie zu Mangelerscheinungen.

Bei Veganern kann es vor allem in Zeiten erhöhten Bedarfs (Schwangerschaft und Stillzeit, Wachstum, Stress, Krankheit etc.) zu Engpässen bei der Versorgung mit bestimmten Aminosäuren, Vitamin B12, Vitamin D, Zink, Eisen und Kalzium kommen. Das Fazit der DGE in bezug auf Kinderernährung: *„Die (ovo)lacto-vegetabile Ernährung kann als Dauerernährung geeignet sein. Von veganer Kost für Kinder wird allerdings abgeraten. Durch Milchprodukte und Hülsenfrüchte kann mehr als genug hochwertiges Eiweiß und Vitamin B12 aufgenommen werden. Die Eisenaufnahme wird durch Vitamin C erheblich verbessert."*

Vegetarier sind heute keine Außenseiter mehr. Während sich 1983 noch 0,6% der Bundesbürger vegetarisch ernährten, sind es heute immerhin schon 8%. Dementsprechend hat sich das Angebot an vegetarischer Kost sowohl in den Lebensmittelgeschäften als auch in den Restaurants erweitert. Probieren Sie es ruhig aus.

Was den Schneider umbringt . . . typgerechtes Essen

Es gibt nicht **eine** richtige Ernährung für alle; denn jeder Mensch ist anders, besitzt individuelle Vorlieben und Abneigungen, reagiert mit seinem Stoffwechsel in einer bestimmten Weise auf die Nahrungsaufnahme. Sogar bei ein und derselben Person kann sich – bedingt durch die Lebenssituation und den Gesundheitszustand – im Lauf der Zeit der Stoffwechsel verändern. Auch ältere Menschen reagieren anders als junge. Typgerechte Ernährung sollte nicht starr nach einem Schema praktiziert, sondern an die Situation angepasst werden.

Viele Ernährungsbücher mit ebenso vielen unterschiedlichen Ernährungsempfehlungen kann man lesen. Hunderte von unterschiedlichen Diäten werden angepriesen. Lassen Sie sich nicht verwirren! Häufig wird dabei eine einseitige

Ernährung empfohlen, die für alle Menschen gültig sein soll oder es werden neue typengerechte Ernährungsweisen angepriesen, die weder ernährungswissenschaftlichen Erkenntnissen noch jahrtausende alten typgerechten Ernährungsweisen entsprechen. Viele solcher neuen Diäten, wie z. B. die Atkins-Diät, erweisen sich im Nachhinein als schädlich.

Was wirklich gut für Sie ist und was nicht, können Sie nur selbst durch einige Erfahrung und Selbstbeobachtung herausfinden. Paracelsus sagt: *„Der Patient ist Arzt, der Arzt sein Gehilfe."* Dafür ist es wichtig, bewusst wahrzunehmen und nachzufühlen und sich nicht von oberflächlichen Effekten täuschen zu lassen.

Ernährungsgewohnheiten, die man aus Büchern oder von anderen Leuten erwirbt, sind hilfreich, solange man die Effekte der jeweiligen Nahrungsmittel auf Körper und Geist (noch) nicht genau kennt. Wenn einmal diese Wahrnehmung (wieder) erwacht ist, sollte man sich von den eigenen Erfahrungen leiten lassen.

Oft muss sich der Stoffwechsel erst an eine neue Situation gewöhnen, um dann in ein stabileres und besseres Gleichgewicht zu kommen. Wenn Sie Ihre Ernährung schrittweise umstellen und sich Ihre Gesundheit dadurch verbessert, können Sie schrittweise auch besser fühlen, was Ihnen wirklich gut tut. Früher oder später kommen Sie an einen Punkt, wo Sie beginnen, die Effekte der Nahrung zu verspüren. Von da an sollten Sie die Intelligenz Ihres Körpers zum alleinigen Richter über die Qualität Ihrer Ernährung machen.

Des einen Medizin ist des anderen Gift. Was dem Schmied gut tut, daran geht der Schneider zugrunde. Darum ist es wichtig, seine eigene Konstitution kennen zu lernen. Wenn man Menschen bewusst anschaut, wird deutlich, dass nicht nur jeder anders aussieht, sondern dass es bestimmte Grundtypen im Körperbau gibt. Professor Kretschmer und andere Wissenschaftler haben dies in umfangreichen

Forschungen untersucht und drei Grundtypen des Körperbaus herausgearbeitet:

Der leptosome Typ: Menschen, die zu diesem Typ gehören, haben einen schmalen Körperbau und sind häufig recht groß, sie wirken leicht, grazil, mitunter hager.

Der athletische Typ: Dieser hat einen mittleren Körperbau, ist von Natur aus mit viel Muskulatur ausgestattet und baut schnell Muskelmasse auf.

Der pyknische Typ: Er lässt sich am besten mit den Stichworten *„gedrungen und klein"* kennzeichnen. Eine gewisse Neigung, übergewichtig zu werden, gehört zu diesem Körperbautyp dazu.

Viele Menschen sind natürlich Mischtypen, aber auch die Reintypen lassen sich häufig beobachten. Prof. Kretschmer hat seine Forschungen ursprünglich begonnen, um herauszufinden, ob der Körperbau auf bestimmte Krankheitsneigungen (insbesondere im psychiatrischen Sinne) schließen lässt. Dabei zeigte sich, dass es auch in den Stoffwechselfunktionen Unterschiede zwischen den Typen gibt.

Die moderne Medizin versucht in der Forschung, das Individuum auszuschließen. Ein Medikament soll unabhängig von der Person wirken. Dies soll mit dem Doppel-Blind-Test, bei dem weder der Patient noch der Arzt weiß, ob ein Medikament oder eine Zuckertablette gegeben worden ist, bewiesen werden. Tatsache ist aber, dass es immer nur statistische Wahrscheinlichkeiten gibt. Viel zu selten wird gefragt, warum ein Mittel nicht wirkt. Es wird dann einfach ein anderes verschrieben.

In vielen naturheilkundlichen Therapieverfahren wird hingegen der Einzelne in den Mittelpunkt der Aufmerksamkeit gestellt. Es wird nicht nur untersucht, welche Erkrankung vorliegt, sondern auch <u>wer</u> erkrankt ist. Auch in traditionellen Medizinsystemen wie der chinesischen Medizin (TCM) oder dem indischen Ayurveda geht man davon aus, dass die Konstitution eines Menschen bei der Behandlung berücksichtigt werden sollte. Gleiches trifft auch auf die Empfehlungen für die Ernährung und den Lebensstil zu.

Interessanterweise kommt der Ayurveda auch auf drei Grundtypen der Konstitution, wobei diese von der Funktionsweise des Stoffwechsels abgeleitet werden. Dabei gibt es folgende Entsprechungen:

Vata (Luft, Raum) – Prinzip der Bewegung und des Energieverbrauchs

Pitta (Feuer) – Prinzip der schnellen Transformation

Kapha (Erde, Wasser) – Prinzip der Stabilität und des Aufbaus

Annähernd lässt sich eine Übereinstimmung zwischen der alten und der modernen Konstitutionslehre feststellen, wobei zu berücksichtigen ist, dass die Blickwinkel unterschiedlich sind, einmal wird der äußerlich sichtbare Körperbau, einmal die Funktionsweise des Stoffwechsels angeschaut. Gerade bei Mischtypen können sich daher anscheinend widersprüchliche Kombinationen ergeben.

Vata – leptosomer Körperbau

Pitta – athletischer Körperbau

Kapha – pyknischer Körperbau

Zur ersten Orientierung erhalten Sie einige Hinweise zur Ernährung in bezug auf die Grundtypen.

Der Luft-Typ (Vata-Dosha)

Wenn das Prinzip der Aktivität (Vata) sehr stark ist, entsteht leicht eine Neigung zum unregelmäßigen Essverhalten, es wird schnell einmal etwas zwischendurch gegessen, um die bestehende Unruhe auszugleichen. Die Stoffwechselfunktionen sind leicht störbar, so dass der Verdauungsprozess nicht vollständig abgeschlossen wird; es drohen Verstopfung und Blähungen. Unverdautes führt zur Verschlackung des Stoffwechsels.

Empfehlungen: Regelmäßige und mäßige Portionen warmer Mahlzeiten, mit Pflanzenfetten und Ghee (geklärte Butter). Zusätzliche Stimuli wie Kaffee, Cola, Tee und weißen Zucker (als momentanen Energiespender) sind für diesen Typ kritisch. Besonders wichtig ist die ausreichende Menge von Enzymen, Vitaminen, Mineralien und Spurenelementen. Ruhe und ausreichender Schlaf sind für den überaktiven Luft-Typen essentiell. Warmhalten ist angenehm: Innerlich durch scharfe Gewürze und warme Speisen, äußerlich z.B. durch Kleidung, Bäder etc.

Der Feuer-Typ (Pitta-Dosha)

Wenn das Prinzip der Transformation (Pitta) stark ist, kann in der Regel fast alles gut verdaut werden. Gerade diese Fähigkeit führt zu der Tendenz, sich zu überlasten und auszubrennen. Entzündungen und Übersäuerung sind spezielle Risiken, die mit diesem Typ verbunden sind.

Empfehlungen: Scharfe und saure Mahlzeiten wirken sich nicht günstig auf das Gleichgewicht aus. Der Pitta-Typ bekommt schnell wieder Hunger; daher sind die Regelmäßigkeit der Nahrungsaufnahme und das ausreichende Trinken besonders wichtig. Rohkost wird gut vertragen und wird am besten vor der Mahlzeit verzehrt. Der Pitta-Typ braucht wirklich ausreichend Zeit zum Essen!

Der Erd- und Wasser-Typ (Kapha-Dosha)

Wenn das Prinzip der Stabilität (Kapha) stark ist, entsteht eine schwache und träge Verdauung. Bei Überernährung kommt es leicht zu Schlackenansammlungen und Übergewicht. Auch Ödembildungen sind nicht selten.

Empfehlungen: Wärme, Kreislaufanregung (Walking, Schwimmen) und scharfe Gewürze tun dem Kapha-Typ gut. Fettes, süßes und schweres Essen, vor allem am Abend, belasten. Für ihn ist eine Darmreinigung besonders empfehlenswert, Leberreinigungen, Tiefenwärme, auch kurze Fastenkuren unter fachlicher Anleitung können hilfreich sein.

Die meisten Menschen sind Mischtypen, wobei meistens ein Aspekt dominiert. Die Nahrungsmittel sollten so ausgewählt werden, dass sie auf den eigenen Konstitutionstyp ausgleichend einwirken. Wie wir aussehen, wie wir uns fühlen und wie gesund wir sind, hängt davon ab, ob wir mit unserem Konstitutionstyp in Harmonie leben.

Gewürzmischungen harmonisieren und unterstützen den Stoffwechsel

Ayurvedische Gewürzmischungen (Masalas) und Tees gleichen auf schmackhafte Weise die Risiken eines Konstitutionstyps aus. Mit der richtigen Gewürzmischung kann ein Kapha-Typ die Verdauung in Schwung bringen, ein Vata-Typ die Unruhe mindern und ein Pitta-Typ die überschießende Stoffwechselaktivität beruhigen. Zudem sind viele Gewürze wirkungsvolle Heilkräuter.

Bauern und Nomaden

Für einige Zeit dachte man, dass durch die moderne Wissenschaft die alten Konstitutionslehren, die auch unsere Medizin lange bestimmt haben, überflüssig geworden sind. Doch inzwischen erkennt man gerade in der präventiven Medizin den Nutzen typologischer Einteilungen. Hinsichtlich des Herzinfarktrisikos wird z.B. mit unterschiedlichen Risikoprofilen gearbeitet. Der Typ A ist tendenziell ehrgeizig, ungeduldig und sucht die Bestätigung seines Selbstbewusstseins außen. Der Typ B ist in sich ruhender; er weiß, was er kann und geht dementsprechend entspannter an seine Aufgaben heran.

Beim Stoffwechsel bietet sich auf der Grundlage neuerer Erkenntnisse eine Einteilung in zwei Grundtypen an:

Bauer kann Kohlenhydrate (aus Getreide) gut verwerten. Nach einer kohlenhydratbetonten

Mahlzeit kommt es zu einer angemessenen Insulinausschüttung. Zu dieser Gruppe gehören ca. 75 % der Bevölkerung.

Nomade reagiert auf Kohlenhydratzufuhr mit einer starken Insulinausschüttung. Die Muskelzellen reagieren unzureichend auf das Insulin, was dazu führt, dass die Kohlenhydratenergie in Fett umgewandelt wird. Zu dieser Gruppe gehören ca. 25 % der Bevölkerung.

Der Bauer-Stoffwechseltyp sollte in seiner Ernährung die komplexen Kohlenhydrate betonen. Er wird von diesen nicht dick. Allerdings ist es für ihn besonders wichtig, auf das Fett zu achten. Wenn nämlich ausreichend Kohlenhydratenergie vorhanden ist, wird das aufgenommene Nahrungsfett direkt in die Depots transportiert.

Der Nomaden-Stoffwechseltyp nimmt durch viele Kohlenhydrate leicht zu, besonders wenn sie abends verzehrt werden. Für ihn ist es sehr ratsam, ausreichend Gemüse und Rohkost zu verzehren. Gerade ballaststoffreiche Lebensmittel sorgen dafür, dass die Blutzucker- und Insulinwerte nicht so schnell nach einer Mahlzeit ansteigen.

Die Blutgruppendiät nach Peter D'Adamo

Kennen Sie Ihre Blutgruppe? Dann haben Sie laut Peter D'Adamo, dem Erfinder der sogenannten Blutgruppendiät, den Schlüssel zum Schutz vor und zur Heilung von zahlreichen Krankheiten in der Hand. Die Blutgruppendiät soll unter anderem Übergewicht, Diabetes mellitus, Magengeschwüre heilen können und sogar den Gesundheitszustand von Krebs- und AIDS-Patienten verbessern.

Es sei unbestritten, dass an der Blutgruppen-Diät etwas Wahres dran ist. Die Blutgruppe ist nur einer von vielen Faktoren, die die Konstitution eines Menschen ausmachen. D'Adamos als wissenschaftlich dargestellte Theorie wird von namhaften Ernährungswissenschaftlern, als unhaltbar bezeichnet. Ebenso sind D'Adamos Schlussfolgerungen fraglich. So soll z. B. die Blutgruppe O Eiweiß besonders gut verstoffwechseln können und viel tierisches Eiweiß benötigen. Daher empfiehlt ihnen Adamo, viel Fleisch zu essen. Doch: Auch wer Fleisch gut verstoffwechseln kann, wird dadurch übersäuert und nimmt reichlich Cholesterin, gesättigtes Fett und alle Schadstoffe auf, die heute im Fleisch von Schlachttieren zu finden sind.

Bei der Ernährung gilt, wie bei allem im Leben: Vermeiden Sie Extreme wie reine Rohkost, vegane Ernährung, Eiweißmast, Blutgruppen-Diät, usw.!

Nicht Masse, sondern Klasse

Unsere tägliche Nahrung kann den Bedarf an lebenswichtigen Vitalstoffen häufig nicht decken. Obwohl Lebensmittel im Überfluss vorhanden sind, gibt es viele Menschen, die nicht optimal mit Vitaminen, Mineralstoffen und Spurenelementen versorgt sind. Die Gründe dafür sind vielschichtig:

- Oftmals stimmt die Auswahl der Lebensmittel nicht, d.h. es werden durch einseitige Vorlieben wichtige Nährstoffe vernachlässigt.
- Viele Lebensmittel, die früher verbreitet waren, werden kaum noch verzehrt; z.B. saure Apfelsorten mit viel Vitamin C.
- Die Lebensmittel selbst haben sich durch die Intensivbewirtschaftung der Böden qualitativ verschlechtert.
- Die Aufnahme der Nährstoffe wird durch die Belastungen, denen der Körper ausgesetzt ist, erschwert.

Veränderung des Vitalstoffgehalts in den letzten 10 Jahren

Untersuchungen deuten darauf hin, dass in Obst und Gemüse bei weitem nicht mehr soviel Vitalstoffe enthalten sind, wie in den gängigen Lebensmitteltabellen angegeben wird. Ernährungswissenschaftler des Schwarzwald Sanatoriums Obertal haben Lebensmittel aus Gemüsemärkten untersucht und die Nährwerte der Lebensmittelproben mit den wissenschaftlichen Tabellen von Geigy aus dem Jahre 1985 verglichen. Sie stellten fest, dass der Gehalt an Kalzium in Bohnen, Brokkoli oder Kartoffeln um bis zu 70% abgenommen hat. In Äpfeln und Spinat verminderte sich der Gehalt an Vitamin C um bis zu 80%. Auch der Gehalt an allen anderen Vitaminen und Mineralien nahm zwischen 35%-80% ab.

Brokkoli	Kalzium Folsäure Magnesium Karotin	-68% -52% -25% -36%
Kartoffeln	Kalzium Magnesium Vitamin C	-70% -33% +25%
Möhren	Kalzium Magnesium Karotin	-17% -57% -12%
Spinat	Kalzium Vitamin B6 Vitamin C	-68% -59% -58%
Äpfel	Kalzium Magnesium Vitamin C	+12% +20% -80%
Bananen	Folsäure Magnesium Vitamin B6	-84% -13% -92%

Der Ernährungswissenschaftler Thomas sieht die Ursachen für den Qualitätsverlust bei Obst und Gemüse in der modernen Landwirtschaft. So würde immer mehr Kunstdünger auf die Felder gebracht, der das Wachstum der Nutzpflanzen fördert. Doch ausreichend Mineralien würden mit dem Dünger nicht geliefert. Der Boden sei in dieser Hinsicht längst ausgelaugt.

Beim Anbau von Gemüse und Obst sind die Bodenbeschaffenheit, der ausgewogene Gehalt an Mineralstoffen, Spurenelementen, Wasser und die Sonnenenergie die entscheidenden Faktoren für eine gute Entwicklung der Pflanzen, ihr Wachstum und ihre Resistenz gegen Krankheitserreger. Fehlt ein einziges Mineral oder Spurenelement, wird ihr gesundes Wachstum gestört. Ein wichtiger Grund für den Vitalstoffverlust ist auch der saure Regen, der verstärkt Magnesium und Kalzium aus dem Boden auswäscht und mit Aluminium und anderen toxischen Metallen, wie Nickel, Blei und Cadmium, ersetzt. Die abnehmende Qualität und das mangelnde Immunsystem der Pflanzen kann auch jeder Hobbygärtner bestätigen, der mit der enormen Zunahme von Schädlingsfraß und Pilzbefall (Krautfäule bei Tomaten und Kartoffeln) in den letzten Jahrzehnten zu kämpfen hat.

Das Zusammenspiel von einseitiger Ernährung und gleichzeitiger Abnahme des Mineral- und Vitamingehalts hat enorme Konsequenzen. Die meisten Nahrungsmittel weisen einen stark verminderten Kalziumgehalt auf. Hiermit könnte die Osteoporose auch ernährungsbedingt, nicht nur als Folge von Bewegungsmangel und genetischer Veranlagung erklärt sein.

Bedeutsam ist auch der stark verminderte Magnesiumgehalt; Magnesium wirkt beruhigend, blutdrucksenkend, Herzrhythmus-harmonisierend und krampflösend. Der Magnesiumgehalt ist um -25% in Brokkoli, -68% in Fenchel, -33% in Kartoffeln und -57% in Möhren reduziert. Lediglich in Äpfeln ist Magnesium +20% und Kalzium

+12% enthalten; denn die Wurzeln der Apfelbäume reichen in tiefere Erdschichten. Der saure Regen (CO_2, SO_2) und cadmiumhaltiger Klärschlamm verdrängen das Magnesium, so dass es weniger von den Pflanzen aufgenommen wird. Magnesiummangel erhöht aber nicht nur die Herzinfarktrate, sie erklärt zum Teil auch die überschießende Reaktion auf Umweltreize, Nervosität, Schlafstörungen, Aggressivität, psychomotorische Unruhe und Gereiztheit.

Die deutliche Abnahme von Folsäure (in Brokkoli -52%, Bananen -84%) und Vitamin B6 (z.B. in Bohnen -61%, Spinat -59% und Bananen -92%) begünstigt den sprunghaften Anstieg von Herzinfarkten bei Frauen in der Postmenopause, da der pathologische Eiweißkörper Homocystein nicht abgebaut werden kann. Dieser soll nach Auffassung von Spezialisten eine noch größere pathogene Wirkung haben, also ein größeres Atheroskleroserisiko bedeuten, als die 3 Risikofaktoren Hochdruck, Nikotin und erhöhtes LDL-Cholesterin.

Der Agrarwissenschafter Prof. Manfred Hofmann hat u.a. auf den Qualitätsverlust bei Pflanzen hingewiesen, in dem diese in Monokultur zu eng gepflanzt werden, mit Pestizid- und Herbizid-Toxinen belastet sind, in einem übersäuerten, mineralstoffarmen Boden wachsen und zu lange gelagert werden. Wie können in einem solchen Terrain gesunde, vitale Pflanzen mit gesundem Immunsystem wachsen?

In seinen wissenschaftlichen Arbeiten fordert er eine kritische, den Vitalstoff- und Vitamingehalt der Pflanzen bewertende Untersuchungsmethode, um die Qualität und nicht die Quantität der Lebensmittel zu erfassen. Durch die elektrochemische Untersuchungsmethode nach Vincent werden der pH-Wert, die Redoxpotentiale, der rH-Wert und der P-Wert (Widerstandsmessung) erfasst: Das Redoxpotential ist umso niedriger, je besser die Qualität des Lebensmittels, bzw. die Gesundheit eines Menschen ist.

Prof. Dr. Heinz Liesen, Sportmediziner und Spezialist für Ernährungsfragen: *„Wir müssen davon ausgehen, dass mehr als zwei Drittel aller Deutschen über 50 Jahre zunehmend an subklinischen Mangelzuständen leiden. Diese Menschen sind noch nicht krank, aber das Immunsystem ist geschwächt. Sie werden anfälliger für Krankheiten, auch für Krebs."*

Müdigkeit, Konzentrationsschwäche, Abgespanntheit oder Schlafstörungen sind die ersten Anzeichen eines Mangels. Da ältere Menschen sowieso weniger essen, sind sie besonders gefährdet. Der Nährwertmangel wirkt bei ihnen doppelt, vor allem B-Vitamine, Folsäure, Vitamin A und C fehlen. Dabei brauchen wir wegen der Belastungen durch Stress, Fehlernährung mit Zucker, Kaffee, Genussmitteln wie Alkohol und Nikotin und der Allgegenwart von Schadstoffen viel mehr Vitamine und Mineralien als früher.

Vitamine erhalten die körperliche und geistige Leistungsfähigkeit und stärken die Abwehrkraft. Vitamine sind Substanzen, die unser Körper für sämtliche lebenserhaltenden Vorgänge braucht. Sie sind die unentbehrlichen Helfer zahlreicher lebenswichtiger Stoffwechselvorgänge, z.B. wenn Kohlenhydrate, Fett und Eiweiß aus der Nahrung in Energie umgewandelt werden. Vitamine wirken mit beim Aufbau wichtiger körpereigener Substanzen, wie Hormone, Enzyme und Blutzellen.

Schuld an der oft mangelhaften Vitamin- und Mineralstoffzufuhr sind auch Großküchenversorgung und der weitverbreitete Hang zum zeitsparenden Schnellimbiss. Aber auch nachlässige Zubereitung und Lagerung der Lebensmittel beeinträchtigen die Vitaminversorgung erheblich. Vitamine sind licht- und wärmeempfindlich. Daher sollten Sie Obst und Gemüse möglichst nur kurze Zeit bei 5 Grad Celsius im Dunkeln lagern. Noch besser ist natürlich der erntefrische Verzehr, z.B. als Rohkost.

So leicht entstehen Vitaminverluste:

Beim Säubern (Waschen bzw. Schälen)	Gemüse und Salat, Karotten	21 - 61% Vitaminverlust
Beim Zerkleinern	Obst, Gemüse	20 - 30% Vitaminverlust
Beim Kochen	Gemüse	ca. 10-90% Vitaminverlust
Beim Lagern	Salat	bis zu 90% Vitaminverlust nach 3-4 Tagen

Ohne es zu wissen, benötigen viele Menschen mehr Vitamine, als sie zu sich nehmen. Infektanfälligkeit, Nachlassen der körperlichen und geistigen Leistungsfähigkeit, Kopfschmerzen, Probleme mit Haut und Haaren können erste Anzeichen eines unerkannten Vitamindefizits sein. Vor allem in Zeiten erhöhter privater und beruflicher Anspannung leiden viele Menschen an solchen unklaren Beschwerden.

Gute Vitaminversorgung setzt gewisse Mindestmengen und Vielfalt im Ernährungsplan voraus. Bei Reduktionsdiäten mit weniger als 1500 kcal pro Tag oder einseitiger Ernährung ist die Vitaminversorgung in Frage gestellt. Essen Sie täglich 500 g frisches Obst und rohes Gemüse. Ist dies nicht möglich, ist eine sinnvolle Nahrungsergänzung empfehlenswert.

Zusätzliche Vitalstoffe werden nötig:
- in Phasen erhöhter geistiger und körperlicher Anforderungen
- durch Nikotin- und Alkoholgenuss
- während des Wachstums
- in der Schwangerschaft und Stillperiode
- in den Wechseljahren
- im Alter
- bei Krankheit
- Leistungssport

Wie können wir uns helfen?

Bei Stress, Belastungen, Krankheit und ab der Lebensmitte gilt: Nehmen Sie zusätzlich Nahrungsergänzungsmittel ein, die Vitalstoffe, Vitamine, Mineralien und Spurenelemente in organischer, bio-verfügbarer Form enthalten und frei sind von anorganischen, belastenden Spurenelementen, wie Kupfersulfat, Zinkoxid oder Chromchlorid. Ideal sind Nahrungsergänzungsmittel, wo Vitamine und Spurenelemente mit natürlichen Pflanzenstoffen synergetisch kombiniert sind. So werden auch synthetisch hergestellte naturidentische Vitamine, die häufig der einzige Weg zur Vollversorgung sind, wesentlich besser aufgenommen und verwertet

Für den Einkauf gilt: Kaufen Sie Obst und Gemüse möglichst nur aus **Bio-Anbau**. Nehmen Sie nur frische Ware, entsprechend der Jahreszeit und möglichst aus der Region, ohne lange Transportwege. Ist das Kraut noch am Gemüse (Möhren, Kohlrabi, Radieschen), bleiben die Vitamine auch bei der Lagerung länger erhalten.

Für die Küche gilt: Kochen Sie mineralstoff- und vitaminschonend. Dünsten, Dämpfen und die Zubereitung im Römertopf vermeiden Vitalstoffverluste. Garen in kochendem Wasser hingegen wäscht Mineralstoffe aus und vernichtet sie. Gemüse nur kurz und unzerkleinert unter fließendem Wasser reinigen, nur kurze Kochzeiten, das Garwasser, das voller Vitamine und Mineralien ist, für Suppen oder Brühe verwenden. Längeres Lagern oder Warmhalten vermindert den Gehalt. Trinken Sie Frucht- oder Gemüsesäfte, am besten frisch gepresst mit dem Champion- oder Oscar-Entsafter. Beide Geräte garantieren durch ihre besonders schonende Technologie einen optimalen Vitalstoffgehalt. Vermixen Sie Obst oder Gemüse zu sehr schmackhaften Getränken mit einen guten Mixgerät (Personal Blender), um auch die Ballaststoffe zu erhalten.

Die Qualität der Lebensmittel ist häufig schon durch den veränderten Geruch festzustellen. Deshalb sollten Sie beim Einkauf ihre Nase mit entscheiden lassen. Ist ihnen schon einmal aufgefallen, zum Beispiel in Frankreich, dass die Kunden in den Geschäften oder auf dem Markt eine Melone oder ein Stück Käse in die Hand nehmen und daran riechen? Unsere Empfehlung für Sie: Riechen Sie unbedingt daran! Sind die Duftstoffe verflogen oder strömt Ihnen „Chemie" entgegen, sollten Sie das Lebensmittel nicht kaufen. Der erste Schritt bei der Gesundheitsprophylaxe ist der kritische Einkauf (nicht nur auf Farbe und Form achten), am besten aber ist die Bewirtschaftung des eigenen Bodens. So können Sie sich sicher sein, dass Sie sich tatsächlich mit Lebens-Mitteln ernähren können.

Viele Maßnahmen der modernen Lebensmittelproduktion dienen dazu, eine einwandfreie Optik zu erzielen. Die Menschen wollen keine Äpfel kaufen, die Flecken haben oder die sogar verschrumpelt sind. Die Möhren sollen perfekt gewaschen sein und frisch aussehen. Traditionelle Bauern klagen, dass ihnen die *„naturbelassenen"* mit kleinen optischen *„Fehlern"* versehenen Produkte nicht mehr abgekauft werden. Die Normgurke darf nicht zu krumm und schief gewachsen sein, sonst fällt sie aus dem Raster.

Viele der angewendeten Methoden zur Verbesserung der Optik wie Einsatz von Spritzmitteln, Wachsen der Schale oder Bestrahlung sind der Qualität abträglich und u.U. sogar gesundheitsschädlich. Nur wenn Sie selbst beim Einkauf beginnen, auf die *„inneren Werte"* der Lebensmittel zu schauen, wird die Qualität der Lebensmittel bewahrt werden können.

Fassen wir noch einmal zusammen: In vielen heutigen Lebensmitteln ist der Gehalt an Mineralstoffen, Spurenelementen, Vitalstoffen und Vitaminen stark reduziert und der Gehalt an Schadstoffen gestiegen. So wird logischerweise auch das menschliche Abwehrsystem nicht mehr wie früher durch Vitalstoffe gestärkt, sondern durch Schadstoffe *zusätzlich geschwächt!* Die Folge: Immer mehr chronisch-degenerative, akute und entzündliche Erkrankungen, Allergien. typische Zivilisationskrankheiten (Atherosklerose durch Homocystein, Osteoporose durch Kalziummangel, Hochdruck durch z.B. Magnesiummangel), insbesondere aber immer mehr Krebs und Autoimmunkrankheiten.

Wer sich wirklich vollwertig ernährt, benötigt keine Nahrungsergänzungsmittel. Dies ist aber nach neuesten Untersuchungen eher die Ausnahme als die Regel. Die Forderung nach Substitution des Defizits durch Nahrungsergänzungen mit ausgewählten Spurenelementen und Vitaminen ist damit sicherlich berechtigt.

2. Vom Wasser des Lebens

Wir sind Wesen des Wassers

Wasser ist unser Lebensmittel Nr. 1. Mit täglich 2-3 Liter reinem Wasser halten Sie sich im Fluss, entgiften Sie den Körper, unterstützen die Stoffwechselfunktionen und sorgen für mehr Wohlbefinden.

Als Baby bestehen wir zu zirka 80% aus Flüssigkeit, als Erwachsene, ähnlich wie die Erdoberfläche, immerhin noch zu ca. 70 %. Bei älteren Menschen geht der Flüssigkeitsanteil auf unter 60-70% zurück. Vor unserer Geburt leben wir im Fruchtwasser. Für Kleinkinder gibt es nichts Schöneres, als im Wasser zu planschen oder sogar beim Abwasch zu helfen. Urlaub am Meer bedeutet für die meisten Menschen Erholung und Regeneration. Viele alte Städte und Siedlungen sind an Flüssen oder Seen entstanden. In den meisten Hochkulturen galten die Flüsse sogar als heilig. Wasser bedeutet Leben, und tatsächlich wäre das Leben auf der Erde ohne Wasser nicht entstanden.

Für unsere Körperfunktionen ist Wasser lebensnotwendig; ohne Flüssigkeitszufuhr können wir nur wenige Tage überleben. Der Durst ist eines der stärksten Signale, welches unser Körper erzeugen kann. Wasser spielt eine zentrale Rolle im Stoffwechsel: Es dient als Lösungsmittel und Informationsträger, hilft beim Stoffaustausch, bei der Regulierung des osmotischen Drucks, bei der Energiegewinnung und Entgiftung. Auch für die Aufrechterhaltung der Temperatur ist Wasser wichtig. Wussten Sie schon, dass Ihr Körper jeden Tag 8–10 Liter Verdauungssäfte produziert? Jede Muskelzelle besteht zu 75% aus Wasser.

Viele Menschen schätzen ihren Flüssigkeitsbedarf zu niedrig ein und trinken zu wenig. Allein schon über Lunge und Haut scheiden wir täglich 1-3 Liter Wasser aus. Oft spielen dabei auch falsche Erziehungsgrundsätze eine Rolle. Häufig wird Kindern aus Ängsten heraus vermittelt, sie sollten nicht so viel trinken, was grundsätzlich falsch ist. Richtiges Trinken muss daher wieder erlernt werden. Viele Menschen berichten, dass nach 6 – 8 Wochen regelmäßigen Trinkens die natürlichen Durstgefühle wieder kommen. *„Ich kann mir gar nicht mehr vorstellen, dass ich früher so wenig getrunken habe“*, heißt es dann.

Bei Wassermangel verdickt das Blut, der Hämatokrit steigt. Die Fließeigenschaften des Blutes verschlechtern sich, wodurch direkt oder indirekt zahlreiche Krankheitsbilder begünstigt oder ausgelöst werden: Kopfschmerzen, Migräne, Verwirrtheit, Herzbeschwerden, chronische Müdigkeit, Emboliegefahr, Schlaganfall, Herzinfarkt.

Bei älteren Menschen sinkt der Flüssigkeitsanteil stark ab. Das Altern steht im direkten Zusammenhang mit der Abnahme des Wassergehalts unserer Zellen. Auch das Durstgefühl lässt mit dem Älterwerden nach. Für geistige und körperliche Fitness ist das Trinken im Alter sehr wichtig. Daher sollte die Flüssigkeitszufuhr von Älteren durch ihre Umgebung beobachtet werden.

Wasser ist nicht gleich Wasser

Nicht nur die Flüsse wurden früher als heilig angesehen, sondern auch die Quellen. Ein alter Osterbrauch besagt, man solle am Ostermorgen – dem Tag der Auferstehung – schweigend zu einer Quelle gehen und dort Wasser schöpfen. Dies würde dann Heilkraft besitzen.

Mit quellfrischem Wasser werden Ursprünglichkeit, Reinheit und vitale Kraft verbunden. Auch wenn heutiges Trinkwasser aus hygienischer Sicht weitgehend unbedenklich ist und es strenge Kontrollen gibt, müssen wir uns klar darüber sein, dass es sich bei Leitungswasser um ein aufbereitetes Produkt handelt, das nicht mehr den natürlichen biochemischen und biophysikalischen Eigenschaften des Wassers entspricht.

Das Trinkwasser ist genau wie die Nahrung durch die industriell und landwirtschaftlich bedingte Umweltverschmutzung belastet. Die Trinkwasserqualität ist von Ort zu Ort, ja selbst von Haus zu Haus (je nach Hauszuleitung und Leitungssystem innerhalb des Hauses) sehr unterschiedlich. Die Analysen der Wasserwerke sind nicht ausreichend, da sie nicht das Rohrleitungssystem bis zum Verbraucher berücksichtigen.

Besondere Belastungen des Wassers entstehen durch:

Kupfer: Allgegenwärtig im Trinkwassernetz sind Kupferrohre. Kupferionen sind ein wichtiges Spurenelement; für den Körper ist das anorganische Kupfer aus der Trinkwasserleitung nicht die richtige Form der Aufnahme. Das Kupfer muss entweder wieder ausgeschieden werden oder der Körper muss es im Bindegewebe ablagern. Besonders für Babys kann Kupfer schädlich, sogar tödlich sein. Symptome einer Kupfervergiftung sind Magen-Darmstörungen, Müdigkeit und Apathie, gelblich verfärbte Augen, Haarausfall, Reizungen der Augen, Depression.

Die Langzeitfolgen einer chronischen Kupfervergiftung sind Leberschäden (bis hin zur Zirrhose), Allergien, allgemeine Immunschwäche, Nierenschäden, Nervenschäden (Lähmungen, Zittern). Im Tumorgewebe sind regelmäßig stark erhöhte Kupferkonzentrationen vorzufinden, so dass eine Beteiligung an der Tumorgenese nicht auszuschließen ist. In der Praxis zeigte sich bei 6 Patienten ein Zusammenhang zwischen kupferhaltigem Trinkwasser und einem erhöhten PSA-Wert (Prostata-Tumor-Marker). Dieser sank nach der Installation eines Umkehrosmose-Filters in den Normalbereich. Es gibt in Deutschland keine Grenzwerte für Kupfer. Die EG-Richtlinien liegen bei 3 mg/l, also 3 mal höher als die Grenzwerte der WHO (1 mg/l).

Blei: Bleirohre sind in Deutschland noch häufiger im Gebrauch, als man vermuten würde, vor allem in den neuen Bundesländern. Blei ist ein starkes Gift, das für Schwangere, Säuglinge und Kinder besonders gefährlich ist. Die Symptome einer chronischen Bleivergiftung sind Kopfschmerzen und Migräne, Schlafstörungen und Müdigkeit, Antriebslosigkeit, Magen-Darm-Beschwerden (Obstipation, Koliken), Gliederschmerzen, blass-fahle Färbung der Haut. Die Folgen sind Entwicklungsstörungen des Gehirns und ZNS, Lähmungen, Blutarmut, Immunschwäche, Nierenschäden, Leberschäden, Unfruchtbarkeit und sogar Fehlgeburten.

Nitrat: Durch die häufige Überdüngung (u.a. mit Gülle aus Massentierhaltung) stellt Nitrat eine große Belastung des Trinkwassers dar, besonders des Oberflächenquellwassers. Nitrat kann im Körper zu Nitrit und zu krebserregenden Nitrosaminen umgewandelt werden. Besonders bei Säuglingen kann es zur Methämoglobinämie (äußerlich sichtbar als Blaufärbung) kommen, die tödlich verlaufen kann. Nitrat konkurriert mit Jod, wobei Nitrat deutlich besser aufgenommen werden kann. Nitrathaltiges Trinkwasser führt also zu Jodmangel und begünstigt die Entstehung von Jodmangelkrankheiten.

Asbest: Über 12% der Trinkwasserleitungen in Deutschland (50.000 km) bestehen aus Asbestzement. Die extrem feinen und resistenten Asbestfasern sind karzinogen. Sie haken sich im Körpergewebe fest oder können auch durch den Körper wandern, wobei sie ständig Mikroverletzungen der Zellen auslösen und damit auf Dauer eine Entartung auslösen können.

PAKs: Polyzyklische aromatische Kohlenwasserstoffe stammen aus geteerten Wasserrohren (wurden zwischen 1960 und 1980 verbaut) und sind hochgradig krebserregend.

Der französische Forscher und Hydrologe Louis Vincent hat in langjähriger Arbeit bewiesen, dass ein enger Zusammenhang zwischen dem Trinkwasser einer Bevölkerung und deren Gesundheitszustand besteht. In Gegenden mit erhöhter Erkrankungshäufigkeit fand er Trinkwasser, das mit vielen Fremdsubstanzen beladen ist: anorganische Mineralien, Chemikalien, Bakterien und deren Toxine, Chlor (als Desinfektionsmittel), u. a. m.

Vincent betrachtete den Widerstand oder Leitwert des Wassers als wichtiges Beurteilungskriterium für die Trinkwasserqualität. Hat das Wasser einen hohen Widerstand (über 6.600 Ohm) bzw. einen niedrigen elektrischen Leitwert (unter 150 Mikrosiemens), so befinden sich in ihm sehr wenige gelöste Stoffe, und es kann seine Entgiftungsfunktion im Körper wahrnehmen. Bei den meisten Mineralwässern und Trinkwässern liegt der Leitwert weit höher und der Organismus wird belastet.

Weitere Messungen:

- Durch Umkehrosmoseprinzip gewonnenes Wasser: 32 Mikrosiemens,
- Leitungswasser in einer süddeutschen Kleinstadt: über 900 Mikrosiemens,
- Evian: 540 Mikrosiemens,
- Lourdes-Wasser: 206 Mikrosiemens.

Lourdes-Wasser kommt auf Grund der Messwerte dem sogenannten hochohmigen Wasser sehr nahe.

Welches Wasser ist zu empfehlen ?

Die bekannte dramatische Abnahme der Nierenfunktion beim alternden Menschen lässt zwei zusätzliche Ursachen vermuten: Jahrzehntelange chronische Übersäuerung und das Trinken von zu wenig und ungeeigneter Flüssigkeit. Am ungünstigsten sind Kaffee, Cola, Schwarztee und andere koffeinhaltige Getränke, denn sie entwässern den Körper stark. Wer also zusätzlich nicht genügend reines Wasser trinkt, reduziert auf Dauer den Wassergehalt seiner Zellen und überlastet die Nieren.

Mineralien aus Gemüse befinden sich bereits in einer kolloidalen Form und können optimal vom Blut transportiert und von den Zellen aufgenommen werden. Dagegen ist unser Körper nur sehr begrenzt in der Lage, die anorganischen Mineralsalze aus Leitungswasser oder Mineralwasser zu verwerten. In zu hoher Konzentration rauben diese anorganischen Mineralstoffe den im Blut gelösten Proteinen ihre Wasserhülle. Dieser Prozess ist als *„Aussalzen"* bekannt. Die Proteine und Mineralien fallen aus und verstopfen die Kapillaren. Somit können diese Mineralien zu einer zusätzlichen Last werden, da sie sich entweder im Körper ansammeln oder über die Niere unverwertet ausgeschieden werden müssen.

Die Hauptfunktion des Wassers besteht in seiner Transport-, Lösemittel- und Reinigungseigenschaft. Je mehr das Wasser mit anorganischen Mineralien gesättigt ist, desto weniger kann es Stoffwechselschlacken aufnehmen und entsorgen.

Der hochkonzentrierte, übersäuerte und mit anderen Stoffwechselgiften belastete Harn stellt für die Nierenzellen eine große Belastung dar. Es ist daher nicht verwunderlich, dass in einem solchen Milieu im Laufe des Lebens immer mehr Nierenzellen absterben und die Nierenfunktion um die Hälfte abnimmt. Die Nieren werden durch das Trinken von ausreichend reinem Wasser mit wenig gelösten Teilchen und basischen Citraten entlastet. Je mehr gelöste Teilchen das Trinkwasser hat, desto weniger kann es bei der Ausscheidung aufnehmen und desto mehr müssen die Nieren arbeiten, um den Harn zu konzentrieren. Je konzentrierter der Harn, desto ungünstiger wird das Milieu, in dem die Nierenzellen agieren.

Quellwasser mit wenig gelösten Teilchen (Volvic, Plose, etc.) oder Umkehrosmose-Wasser sind daher auf Dauer besonders geeignet, den Nieren die Arbeit zu erleichtern, Gifte zu entsorgen und die richtigen Nährstoffe im Fluss zu halten.

Bei der Umkehrosmose wird Leitungswasser mit dem Leitungsdruck gegen eine halbdurchlässige Membran gedrückt, so dass nur die kleinen Wassermoleküle die Poren der Membran passieren können. Die Poren sind so winzig klein, dass größere Partikel, wie z. B. Viren (ca. 0,2 Mikrometer), Bakterien, chemische Schadstoffe, Nitrat oder Schwermetalle die Membran nicht passieren können. Alle bekannten Schadstoffe werden **bis zu 99%** herausgefiltert.

Durch die Umkehrosmose erhält das Wasser auch einen niedrigen Leitwert (= hohe Ohm-Zahl). Viele Umkehrosmose-Systeme neigen allerdings zur Verkeimung, vor allem der Latex-Tank ist dafür sehr anfällig. Vorzuziehen sind daher tanklose Systeme, nebenbei sind sie auch um ein vielfaches preisgünstiger in der Anschaffung, einfacher und preisgünstiger in der Wartung und ihrer Entkeimung.

Die meisten anderen Wasserfilterungssysteme sind mit erheblichen Nachteilen verbunden: Herkömmliche **Aktivkohlefilter** binden zwar Schwermetalle und Chlor, aber kein Nitrat. Viele Geräte setzen zudem Schadstoffe wieder ins Wasser frei, wenn sie ihre Speicherkapazität erreicht haben. **Dampfdestiller** liefern zwar chemisch reines Wasser, arbeiten aber mit Strom und verbrauchen sehr viel

Energie. **Ionenaustauscher** verschieben künstlich und einseitig die Ionen-Verhältnisse im Wasser.

Im Ayurveda gilt abgekochtes Wasser als Heilmittel

Gekochtes Wasser unterstützt den Verdauungsprozess und fördert die Ausleitung von Schlackenstoffen: Im Ayurveda wird die Bedeutung von abgekochtem Wasser als optimale Verdauungshilfe hervorgehoben. Man hat festgestellt, dass nicht abgekochtes Wasser eine längere Zeit benötigt, um vom Körper absorbiert zu werden, sich im Verdauungsprozess nützlich zu machen und schließlich für die Ausleitung der Schlackenstoffe zu sorgen. Abgekochtes Wasser beschleunigt und optimiert diesen Prozess um die Hälfte der Zeit. Je länger Wasser gekocht wird, so dass z.B. nur noch die Hälfte, ein Viertel oder sogar nur ein Achtel Wasser übrig bleibt, desto hilfreicher wird es für den Organismus. Bewährt hat sich die Empfehlung, das Wasser mindestens 10 Minuten kochen zu lassen.

Durch langes Erhitzen wird Wasser zu einem optimalen Lösungs- und Reinigungsmittel und erhält eine Struktur, die mehr dem Wasser in der Zelle entspricht. Seine Wasserstoffbrückenbindungen werden gelöst und die H2O-Cluster verkleinert. So werden die Wassermoleküle viel leichter in die Zellen aufgenommen, die nun optimaler entgiften können.

Diese Wirkung lässt sich noch zusätzlich verstärken, wenn das Trinkwasser mit etwas frischer Ingwerwurzel abgekocht wird. Achten Sie jedoch beim Wasserkochen darauf, dass Sie einen Emaille- oder Glastopf verwenden und keinen Edelstahltopf, damit sich keine großen Mengen Nickel und Chrom im Wasser anreichern können.

Gekochtes Wasser ist also immer zu empfehlen, ganz besonders jedoch bei Krankheiten und Schwächung des Immunsystems. Wer ein Bedürfnis nach kaltem Wasser hat, kann gekochtes Wasser in einem Tontopf in frischer

Luft abkühlen lassen; die *„Warmwasserkur“* hat aber in jedem Fall mehr Effekt.

Ein Glas warmes Wasser morgens und abends hilft bei Gelenk- und sonstigen Schmerzen: Warmes Wasser stärkt die Verdauung, reduziert Verschlackung und Übersäuerung im Körper, reinigt die Blase, hilft bei Husten und Fieber und fördert die Gesundheit in jeglicher Hinsicht. Wasser hilft allgemein bei Schwindelgefühl, Brechreiz, Verdauungsbeschwerden und Trägheit, es beseitigt die Müdigkeit.

Wasser vor der Mahlzeit stört die Verdauung. Deshalb ist es ratsam, immer nur eine kleine Menge Wasser während der Mahlzeiten zu sich zu nehmen. 40 bis 60 Minuten nach den Mahlzeiten kann man wieder so viel Wasser trinken, wie man möchte. Der hohe Stellenwert des Wassers ist nach alter ayurvedischer Tradition auch darin begründet, dass Wasser in der Lage ist, Eindrücke aus der Umgebung aufzunehmen und weiterzugeben. Dieses Phänomen lässt sich im guten wie im schlechten nutzen.

Wasser als Informationsträger

Lourdes-Wasser, das von Patienten vor rund 20 Jahren in die Praxis mitgebracht wurde, ist unverändert geruch- und geschmacklos, sowie ohne Algenwuchs und kann bedenkenlos getrunken werden. Da hiesiges Trinkwasser bereits nach einigen Tagen zu faulen beginnt, ist dieses Phänomen nicht nur erstaunlich, sondern bezeugt offensichtlich die Heilkraft dieser Stätte.

Eine Mailänder Physikerin versuchte hinter das Rätsel des Wassers zu kommen, in dem sie Mailänder Trinkwasser mit nach Medjugorje nahm und am Marienerscheinungsort deponierte; es war nach einer Woche elektromagnetisch aufgeladen und nach ihrer Meinung wirksam wie das dortige Wasser.

Für den gläubigen Menschen ist es daher kein Zufall, sondern die Wirkung heilsamer, nicht weiter erklärungsbedürftiger göttlicher Energie, dass Wasser, nicht nur von Marienerscheinungsorten, sondern auch von Jordan und Ganges gesundheitliche Heilwirkungen entfalten kann.

Wir können die Ursachen für solche Heilwirkungen vielleicht heute noch nicht verstehen; es wäre aber grundlegend falsch, diese Wirkungen einfach in den Bereich des Aberglaubens zu verweisen; denn es liegen dazu viele glaubwürdige Berichte vor. Wie Sie sehen, ist Wasser nicht gleich Wasser. Es ist vielmehr der wichtigste und empfänglichste Informationsträger des Körpers, sowohl der fördernden wie auch der hemmenden Informationen.

Die molekulare Form des Gewebewassers ist eingehend von dem Wissenschaftler Trichner untersucht worden. Bei Körpertemperatur liegen rund 50% der Wassermoleküle als Flüssigkristalle vor, die zur Informationsspeicherung und -leitung im Körper dienen. Laut Trichner können die in den Flüssigkristallen gespeicherten Krankheits- oder Fehlinformationen durch eine Körpertemperaturerhöhung (Fieber, Tiefenwärme) durch die Auflösung der Flüssigkristalle gelöscht werden.

Auch die Physiker C. Smith und Ludwig haben gezeigt, dass Wasser Informationen aus der Umwelt speichert. So lassen sich sowohl sehr hohe homöopathische (chemisch nicht mehr nachweisbare) Verdünnungen als auch elektromagnetische Wellen physikalisch im Wasser nachweisen. Durch Kristall-Wasser-Photographien hat der japanische Wissenschaftler Masuru Emoto als erster für jeden sichtbar gemacht, dass Schadstoffe, negative Gedanken, Worte und Bilder Wasser in einen chaotischen Zustand versetzen, während positive Gedanken, Worte, harmonische Musik und Bilder Wasser in einen geordneten, harmonischen Zustand versetzen. Auch Quell- und Heilwässer weisen teilweise solche geordneten Strukturen auf.

Da wir zu 70% aus Wasser bestehen, hat dies für unseren Organismus weitreichende Konsequenzen. Das Zellwasser ist eine empfindliche Schnittstelle. Negative Einflüsse versetzen das Zellwasser, welches im gesunden Zustand einen hochgeordneten Zustand hat, in Unordnung, die der Anfang aller Krankheit ist. Deshalb ist nach jeder stofflichen Reinigung des Trinkwassers eine energetische Aufbereitung empfehlenswert.

3. Wer sich bewegt, bewegt etwas

Sanfte Aktivierung im Alltag

„Es würde alles besser gehen, wenn die Leute mehr gingen." Gottfried Seume

Was wäre ein Gesundheitsratgeber ohne den Hinweis auf Bewegung? Richtig, er wäre unvollständig. Wer das Wort Bewegung hört, denkt häufig an intensiven Sport, an hartes Training, an Sich-Quälen und andere unschöne Dinge. Aber all das ist überhaupt nicht notwendig, um den Körper im Fluss zu halten. Atmen Sie also auf!

Wir werden weder versuchen, Ihnen Verrenkungen beizubringen, noch Sie zum übermäßigen Training auffordern. Marathonläufe sind zwar in Mode gekommen; sie bestätigen das Selbstwertgefühl von Menschen in der Midlife-Crisis. Aber für die Gesundheit sind sie nicht unbedingt zuträglich, die Distanz ist einfach zu groß. Wir wollen auch primär nicht vom Sport sprechen, sondern von Bewegung.

Gehen wir von der unmittelbaren Anschauung aus, dann können wir verstehen, dass Leben gleich Bewegung ist. Ein toter Mensch bewegt sich nicht mehr, sein Herz hat aufgehört zu schlagen, der Atem ist verstummt. Auch biochemisch gesehen bedeutet der Tod das Aufhören von aufbauender Stoffwechselaktivität.

Kinder haben einen natürlichen Bewegungsdrang, zeigen trotz langer und intensiver Bewegung keine Ermüdungserscheinungen im Spiel, weil sie es als natürlich und freudvoll erleben. Der Fluss des Lebens drückt sich im Spiel ganz natürlich aus.

Ein Großteil dessen, was Erziehung genannt wird, richtet sich aber gerade auf die Blockierung dieses Lebensflusses: *„Sitz still! Hampel nicht so herum! Warum kannst Du nicht endlich einmal Ruhe halten?“* Diese und andere Sätze haben wir Hunderte Male gehört und damit auch verinnerlicht.

Wenn wir uns bewegen wollen, hören wir wie ein leises Echo all diese Verbote und Ermahnungen und empfinden im Innern den Schmerz und die Blockade, die diese in uns erzeugt haben. Wenn wir also fragen, warum wir uns zu wenig bewegen, warum wir zu oft träge und lustlos sind, müssen wir diesen Ursachen auf den Grund gehen und den Lebensfluss wieder in uns entdecken.

Tatsache ist, dass die modernen Lebensverhältnisse die Bewegung im Alltag enorm eingeschränkt haben. Sowohl im Beruf (sitzende Tätigkeiten) als auch zu Hause und in der Freizeit werden uns körperliche Tätigkeiten von Maschinen abgenommen. Wie bequem ist es, per Knopfdruck das Garagentor zu öffnen und einfach hineinzufahren.

Bei Untersuchungen an Lehrern hat man herausgefunden, dass es Unterschiede im Gewicht und im Trainingszustand zwischen denen gibt, die nur am Pult sitzen, und denen, die häufig gestenreich vor der Tafel hin und her gehen. Dies zeigt den Wert der Bewegung im Alltag, den wir schrittweise wieder entdecken können.

Aber zuerst geht es um unsere Einstellung. Wenn wir begreifen, dass jede Form der Bewegung nützlich ist, können wir zu den Alltagsaktivitäten eine neue Beziehung gewinnen. Treppen steigen, Einkaufstaschen tragen, bügeln, Wäsche aufhängen, Blumen gießen, Gemüse pflanzen usw.

sind alles Aktivitäten, die wir nutzen können, um uns bewusst in Bewegung zu halten. Viele alltägliche Bewegungen können so als Training genutzt werden. Es geht dann nicht mehr darum, möglichst schnell mit diesen „unschönen“ Aktivitäten fertig zu werden, sondern um die aktuelle Aufmerksamkeit im Augenblick, in dem wir eine Bewegung vollziehen.

Jean Liedloff berichtet in ihrem bekannten Buch *„Auf der Suche nach dem verlorenen Glück“* von einer Expedition, an der weiße, westlich geprägte Teilnehmer und Indianer beteiligt waren: Der Fußmarsch ging durch einen unwegsamen Dschungel, es war heiß und schwül. Schwere Lasten mussten transportiert werden. Die *„Westler“* waren angespannt, frustriert, fluchten viel und verletzten sich aufgrund von Unaufmerksamkeit relativ häufig. Die Indianer hingegen begannen zu singen und fanden einen Rhythmus, in dem sie die Anstrengungen mit Freude meistern konnten.

Genau dies ist das Geheimnis der harmonischen Bewegung, wie es auch in den asiatischen Ländern durch Tai Chi, Chi Gong und Yoga gepflegt wird. Wir können diese Kunst wieder erlernen und in unserem Alltag erleben, wie angenehm es ist, die Bewegung selbst zu fühlen und unseren Eigenrhythmus wieder zu entdecken.

Manchmal suchen wir 15 Minuten einen Parkplatz, um 5 Minuten Weg zu sparen. Das ist im Sinne des heutigen Lebensgefühls, wo jede Minute *„genutzt“* werden soll, äußerst uneffektiv. Die Zeit ist da – und für die sanfte Aktivierung im Alltag können wir jeden Augenblick nutzen, z.B. beim Gehen von Punkt A nach Punkt B, unseren Körper zu lockern. Anspannung ist der erste Schritt zur Erstarrung; daher sind Lockerungsübungen von großer Wichtigkeit:

- Schultern fallen lassen und hochziehen
- Schultern kreisen

- Kopf kreisen
- Arme ausschütteln, hin und her bewegen und kreisen
- Hände ausschütteln, hin und her bewegen, kreisen
- Beine ausschütteln, hin und her bewegen und kreisen
- Füße ausschütteln, hin und her bewegen und kreisen

Der Indianergang löst selbst schwerste Verspannungen. Gehen Sie dabei locker und rhythmisch federnd – ähnlich einem Indianer, der um das Lagerfeuer tanzt. Lassen Sie dabei Ihre Schultern durch den Schwung der Bewegung locker auf- und nieder hüpfen – je rhythmischer und stärker, desto besser. So wird Ihre gesamte Schulter- und Nackenregion entspannt. Die Bewegung erinnert an afrikanische oder indianische Stammestänze. Diese Urvölker haben intuitiv das Wissen entwickelt, wie man sich rhythmisch im Fluss hält und Blockaden löst.

Vielleicht wird man Sie für etwas merkwürdig halten, wenn Sie diese Übungen mitten in der Fußgängerzone oder in der Warteschlange beim Postamt durchführen. Aber es lassen sich auch viele andere Situationen denken, in denen Sie aktiv werden können, ohne in das Blickfeld Ihrer Umwelt zu geraten. Wichtig ist dabei, sich selbst wahrzunehmen und den eigenen Rhythmus zu finden; denn dadurch kommen wir am besten in Fluss.

Viele Bewegungen entstehen durch ein Zusammenziehen der Muskulatur. Im Leben werden wir scheinbar oft gezwungen, Druck und Anspannung einzusetzen, um ans Ziel zu kommen. Das Dehnen ist der gesunde Ausgleich für diese zusammenziehende Enge, in die wir uns selbst hineinbegeben haben.

Richtiges Dehnen will gelernt sein. Wichtig ist, dass wir immer ausreichend warm sein sollten, also durch vorhergehende Bewegung das System in Fahrt gebracht haben. Besonders hilfreich ist ein multisensorisches Bewegungstraining, um alte Verspannungen zu lösen.

Gesundes Blut mit reinem Plasma, aktivem Leukozyt und freien, nicht von Mikroben befallenen Erythrozyten.

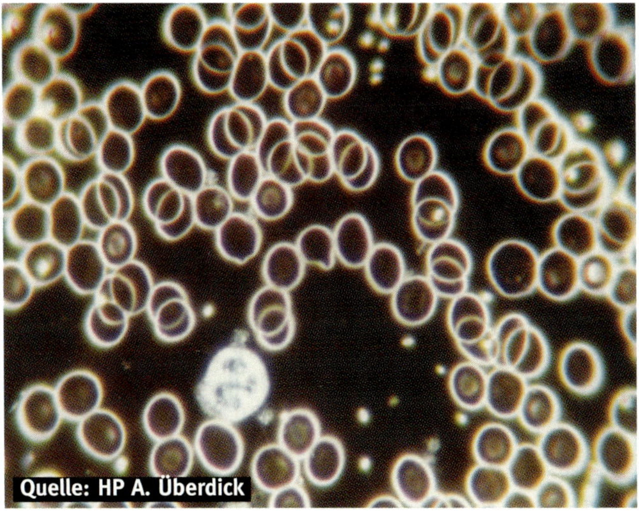

Häufiger Befund: Geldrollenbildung der Erythrozyten und Fibrinablagerungen bei Sauerstoffmangel und Gewebe-übersäuerung. Hinweis auf allgemeine „Verschlackung“.

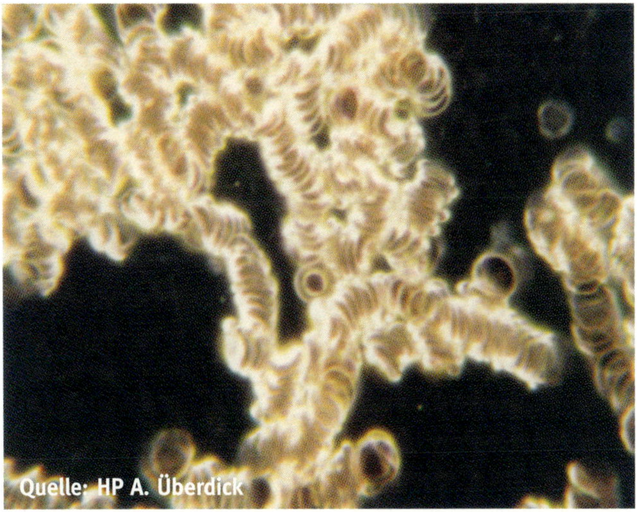

Blut mit Säurekristall. Häufiger Befund bei chronischen Gelenk- und Muskelschmerzen

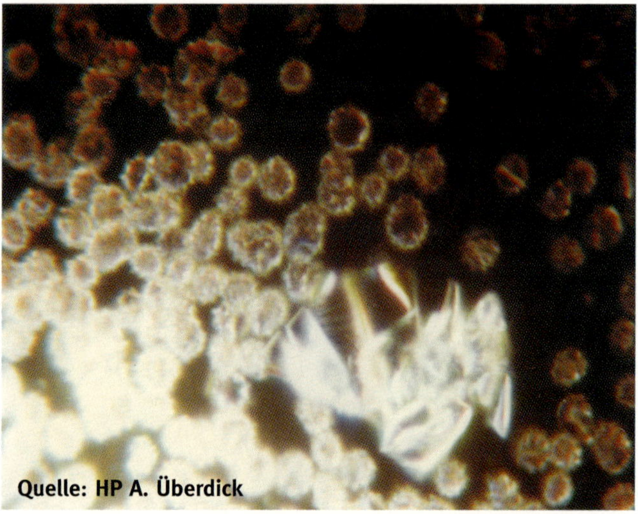
Quelle: HP A. Überdick

Pilzbefall des Blutes nach antibiotischer Behandlung. Starkes Krankheitsgefühl ungeklärter Herkunft.

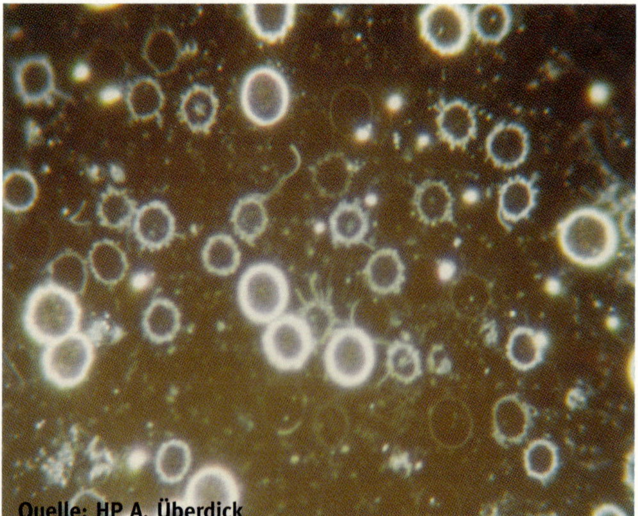
Quelle: HP A. Überdick

Blut mit starker Geldrollenbildung und Fibrinablagerung bei starken Rückenschmerzen und chronischer Müdigkeit.

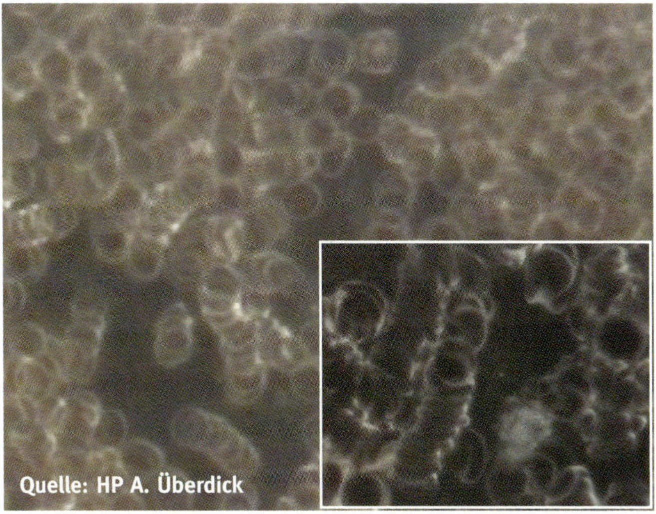

Blut der gleichen Person nach 10-tägiger Anwendung von Dr. Jacob's Chi-Gerät. Deutlich besseres Allgemeinbefinden.

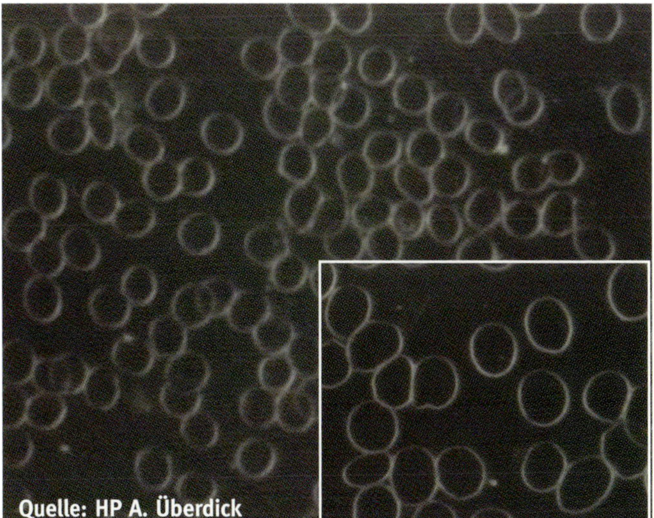

Starke Geldrollenbildung der Erythrozyten und hohe Gerinnungsneiung bei ausgeprägtem Erschöpfungssyndrom.

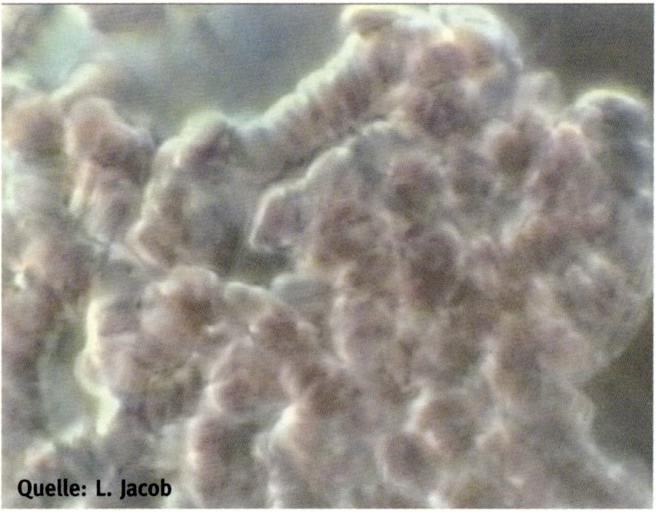
Quelle: L. Jacob

Nach 30 min. Tiefenwärme-Licht-System, Chi-Gerät und Einnahme von Basenpulver. Erschöpfung verschwunden.

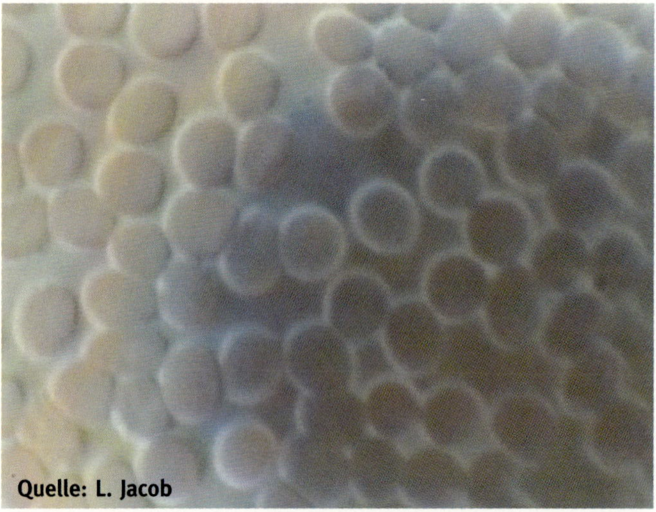
Quelle: L. Jacob

Fibrin- und Eiweißablagerungen und stark erhöhte Gerinnungsneigung. Sofortige Gerinnung nach Blutabnahme.

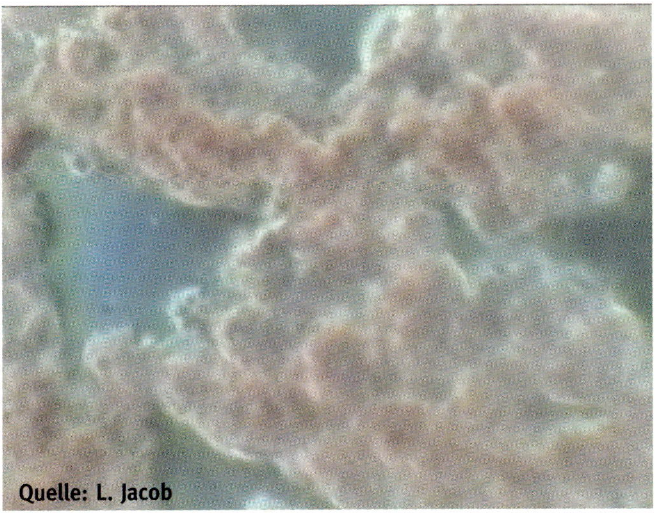

Quelle: L. Jacob

Nach 30 min. Tiefenwärme-Licht-System, Chi-Gerät und Basenpulver. Erythrozyten und Plasma völlig sauber.

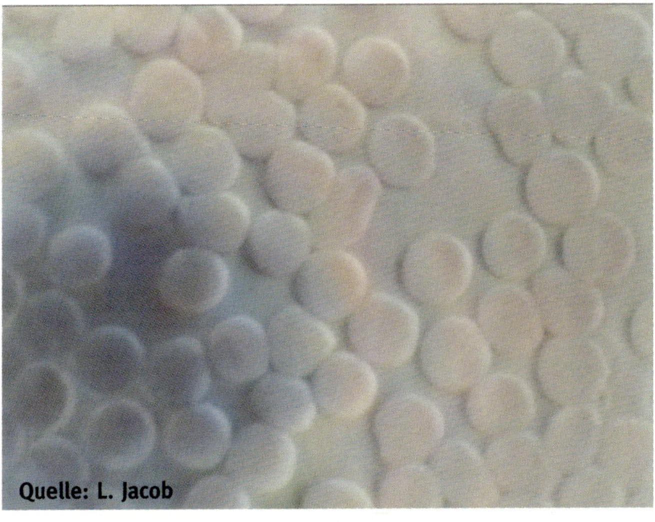

Quelle: L. Jacob

Von Mikroben befallenes Blut bei chron. Magen-Darm-Leiden, erhöhten Leberenzymen und Müdigkeitssyndrom.

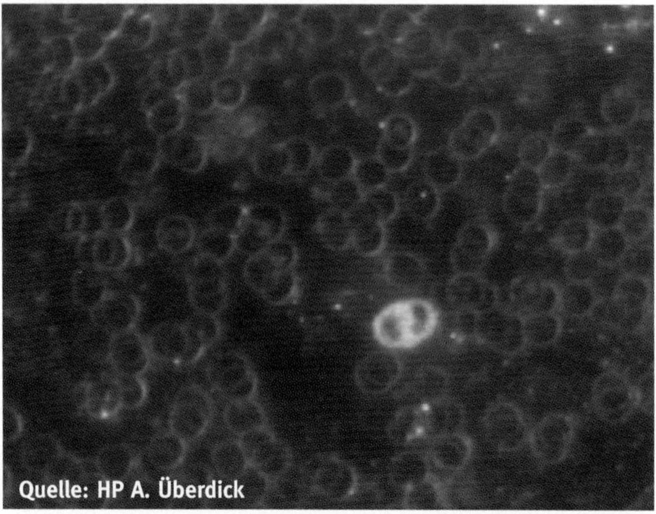

Quelle: HP A. Überdick

Gleiche Person nach Behandlung mit Rife-Clark Zapper und Silberkolloiden. Mikroben im Blut nicht mehr nachweisbar

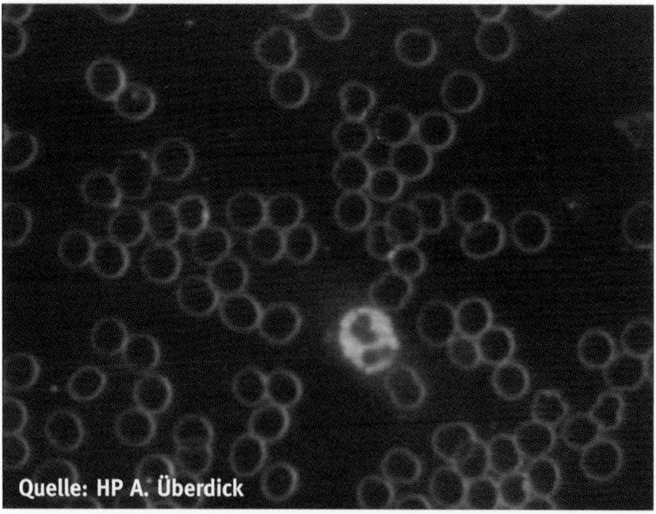

Quelle: HP A. Überdick

Elektrolysiertes Wasser

Durch die Elektrolyse werden die im Wasser gelösten Teilchen ausgefällt und somit für das Auge sichtbar.

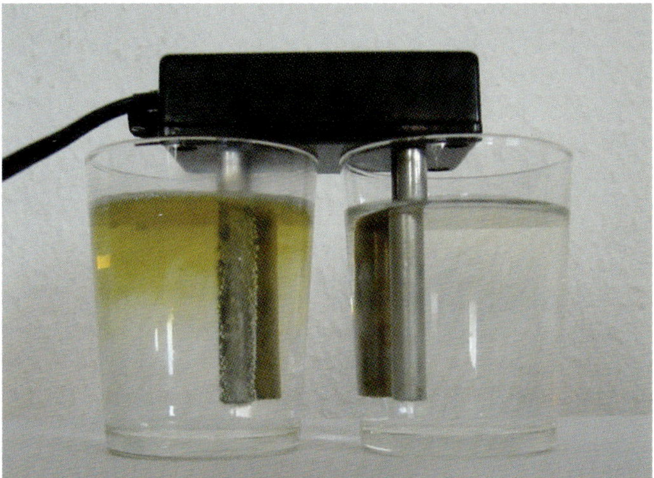

10 Sekunden: Links Leitungswasser - rechts Osmosewasser

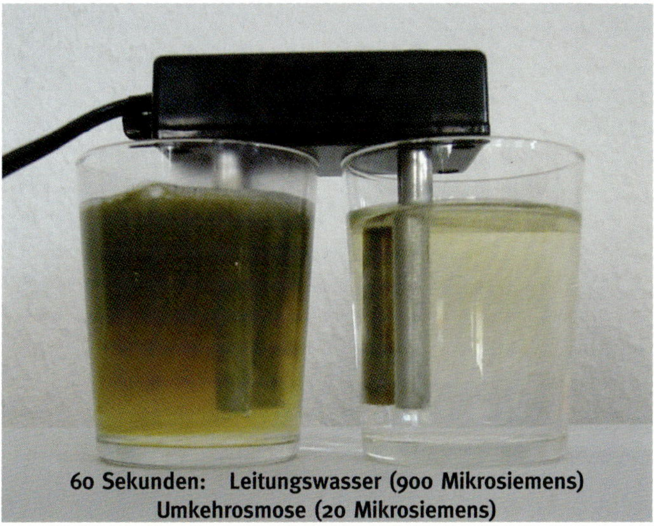

60 Sekunden: Leitungswasser (900 Mikrosiemens)
Umkehrosmose (20 Mikrosiemens)

Tiefenwärme-Licht-System mit Infrarot-A-Strahler

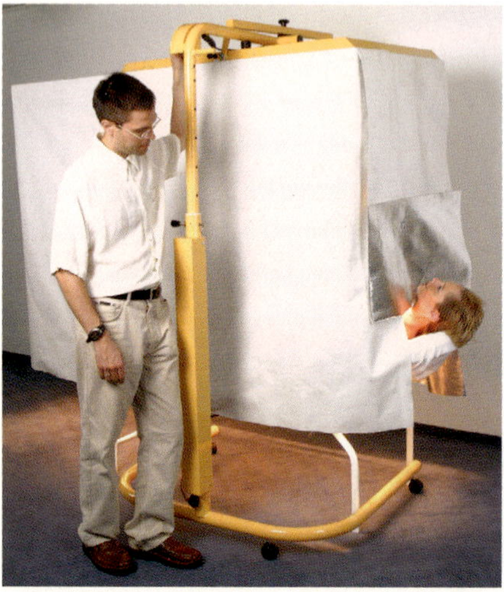

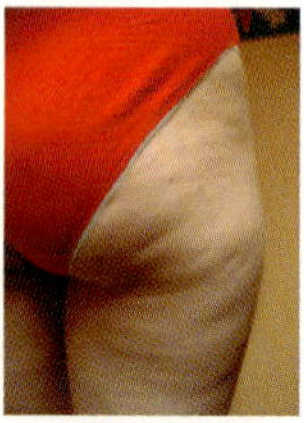

Vorher

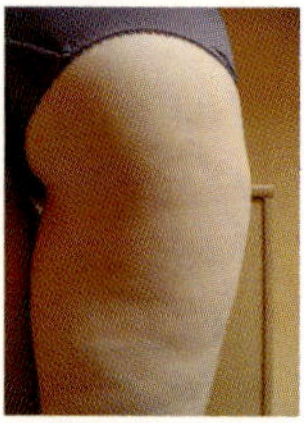

Nach 4 Wochen

Mit Chi-Gerät zur wirkungsvollen Synergie:
Verbesserte Mikrozirkulation von Blut und Lymphe.

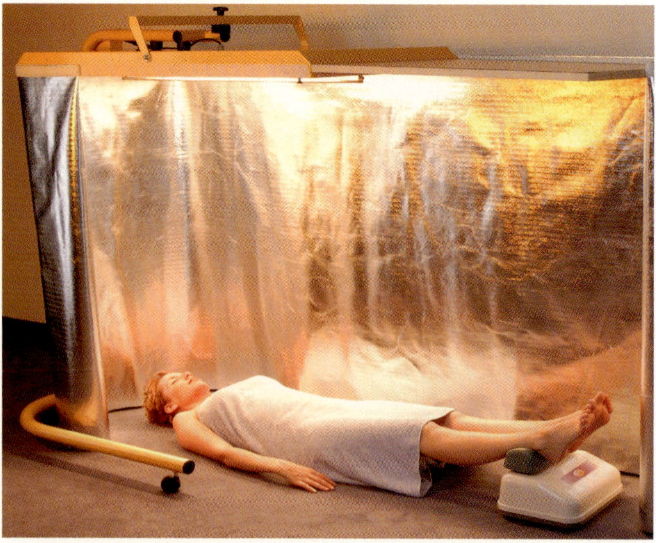

Es ist wissenschaftlich bewiesen, dass zu wenig Bewegung das Risiko u.a. für folgende Krankheiten deutlich erhöht: Bluthochdruck, Herzinfarkt, Schlaganfall, Zuckerkrankheit, Krebs; Depressionen und Angstzustände, sowie verminderte geistige Leistungsfähigkeit.

Studien belegen, dass bereits ein halbstündiger Fußmarsch Menschen mit verengten Arterien helfen kann, das Risiko eines Schlaganfalls oder Herzinfarkts zu verringern. Schon Hippokrates stellte fest, dass *„Gehen die beste Medizin"* sei. Auch zur Verbrennung der Nahrungsmittel und für eine gute Sauerstoffzirkulation ist körperliche Betätigung unerlässlich.

Fehlt der Sauerstoff, der durch die richtige Atmung und Bewegung ins Gewebe kommt, entstehen verstärkt Stoffwechselgifte. Daher empfehlen Fachkundige gerade älteren Menschen: *„Einfach spazieren, statt aufwendig trainieren"*. 2-3 Spaziergänge von jeweils 45 Min. Dauer pro Woche verbessern enorm die Leistungsfähigkeit des Gehirns.

Haben Sie gewusst,

- **dass ein verstärktes Sauerstoffangebot** bereits bei einem Puls von 120 **zur Fettverbrennung führt?**
- **dass regelmäßige Bewegung den Fettabbau in Gang bringt?** Nach einer Einführungsphase von 4–6 Wochen können Sie in einer halben Stunde 25 g Fett abbauen.
- **dass Bewegung das Immunsystem stärkt?** Bereits nach 30 Minuten Bewegung befinden sich im Blut 31% mehr Killerzellen!
- **dass Bewegung entstresst?** Es baut das Adrenalin im Blut ab, welches den Körper auf Dauer schädigt.
- **dass Ihr Schlaf tiefer und erholsamer wird?** Nach ca. 2 Monaten stellt sich der Körper darauf um. Sie sollten aber nach 19 Uhr nicht mehr intensive Aktivitäten entfalten, weil viel Bewegung Wachhormone lockt.

- **dass Sie ein Vielfaches an Lebensfreude und Selbstwertgefühl entwickeln und ein ungeahntes Glücksgefühl bekommen?** Durch regelmäßige Bewegung schüttet das Gehirn den Glücksbotenstoff Serotonin aus.
- **dass durch regelmäßige Bewegung das Sauerstoffangebot erhöht wird und damit die Neubildung von Mitochondrien?** Sie kräftigt und vergrößert das Herz.
- dass durch regelmäßige Bewegung der **Ruhepuls** von 75 auf 55 gesenkt wird,

Doch wie überall im Leben gilt auch bei körperlicher Betätigung: Mehr ist nicht unbedingt besser. Der Stoffwechsel muss immer ausreichend mit Sauerstoff versorgt bleiben, andernfalls schadet Sport mehr als er nützt. Daher sind für viele Menschen zügige Spaziergänge dem Joggen vorzuziehen, um Überanstrengung zu vermeiden.

Ein Grundsatz für die optimale Fettverbrennung ist: Belasten Sie sich nur leicht! Halten Sie die Intensität der Bewegung auf dem Level, bei dem Sie sich noch gut unterhalten können.

Die vertikalen Bodenreaktionskräfte betragen beim Walken nur das Ein- bis Eineinhalbfache des Körpergewichts, beim Laufen hingegen kommt man auf das drei- bis vierfache, weshalb Gehen sich bestens für Übergewichtige und Menschen mit Gelenkproblemen eignet.

Spazieren gehen ist ein sinnvoller Weg, Spannungen auszugleichen. Gehen Sie 3-5 Minuten gemächlich, dann 2 Minuten zügig. Wiederholen Sie den Ablauf drei Mal und steigern Sie die Zeit von Woche zu Woche. Damit überlasten Sie sich nicht und haben einen positiven Effekt.

Achten Sie beim Gehen immer auf ein tiefes entspanntes und gleichmäßiges Atmen. Durch die richtigen Arm- und Schulterbewegungen bekommt man mehr Schwung und erhöht die Geschwindigkeit. Beinahe alle 660 Muskeln und 206 Knochen des Körpers kommen dabei zum Einsatz.

Relativ neu ist die Methode, beim Wandern zwei Stöcke zu Hilfe zu nehmen (Nordic Walking). Inzwischen werden in vielen Orten Kurse für diese Bewegungsart angeboten. Kondition und Immunsystem werden gestärkt, der Stoffwechsel angekurbelt und das Herz-Kreislauf-System sowie die Atmung trainiert. Das Gehirn wird - ebenso wie beim langsamen Laufen - mit Sauerstoff durchflutet, zusätzlich werden dabei Endorphine produziert, die den Stress mindern und die Stimmung heben.

Oft reicht die Alltagsbewegung nicht vollständig aus, um das Herz-Kreislauf-System in Schwung zu bringen. Nicht jeder geht gern spazieren. Also gilt es, eine Bewegungsart herauszufinden, die wirklich Spaß macht. Denken Sie dabei nicht an Leistung, an Wettkämpfe u.ä., sondern einzig und allein an die Freude, die die Bewegung Ihnen – und falls es eine Gruppe gibt – allen anderen bereiten soll.

Einfache Möglichkeiten sind:

- **Radfahren**
- **Schwimmen**
- **Gymnastik**
- **Fitnesstraining**
- **Heimtrainer/ Crosstrainer vor den Fernseher platzieren**
- **Tanzen**

Gerade für das Tanzen möchten wir eine Lanze brechen. Tanzen bietet neben dem Bewegungsimpuls den Rhythmus, den die Musik beinhaltet. Tanzen belebt die Partnerschaft und kann bis ins hohe Alter praktiziert werden. Inzwischen gibt es Angebote in allen Sparten des Tanzens. Tänze aus den verschiedensten Kulturen werden inzwischen in Deutschland unterrichtet. Übrigens ist Tanzen eine der ältesten kulturellen Aktivitäten, die die Menschheit entwickelt hat. Freude und sozialer Austausch stehen dabei im Mittelpunkt und nicht unbedingt die Leistung wie bei vielen Wettkampf-Sportarten.

Das Angebot für Bewegungsaktivitäten ist breit gefächert. Begeben Sie sich auf die Entdeckungsreise und finden Sie heraus, was Ihnen gut tut und Freude bereitet. Das wichtigste dabei: Sie müssen es wirklich tun und dabei bleiben.

Für Bewegungsmuffel und insbesondere für Übergewichtige, deren zusätzliche Pfunde jeden Schritt anstrengend werden lassen, leistet das geniale Chi-Training hervorragende Starthilfe.

Bringen Sie die Mikrozirkulation von Blut und Lymphe wieder in Schwung!

Unserer Erfahrung nach ist das Chi-Gerät eines der einfachsten und wirkungsvollsten Geräte zur Gesundheitsförderung.

Die Erfindung der Chi-Geräte geht auf Dr. Inoue zurück. Beim Betrachten von Goldfischen kam ihm die Idee, dass die wellenartigen, seitlichen Schwimmbewegungen unter anderem für den Transport des Sauerstoffs im Fischkörper zuständig sein könnten.

Dr. Inoue stellte fest, dass diese Schwimmbewegung der Fische dem ähnlich ist, was in der Traditionellen Chinesischen Medizin (TCM) Masseure schon vor über tausend Jahren mit ihren Patienten durchführten. Sie legten die Patienten dazu rücklings auf den Massagetisch, nahmen deren Fuß-Fesseln in die Hände und schwangen über die Beine den ganzen Körper sanft hin und her. Das Ergebnis war eine schnellere Gesundung der Patienten.

Das Chi-Training:

- regt den **Kreislauf** und die Blutbildung an.
- unterstützt **Lymph-** und **Immunsystem**.
- massiert und stimuliert die inneren Organe, fördert die Verdauung und **Entschlackung**.
- entspannt das vegetative System, führt zu nachhaltigem **Stressabbau**.
- harmonisiert und aktiviert das **Meridiansystem**.
- verbessert die **Sauerstoffversorgung im Gewebe**, indem die Mikrozirkulation gesteigert wird
- Steigert die Sauerstofftherapie-Wirkung um ca. 40%
- lockert die Muskeln, strafft Gewebe und Bänder, dehnt und entlastet die Wirbelsäule.
- die **aerobe Kalorienverbrennung** beschleunigt die Gewichtsreduktion.

Auf der Grundlage seiner langjährigen Erfahrungen entwickelte Dr. Inoue ein Chi-Gerät, das gleichmäßig 140 Schwingimpulse pro Minute erzeugt. Diese Frequenz ist nach seiner Erfahrung erforderlich, um den höchsten gesundheitlichen Nutzen für den Benutzer zu gewährleisten. Sie ist schnell genug, um die Mikrozirkulation von Blut und Lymphe zu stimulieren, Blockaden zu lösen und den Chi-Fluss spürbar zu beleben. Und sie ist niedrig genug, um als angenehm empfunden zu werden – vorausgesetzt, das Gerät erzeugt eine harmonische Schwingung, was bei vielen Geräten leider nicht der Fall ist. Das Chi-Gerät wiegt die Beine im entspannten Liegen rasch hin und her. Auf diese Weise wird der gesamte Körper mit all seinen inneren Organen über die Wirbelsäule in Form einer Acht erfasst und in harmonisches, gleichmäßiges Schwingen gebracht.

Die Einsatzmöglichkeiten reichen von der Orthopädie und der Lockerung des Beckens im Arbeitsfeld der Gynäkologie über die Vorbereitung von sportlichen Aktivitäten bis zur Lösung von Stoffwechselstarren und seelischen Spannungen.

Wir haben ausführlich die fatalen Folgen der Verschlackung des Bindegewebes und der Verdickung von Basalmembranen beschrieben. Nährstoffe und Sauerstoff können nicht mehr die Zellen erreichen, Giftstoffe können das Gewebe nicht mehr verlassen. Diese Stagnation führt zur Krankheit. Das rhythmische, schnelle Schwingen des Chi-Geräts bewirkt nun zweierlei:

1. Der Stoffaustausch wird ermöglicht. Stellen Sie sich vor, Sie schütten Mehl in ein Sieb. Das Mehl bleibt hängen. Ähnlich sieht es mit Nährstoffen und Schlacken aus, die das Molekular-Sieb des Bindegewebes und der Basalmembran nicht überwinden können, wenn der Körper nicht bewegt wird. Schütteln Sie das Sieb, fällt das Mehl hindurch. So *„schüttelt"* auch das Chi-Gerät Nährstoffe zur Zelle hin und Schlackenstoffe aus dem Bindegewebe heraus. Durch die Verbesserung der Mikrozirkulation von Blut und Lymphe steigert das Chi-Training das lymphatische Entgiftungssystem sowie die Sauerstoffversorgung. Um starke Entgiftungsreaktionen zu vermeiden, ist es sehr wichtig, vor und nach der Durchführung reines Wasser zu trinken. Die hervorragend entschlackende Wirkung einer Kur mit dem Chi-Gerät lässt sich auch im Dunkelfeldmikroskop sehr gut beobachten (vgl. den Abbildungsteil).
2. Der Energiefluss wird über die Meridiane aktiviert. Durch Anspannung entstehen messbare Energiestaus in den Meridianen. Das Chi-Gerät hilft, solche Blockaden zu lösen und die Energien wieder frei fließen zu lassen.

Es ist ein optimales Hilfsmittel, um sich rasch vom Alltagsstress zu lösen und zu regenerieren. Denn nach der Chi-Massage erleben Sie eine wunderbare Tiefenentspannung, ein Gefühl des schwerelosen Schwebens, verbunden mit einem Energie- und Sauerstoffschub.

Die Wirkung auf das Lymphsystem war auch der Gegenstand einer Studie durch Prof. Neil Piller an der Flinders Universität in Australien. Untersucht wurden drei Gruppen: Personen mit gesunden Beinen als Kontrollgruppe, eine zweite Gruppe mit sekundären Lymphödemen infolge eines eingeschränkten lymphatischen Abflusses und eine dritte Gruppe mit Bein-Ödemen aufgrund von Venenleiden. Das Ergebnis einer dreiwöchigen Behandlung war:

- Eine signifikante Reduktion des Beinumfangs
- Eine signifikante Reduktion der Ödeme (durchschnittlich 440 ml).
- Eine signifikante Reduktion des Körpergewichts (1.45kg bei venöser Insuffizienz, 0.5kg bei Lymphödemen)
- Eine signifikante Reduktion des Körperfettanteils
- Eine signifikante Verbesserung des lymphatischen Abflusses (dargestellt durch Lymphoszintigraphie)
- Eine signifikante Verbesserung der subjektiven Symptome: Linderung von Schmerzen, Brennen, Schweregefühl, Engegefühl, Trockenheit der Haut und Krämpfen

Wer zum ersten Mal das Chi-Gerät ausprobiert, ist meistens skeptisch. Zu einfach, denkt man. Doch nach 10 Minuten Anwendung empfindet man wider Erwarten ein sehr tiefes Gefühl der Entspannung, des Behagens und des Schwebens. Man ist vollkommen entspannt und auch harte muskuläre Nackenspannungen von stundenlanger Arbeit am PC bessern sich.

Viele Verspannungen im Körper entstehen auf der Grundlage, dass die Muskeln nicht isoliert existieren. Das heißt, eine Verkrampfung an einem Punkt führt zu einer Kettenreaktion, in der Spannungen auch in anderen Bereichen auftreten. Der steife Nacken hat etwas mit der ganzen Wirbelsäule zu tun. Probleme an den Füßen können sich auf den ganzen Körper auswirken.

Nach 15 Minuten auf dem Chi-Gerät lassen sich auch bei der Meridian-Diagnose mit einem Elektro-Akupunktur-Testgerät oder der Prognos-Diagnose enorme Verbesserungen der Meridian-Werte messen, wie häufig von Ärzten und Heilpraktikern berichtet wird.

Ein anderer Aspekt des Chi-Trainings ist für Frauen bedeutsam: Die weibliche Brust dient als wichtigstes Sondermülldepot für fettlösliche Gifte. Dies ist ein entscheidender Grund, warum die Brust bei Frauen der häufigste Ort der Krebsentstehung ist. Ein Chi-Gerät stimuliert auf sehr wirkungsvolle Weise den lymphatischen Abfluss und die Entgiftung des Brustgewebes. Auch prämenstruelle Beschwerden, insbesondere Schmerzen in der Brust – so berichten Anwenderinnen – werden gelindert.

Anwender berichten insbesondere immer wieder über das extrem schnelle Verschwinden von Muskelkater nach dem Sport, die Lockerung von Verspannungen, die Besserung von Cellulite, das Verschwinden von dicken Beinen nach langem Stehen, Linderung oder Verschwinden von Hüftschmerzen, Kopfschmerzen, Lendenwirbelsäulenschmerzen. Halswirbelsäulenschmerzen verschwinden häufig erst nach Erstverschlimmerung und wiederholten Sitzungen.

Vielleicht wird das Chi-Gerät so angenehm empfunden, weil wir bereits im Mutterleib durch die Atembewegungen des Zwerchfells unserer Mutter ständig gewiegt wurden. Jeder ihrer Schritte hat uns in rhythmische Schaukelbewegungen versetzt. Auch nach der Geburt werden Kinder ständig gewiegt und geschaukelt, um sie bei Stimmung zu halten und ihnen das Gefühl von Geborgenheit zu geben, das sie hatten, solange sie im Mutterleib gewiegt wurden. Wenn ihnen gar keine andere Zuflucht mehr bleibt, fangen vernachlässigte Kinder in Waisenhäusern an, sich selbst in rhythmischen Schaukelbewegungen zu wiegen. Kinder genießen es, auf den vielfältigsten Schaukeln beschwingte Gefühle zu erleben, Verliebte wiegen sich in den Armen und in Hollywoodschaukeln, und fast alle Menschen lieben es, sich tanzend zu den Rhythmen bewegender Musik allein oder in den Armen geliebter Menschen zu wiegen.

Auf was Sie achten sollten!

Trinken Sie beim Chi-Training vorher und nachher Wasser, um den Abtransport der Schlacken zu unterstützen. Wenn der Organismus chronisch übersäuert ist, werden durch das Chi-Training verstärkt alte Ablagerungen gelöst. Zur Abpufferung sollten Sie in reichlich Wasser gelöstes Basenpulver trinken und bei Bedarf ein Basenbad nehmen.

Wenn Sie sich beim Chi-Training verspannen, können sich bestehende Verspannungen verstärken. Lassen Sie daher bewusst los und spannen Sie nicht Ihre Muskeln gegen die Schwingbewegung an. So werden Sie nach dem Abstellen des Gerätes das wunderbare Chi-Erlebnis erfahren.

Die Harmonie der Schwingung ist ein Hauptunterschied zwischen den zahlreichen Geräten, die heute auf dem Markt angeboten werden. Sie wollen ja gewogen und harmonisch geschwungen, nicht durchgerüttelt werden. Wir haben die meisten Geräte auf dem Markt getestet. Nur zwei hatten eine wirklich harmonische Schwingung. Die meisten Geräte schüttelten und rüttelten den Anwender mehr durch, als dass sie ihn wiegten. So kommt es, dass Geräte, die nur eine Frequenz von 125 Schwingungen pro Minute erzeugen, wesentlich unangenehmer empfunden werden als Geräte mit der empfohlenen Schwingung von 140. Dies hängt mit den Proportionen der Geräte und der Bewegungsart der Fußauflage zusammen, die oft nicht den physiologischen Anforderungen entsprechen. Die von Inoue als optimal empfohlenen 140 Schwingungen pro Minute spielen bei der Wirkung eine zentrale Rolle.

Die Qualität der verwendeten Motoren ist sehr unterschiedlich: Die teuren Induktionsmotoren, am besten mit Kühlung, sind um ein vielfaches langlebiger als die gängigen billigen Kohlebürstenmotoren. Schwere Beine lassen Billigmotoren rasch die Luft wegbleiben und den Motor den Geist aushauchen. Inoues Gerät wird mit einer Hartkunststoff-Fußauflage angeboten. Dies wird allerdings von sehr vielen Anwendern als ein Hauptminuspunkt angesehen. Gepolsterte Fußauflagen schonen die Knöchel und machen das Training angenehm.

Geräte mit verschiedenen Geschwindigkeiten sind mit etwas Skepsis zu betrachten. Zwar kann bei älteren, gebrechlichen Menschen eine langsame Steigerung der Geschwindigkeit sinnvoll sein, doch ist auch die Wirkung dadurch stark eingeschränkt.

Die optimale Wirkung zeigt sich wie erwähnt erst bei 140 harmonisch abgestimmten Schwingungen pro Minute. Die sogenannten Multispeed-Geräte haben ebenfalls ein Motor-Problem, da bei langsamen Geschwindigkeiten eine Überlastung des Motors eintritt. Die Motorleistung wird nur gedrosselt, die Beinlast bleibt gleich. Der Effekt ist vergleichbar mit einer Autofahrt mit 30 km/h im fünften Gang.

Insbesondere für die therapeutische Anwendung ist ein Chi-Gerät mit Medizinprodukte-Zulassung empfehlenswert, da die aufwendige Zertifizierung ein Garant für hohe und gesicherte Qualitätsstandards ist.

Wann sollten Sie kein Chi-Gerät benutzen?

Im allgemeinen wird das Chi-Training mit einem hochwertigen Gerät sehr gut vertragen. Es gibt jedoch wichtige Kontraindikationen: So sollten Chi-Geräte auf keinen Fall bei fortgeschrittener Schwangerschaft, Bein-Thrombose, fieberhaften Erkrankungen, nach frischer Bauchoperation oder akutem Bandscheibenvorfall benutzt werden.

Bei einer Reihe von Krankheiten empfiehlt sich die Rücksprache und Anleitung eines Therapeuten: Bei ausgeprägten Venenleiden und langer Bettlägrigkeit entsteht eine Stagnation des Blutflusses, bei dem sich Thromben (Blutgerinnsel) bilden können. Lösen diese sich, kann z. B. eine Lungenembolie entstehen. Solch ein Thrombus kann durch das Rütteln eines Chi-Gerätes gelöst werden. Andererseits kann gerade die Anwendung eines Chi-Gerätes die Bildung eines Blutgerinnsels verhindern, da sie einer Stagnation des Blutflusses entgegenwirkt. Die beschriebene australische Studie hat dies eindeutig bewiesen und bestätigt auch unsere bisherigen Erfahrungen.

Voraussetzung ist, dass das Gerät regelmäßig (bei Bettlägrigkeit 2 x täglich) eingesetzt wird und sehr behutsam mit der Anwendung begonnen wird. Eine Person, die lange Zeit bettlägrig war, sollte mit sehr kurzen Anwendungszeiten (1-3 Minuten) beginnen, diese allmählich steigern und in dieser Phase auf keinen Fall auf eine gerinnungshemmende Medikation verzichten. Unter diesen Voraussetzungen und der Anleitung eines Therapeuten kann das Chi-Gerät auch bettlägrigen, bewegungsarmen Personen wunderbare Dienste leisten.

Bei moderaten Krampfadern ist mit keiner Gefährdung zu rechnen. Bei ausgeprägten Krampfadern sollte die Anwendung nur unter Anleitung eines Therapeuten behutsam begonnen werden. Eine erhöhte Thromboseneigung besteht auch bei familiärer Thromb-Emboliedisposition, Austrocknung und nach längeren Flügen. Achten Sie vor der Anwendung immer darauf, reichlich Flüssigkeit zu trinken.

Auch bei einer Hypermobilität oder Instabilität der Wirbelsäule und wiederkehrenden Bandscheibenvorfällen ist eine gewisse Vorsicht geboten. In diesen Fällen sollte unbedingt auf eine Hüftdrehscheibe verzichtet werden. Während bei einer beginnenden Osteoporose das Chi-Gerät sinnvoll ist, besteht bei einer hochgradigen Osteoporose ein erhöhtes Frakturrisiko.

Auch bei Krebs gilt: Durch die Verbesserung des lymphatischen Abflusses, der Entgiftung und Mikronährstoffversorgung kann das regelmäßige Chi-Training Krebs vorbeugen, besteht allerdings erst einmal ein gewachsener bösartiger Tumor, kann die Verschleppung von Krebszellen und damit die Metastasierung unterstützt werden.

Atmen Sie durch

„Mir stockt der Atem", sagen wir, wenn wir eine intensive erschreckende Erfahrung gemacht haben. Der Atem ist eine Brücke zwischen seelischem und körperlichem Erleben. Seelische Erlebnisse drücken sich ebenso in der Atmung aus (Seufzen) wie die vegetative Aktivität, die Ent- oder Anspannung des Körpers (Aufatmen). Dauerstress, vegetative Ermüdung, mangelnde Bewegung oder die Betäubung des Atemzentrums durch Alkohol und Schlafmittel führen zu einer Zunahme der Säuren.

Der Atem ist eine Körperfunktion, die den größten Teil des Tages unbewusst abläuft. Wir können ihn uns aber jederzeit bewusst machen und sogar willentlich beeinflussen, indem wir schneller oder langsamer, flacher oder tiefer atmen. Weil wir in die Atemfunktion eingreifen können, haben sich vielfältige Atemtherapien entwickelt, die körperliche Leiden lindern, den Zugang zu und die Auflösung von seelischen Spannungen ermöglichen sollen. Damit baut die moderne Medizin auf alten Erkenntnissen über den Atem auf.

Die Beeinflussung des Atems über bestimmte Methoden sollte nur unter fachkundiger Anleitung geschehen. Uns geht es hier schwerpunktmäßig darum, dass Sie sich schrittweise mehr darüber bewusst werden, was mit ihrem Atem in verschiedenen Situationen geschieht. Durch Anspannung, Hektik und Stress verändert sich der Atem; häufig wird er flacher, auch kommt es zu Atempausen.

Nehmen Sie sich ab und zu 10 Minuten Zeit für eine kleine Übung: Setzen Sie sich dazu bequem auf einen Stuhl. Schließen Sie die Augen und beginnen Sie nach einer kurzen Zeit, den Atem anzuschauen. Stellen Sie sich vor, Sie sitzen an einem schönen Fluss und betrachten, wie das Wasser an Ihnen vorbeifließt. Ebenso schauen Sie den Strom des Atems an, wie die Luft hineinströmt und wie sie wieder herausströmt. Nach ca. 10 Minuten beenden Sie die Übung, bleiben noch ein wenig mit geschlossenen Augen sitzen und öffnen Sie dann erst die Augen. Sie werden bei dieser Übung erleben, wie der Atem automatisch ruhiger wird und Sie eine Entspannung erfahren. Ganz abgesehen von diesem positiven Nebeneffekt geht es darum, den Bezug zum eigenen Atmen wieder aufzubauen und damit auch ein bewussteres Körperempfinden zu entwickeln.

Es ist nämlich ein Irrtum, wenn wir meinen, dass sich das Atmen nur im Brustkorb und allenfalls noch im Bauchraum abspielt. Nicht nur der Unterleib und der Kopf, sondern letztlich der ganze Körper ist am Atemprozess beteiligt. Die Spannungen und Blockaden des Atemstroms können wir nur lösen, wenn wir – wie in der Übung oder im Chi-Training beschrieben – ab und zu in die Tiefenentspannung gehen. Gleichzeitig können wir im Alltag mehr Aufmerksamkeit entwickeln, um die Anspannung des Atemflusses loszulassen. Zwei sehr einfache natürliche Aktivitäten können wir dafür einsetzen:

- **das Gähnen**
- **das Seufzen**

Beide Handlungen geschehen in der Regel ganz spontan, um mehr Wohlbefinden und Gelöstheit zu erzielen. Wie anmutig ist es, wenn eine Katze gähnt! Probieren Sie es einfach vor dem offenen Fenster aus: Gähnen Sie oder, wenn Ihnen danach mehr zumute ist, seufzen Sie nach Herzenslust. Mit frischer Luft tanken Sie Sauerstoff und bestreiten damit den größten Teil des Energiehaushalts. Luft ist Lebensenergie. Eine natürlich tiefe Atmung sorgt für innere Ruhe, Gelassenheit und kraftvolles Handeln. Wenn Sie über einen längeren Zeitraum regelmäßig Aufmerksamkeit auf Ihren Atemprozess richten, ohne ihn beeinflussen zu wollen, können Sie schrittweise zu Ihrem natürlichen Atem zurückfinden. Sie können erleben, was die Erfahrung „Es atmet mich" bedeutet und dabei eine tiefe innere Klarheit und Wohlbefinden empfinden. Wer richtig atmet, ist in seinem Haus, dem Körper, zu Hause.

Sauerstoff – unsere Hauptenergiequelle

Sauerstoff ist der wichtigste Energielieferant unseres Organismus. Sauerstoffmangelzustände sind im höheren und sehr hohen Lebensalter (arteriosklerotisch veränderte Gefäße) die Regel, treten aber auch schon in jüngeren Jahren, besonders bei anhaltend starkem Stress und bei bewegungsarmer Lebensweise, auf. Wer unter Sauerstoffarmut leidet, wird bei einer Sauerstofftherapie eine Erhöhung der körperlichen und geistigen Leistungsfähigkeit, eine Abnahme von Migräneanfällen und Kopfschmerzen und eine Stärkung des körpereigenen Abwehrsystems erfahren. Die Sauerstofftherapie ist ein natürliches Verfahren zur Erhöhung der Sauerstoffkonzentration im Blut durch Einatmen eines Sauerstoff-Luftgemisches.

Insbesondere die Kombination mit Tiefenwärme und dem Chi-Training, das durch die Verbesserung der Mikrozirkulation den Sauerstoff zu den Geweben transportieren hilft, erzeugt enorme Verstärkungseffekte der Sauerstofftherapie. Die Wirkung wird um ca. 40% gesteigert.

Krebskranken sei die Sauerstoffmehrschritt-Therapie nach von Ardenne in Kombination mit Hyperthermie empfohlen. Die Bedeutung von Sauerstoffmangel bei der Entstehung von Krebs hat Warburg nachgewiesen. Regelmäßige Tiefenwärme-Schwitzkuren plus Sauerstofftherapie eignen sich ideal zur Vorbeugung von Krebs.

4. Wärme und Licht – unser Lebenselixier

Infrarot-A-Tiefenwärme und Licht sind ein hochwirkungsvoller Weg aus der Regulationsstarre.

Sie bewirken:

- Förderung des Stoffwechsels
- verbesserte Versorgung mit Nährstoffen und Sauerstoff
- Ausscheidung von Stoffwechselschlacken, Säuren und Umweltgiften
- Unterstützung des Körperfett-Abbaus
- Konditionierung des Herz-Kreislauf-Apparates mit Steigerung der Durchblutung des Körpers
- Verbesserung der Fließeigenschaften des Blutes, Verschwinden von „Geldrollen“
- Stimulierung des Immunsystems mit Steigerung der Abwehr- und Selbstheilungskräfte des Organismus
- Linderung bei Schnupfen, Ohrenschmerzen, Nasennebenhöhlenentzündung, Hexenschuss, Blutergüssen und Muskelverspannungen

Das Leben zeigt sich nicht nur in der Bewegung und Veränderung, sondern auch in der Wärme. Auf molekularer Ebene entsteht Wärme durch intensive Bewegung, Kälte durch das Erstarren der Molekularbewegung. Wärme und Bewegung sind somit nicht voneinander zu trennen. Wärme ist essentieller Weg aus der Starre.

Ohne Wärme können die Lebensprozesse nicht stattfinden. Chemische Reaktionen verdoppeln ihre Geschwindigkeit bei einer Temperaturzunahme von 10 °C. Beim Menschen wird die Temperatur in einem sehr engen Bereich zwischen 37 und 38 °C reguliert. Unterkühlung und

Fieber sind beides Zustände, in denen die Körperfunktionen vom Normalzustand abweichen. Einen Großteil unserer Nahrungsenergie verwenden wir dafür, unsere Temperatur aufrecht zu erhalten. Daher können Säugetiere wie Igel, Fledermaus und Murmeltier, die einen Winterschlaf halten, durch eine Senkung der Körpertemperatur um bis zu 5 °C den Energieverbrauch auf 1/10 des Normalwertes reduzieren.

Was ist eigentlich Fieber?

Subjektiv assoziieren wir mit dem Zustand des Fiebers Krankheit, wir erinnern uns an die Situationen, in denen wir mit Fieber im Bett gelegen und uns wahrscheinlich gar nicht wohl gefühlt haben. Den meisten Menschen ist leider nicht bewusst, dass das Fieber nicht die Krankheit ist, sondern die Reaktion darauf. Der Körper steigert seine Stoffwechselaktivität, um z.B. Krankheitserreger besser bekämpfen zu können. Fieber ist somit eine Methode des Körpers, sich zu heilen. Insofern ist auch die Unterdrückung des Fiebers – außer wenn es wirklich sehr hoch und damit gefährlich ist – nicht sinnvoll.

Viele Menschen wollen einfach nur das Symptom *„Fieber“* zum Verschwinden bringen. Sie haben nicht die Geduld, den Körper, der tatsächlich sehr schnell und effektiv arbeitet, seinen eigenen Heilungsprozess durchführen zu lassen, und greifen daher schnell zum fiebersenkenden Medikament.

Wir haben die Erstarrung des Wärmeregulationssystems bereits im Zusammenhang mit der Entstehung von Krebs betrachtet. Es lohnt sich, auch den gesunden Zustand noch einmal genauer anzuschauen. Jedes System braucht Anreize und Training, um richtig funktionieren zu können. Kinder nehmen gern alles in den Mund und kommen damit mit allerlei Schmutz in Kontakt. Dies ist ein effektives Training für das Immunsystem, solange man Grundprinzipien der Hygiene dabei beachtet. Der Körper lernt, sich mit vielerlei Fremdsubstanzen auseinander zu setzen. Jeder Muskel braucht regelmäßige Bewegung, damit er richtig arbeiten kann. Ebenso ist auch für unser Wärmesystem ein Training erforderlich. Die moderne technische Entwicklung hat uns Zentralheizungen, stark isolierte Häuser, Klimaanlagen und Schutzkleidung für die Kälte des Winters beschert. Insofern haben wir uns vom natürlichen Wärmerhythmus der Natur weitgehend abgekoppelt.

Trotz reichlicher, ja, überreichlicher Ernährung fehlt vielen Menschen heute die Eigenwärme. Kalte Hände oder Füße sind im Winter weit verbreitet; selbst in geheizten Räumen und im Bett wird Frösteln empfunden. Dies weist auf ein generelles Abwehrdefizit hin: Zu beobachten ist dann eine zunehmende Anfälligkeit für Erkältungskrankheiten, aber auch die Tendenz zu degenerativen Zellveränderungen.

Beim Krebs finden wir fast immer eine Erstarrung der Wärmeregulation und Drosselung der Energie- und Wärmeproduktion. Der Krebskranke hat häufig vor seiner Erkrankung über Jahre oder Jahrzehnte kein Fieber mehr erlitten und hat eine insgesamt erniedrigte Körpertemperatur. Die Ärzte des Mittelalters nannten den Krebs eine *„kalte und trockene Erkrankung“*. Mit dieser Charakteristik haben sie zwei wichtige Eigenschaften des Krebskranken erfasst, nämlich seinen gestörten Wärmeorganismus und seinen gestörten Wasserhaushalt. Daher ist es sinnvoll, die natürlichen Außenreize als Training für das Wärmesystem zu nutzen:

- Gewöhnen Sie sich schrittweise wieder daran, im Kühlen zu schlafen und frische Luft (Sauerstoff!) in den Schlafraum zu lassen. Der tägliche Rhythmus zwischen warm (Tag) und kalt (Nacht) ist ein ideales Trainingsfeld. Vermeiden Sie allerdings Zugluft!
- Scheuen Sie nicht Wind und Wetter im Frühling und Herbst. Halten Sie aber Hals, Ohren und Füße warm, und atmen Sie immer durch die Nase! Sonst wird aus dem Immun-Training leicht ein grippaler Infekt.

- Wählen Sie Kleider aus natürlichen Materialien wie Baumwolle und Wolle, da diese ein gesundes Hautklima gewährleisten – im Gegensatz zu Synthetik-Material, das nicht nur durch elektrostatische Spannungen den Energiehaushalt des Körpers stört, sondern auch Schweiß nicht resorbiert.
- Nutzen Sie Infrarot-A-Tiefenwärme, um Ihr Wärmesystem zu trainieren und zu aktivieren.

Tiefenwärme aktiviert den Stoffwechsel und entgiftet

Wir sind als Wärmewesen von der Wärme der Sonne abhängig, ohne die das Leben auf der Erde nicht möglich wäre. Wenn die Sonne scheint, fühlen wir uns wohler, sind besser gelaunt, fröhlicher und aktiver. Vor allem aber in den Wintermonaten erreicht uns zu wenig Sonne.

Die positive Wirkung der Sonne beruht auf ihrer infraroten Strahlungswärme, dem sichtbaren Licht, das alle Farben enthält, und dem energiereichen UV-Licht. Die infrarote Wärmestrahlung ist eine zentrale Energiequelle für unser Leben und ist energieärmer und daher unschädlicher als die ultraviolette Strahlung, die bei Überdosierung Hautschäden und Hautkrebs verursachen kann. Sie ist die einzige Energieform, die Materie direkt erwärmt, ohne dabei die sie umgebende Luft zu erwärmen. Auch unser Körper strahlt infrarote Energie aus. Dies ist mit ein Grund, warum die Berührung durch einen anderen Menschen als heilsam empfunden wird. Seit Jahrtausenden benutzen die Menschen Wärme als Heilmittel, um Krankheiten wie Rheuma, Gicht, Ischias, Neuralgien und Erkältungskrankheiten unter dem Wärmeeinfluss zu bessern.

Die Erhöhung der Körperwärme hat eine Mobilisierung des Immunsystems zur Folge. So galt vor der Entwicklung von Antibiotika und Kortikoiden die Ganzkörperhyperthermie bei der Behandlung chronischer Infektionen und Entzündungen als Standardtherapie. Heute wird speziell die Infrarot-A-Wärme in vielerlei Hinsicht therapeutisch genutzt, da Infrarot-A-Strahlen durch die Haut selektiv aufgenommen werden. Die Haut und der Stoffwechsel brauchen für ihre Funktionen eine Anregung. Die Erzeugung infraroter Energie innerhalb des Gewebes ist ein Teil der gesunden Körperaktivität.

Bei der Erwärmung des Körpers lassen sich interessante Veränderungen beobachten:

- Stoffwechsel und biochemische Prozesse werden bei jedem Grad Celsius Kerntemperatur um 15% beschleunigt. Dies führt zu erhöhter Regeneration und zu verbesserten Reparaturmechanismen im Gewebe.
- Der Abbau von Medikamenten und anderen Fremdstoffen kann sich bei erhöhter Körpertemperatur beschleunigen.
- Sol- und Gel-Lösungen, sowie fettähnliche Stoffe (Lipoide) tendieren dazu, in einen flüssigen Zustand überzugehen, was zu einer erhöhten Viskosität der außerzellulären Körperflüssigkeiten und zu einer erhöhten Elastizität der Zellmembranen führt. Dies sind beides Effekte, die einer Erstarrung entgegen wirken.
- Die Zellmembranen werden insgesamt durchlässiger. (Die passive Diffusion wird erhöht.)

Der vor 2500 Jahren lebende Arzt Paramenides hat die Wirkung der Wärme treffend beschrieben: *„Gib mit ein Mittel, Fieber zu erzeugen, und ich heile jede Krankheit"*.

Die Arndt-Schultz'sche Regel besagt, dass schwache Reize die Lebenskraft anfachen, während starke Reize sie hemmen und stärkste Reize die Lebensfunktion lähmen. Bei der Wärme kommt es also auf die richtige Dosierung an, wenn sie stärkend wirken soll. Ein Dauerreiz ist von seiner Wirkung her kritisch zu beurteilen, wie z. B. ein elektromagnetisches Feld, welches zur Entleerung der Kraftreserven (Erniedrigung des elektrochemischen Membranpotentials) führen kann. Die meisten lebenden Zellen weisen eine dem Temperaturanstieg proportionale Stoffwechselsteigerung bis zur Grenze der Wirkungsumkehr und irreparablen Hitzeschädigung auf.

Zur Aktivierung des Wärmehaushalts verwenden wir ein System, das in ähnlicher Weise für die Hyperthermie benutzt wird. Der sichtbare Spektralbereich des Lichts endet bei etwa 780 Nanometer (nm). Das sich anschließende Infrarotgebiet wird in IR A, B und C aufgeteilt. Die kurzwellige Infrarot-A-Strahlung (780 bis 1.400 nm) erweist sich dabei als sehr vorteilhaft; denn sie dringt 40 bis 50 mal so tief in die Haut ein wie die langwellige Infrarot-B und -C-Strahlung. So werden die tieferen, stark durchbluteten Hautschichten (Unterhautfettgewebe) erwärmt, die oberen empfindlichen Hautschichten werden geschont. Die oberen Hautschichten sind nicht nur hitze-, sondern auch wesentlich schmerzempfindlicher. Daher ist die kurzwellige Infrarot-A-Strahlung spürbar wirkungsvoller und schonender als herkömmliche Infrarot-C-Strahlung (wie z.B. in Infrarot-Wärmekabinen oder finnischen Saunen). Die Haut und die Muskeln werden durch die Wärme stimuliert. Starkes Schwitzen ist die Folge. Die innere Körperkerntemperatur kann sich erhöhen.

Auf zwei Komponenten kommt es bei einer effektiven Licht- und Wärme-Anwendung vor allem an:

1. die eigentliche Infrarot-A-Lichtstrahlung
2. das Reflektieren der Körperwärme und Infrarot-Strahlung durch Spezial-Reflektorfolien.

Die bei der Körperbehandlung entstehenden 40-60 °C werden als angenehm und wohltuend empfunden. Sie schließen deshalb eine hohe körperliche Belastung, wie z.B. in der Sauna, weitgehend aus. Durch die gleichermaßen intensive wie sanfte Wirkung lässt sich die Anwendung auf 15 – 30 Minuten pro Sitzung begrenzen.

Eine künstliche Infrarot-A-Bestrahlung ist der Sonne nachempfunden. Neben der Tiefenwärme stimuliert auch das Licht entscheidend das körperliche und seelische Wohlbefinden. Dies ist wohl ein weiterer Grund, warum man sich nach der Anwendung eines Tiefenwärme-Licht-Systems nicht so müde wie nach einer klassischen Sauna fühlt, sondern voller neuer Lebenskraft. Prof. Popp hat festgestellt, dass Zellen vorwiegend durch sogenannte Biophotonen – durch Licht also – kommunizieren. Auf die Bedeutung von Biophotonen, das Licht in unseren Zellen, kommen wir später noch ausführlicher.

Fettverbrennen ohne Anstrengung

In einer wissenschaftlichen Untersuchung hat die Niedersächsische Akademie für Photomedizin und Gesundheitsbildung e.V. folgendes festgestellt: *„Die Untersuchung ergab, dass Infrarotbestrahlung Abnehmen stark begünstigt. Die Einwirkung von Infrarotlicht kann das Körperfett enorm reduzieren. Die Strahlen durchdringen, ohne sie zu erwärmen, die oberste Hautschicht und treffen in dem darunter liegenden Fettgewebe auf Blutgefäße. Diese erwärmen und weiten sich. Die Folge: eine bessere Durchblutung des Fettgewebes und ein vereinfachter Abtransport der Fettsäuren. Durch die verstärkte Durchblutung erhöht sich der Kalorienverbrauch. Die Testreihe der Akademie ergab bei etwa 50% der Personen eine mögliche Gewichtsabnahme zwischen sechs und zehn Kilogramm innerhalb von vier Wochen. Zwei bis vier Behandlungen wöchentlich waren dazu nötig."*

Erfahrungen zeigen, dass gerade durch häufige Diäten der Stoffwechsel in seiner Aktivität gestört wird. Die Übergewichtigen essen nur wenig und nehmen trotzdem nicht ab. Ein Bewegungstraining kommt häufig in der Anfangssituation nicht in Frage, da die Leistungsfähigkeit eingeschränkt ist und meistens auch die Motivation fehlt. Die Anwendung von Infrarot-A-Tiefenwärme kann in dieser Situation den dringend notwendigen Impuls zur Aktivierung des Stoffwechsels geben und damit den Fettabbau wieder in Schwung bringen. Wenn gleichzeitig die Ernährungssituation verbessert wird, steht einer auf Dauer erfolgreichen Gewichtsreduktion nichts mehr im Wege.

Passiver Trainingseffekt für Herzgefäße

Infrarot-Wärme stimuliert die Blutzirkulation: Auf die Erwärmung reagiert der Körper mit einer Erhöhung der Blutzirkulation. Die Erwärmung bestimmter Körperpartien verursacht auch in anderen Körperbereichen Fernreflexe und wirkt gefäßerweiternd. Der Blutdruck sinkt. Das Herz-Kreislaufsystem wird trainiert. Die Hirndurchblutung und Gedächtnisleistung werden verbessert.

Das Infrarot-Wärmesystem ermöglicht auch Menschen im Rollstuhl oder anderen Behinderten, die nicht durch Übungs- oder Konditionsprogramme belastbar sind, ein Training für Kreislauf und Herzgefäße und bietet gleichzeitig größere Variationsmöglichkeiten bei laufenden Trainingsprogrammen. Auf den Tiefenwärmeeffekt im Muskelgewebe reagiert der Körper mit einer Steigerung von Herz- und Pulsschlag. Diese günstige Wirkung auf das Herz führt zu einem Herzgefäßtraining mit Konditionseffekt. Der Körper senkt seine Temperatur durch die Intensivierung des Blutkreislaufes und die damit verbundene höhere Herzfrequenz. Untersuchungen der NASA führten zu der Erkenntnis, dass eine Stimulierung durch infrarote Wärmestrahlung die ideale Methode ist, um die Kondition der Herzgefäße amerikanischer Astronauten während langer Raumfahrten auf gleichem Niveau zu halten.

Ein Infrarot-Wärmesystem kann somit eine wichtige Funktion bei Fitness- und Konditionstraining erfüllen und sollte als integrierter Bestandteil in Trainingsprogramme eingebaut werden.

Entschlackung, Entsäuerung und Entgiftung

Der menschliche Organismus wird ständig mit Giftstoffen belastet, denen wir in der heutigen Zeit nicht mehr ausweichen können: Pestizide, Wachstumshormone und Antibiotika im Fleisch, Quecksilber und andere Schwermetalle in Zahnmetallen usw. Viele chronische Erkrankungen mit zunehmendem Lebensalter stehen in ursächlichem Zusammenhang mit einer chronischen Übersäuerung des Körpers durch säureüberschüssige Ernährung (Fleisch, Zucker, tierisches Fett) und Stress. Viele toxische Stoffe, die wir über die Organe nicht ausscheiden können, werden im Fettgewebe ablagert.

Die Strahlungsenergie der Infrarot-A-Wärmestrahlung ist durch ihre Tiefenwirkung im Unterhautfettgewebe in der Lage, den nötigen Temperaturbereich ohne übermäßige Beanspruchung des Kreislaufes zu erreichen. Dabei verflüssigt sich allmählich das Fett und eine wesentlich höhere Konzentration der ausgeschiedenen toxischen Stoffe kann erreicht werden. Die regelmäßige Nutzung eines Infrarot-Wärmesystems ist deshalb ein optimaler Weg, den Körper zu entgiften und Schlacken, überschüssige Säuren, Umweltgifte und Schwermetalle über die Haut auszuscheiden. Dies gilt nicht nur für toxische Stoffe, die zwangsläufig über die Nahrung oder unsere Zähne (Amalgam) in den Körper gelangen, sondern auch für Alkohol oder Nikotin.

Die Hauptbestandteile des Schweißes bei Nutzung eines Infrarot-Wärmesystems sind neben dem Wasser auch Fett und Cholesterin mit erheblichen Anteilen von Schwermetallen. Der Schweiß von Menschen, die ein Infrarot-System benutzen, wurde analysiert und mit dem Schweiß bei Nutzung einer konventionellen Heißluftsauna verglichen.

Hierbei wurden folgende Inhalte ermittelt :

- Finnische Sauna: Wasser 95-98 %
  Nichtwasser-Anteile ca. 5%
- Infrarot-Sauna: Wasser 80-85%
  Nichtwasser-Anteile 15-20%

Vergleicht man die klassische Heißluftsauna und das Infrarot-System hinsichtlich der Schweißmenge und des Entgiftungspotentials, ist erkennbar, dass das Infrarot-System bei einer bis zu doppelt so hohen Schweißmenge und einem dreifach so hohen Nichtwasser-Anteil ein Entgiftungspotential mit einem mehr als 6-fach so hohen Wirkungsgrad erreichen kann. Im Schweiß wurden nach einem Wärmebad in einem Infrarot-Wärmesystem folgende Nichtwasser-Bestandteile gemessen: Blei 84 mg, Kadmium 6,2 mg, Nickel 1,2 mg, Kupfer 0,11 mg, Natrium 0,84 g.

Eindeutige Ergebnisse stellte die Wasserschloss-Klinik in Neuharlingersiel vor, die auch Erfahrungen amerikanischer Umweltmediziner bestätigen:

1. Bei schadstoffbelasteten Patienten sanken die Umweltgiftkonzentrationen im Blut deutlich ab, der gasförmige Austritt über die Haut konnte sogar chemisch gemessen werden (Benzol, Trichlorethan, Gesamtkohlenwasserstoffe).
2. Allergische Erkrankungen wie z.B. Neurodermitis, chronische Bronchitis und Infektneigung besserten sich bei mehrfach behandelten Kindern und Erwachsenen wesentlich.

Hilfe bei Rheuma, Rückenschmerzen, Verspannungen und chronischen Krankheiten

Durch die Entsorgung von sauren und toxischen Schlacken aus dem Bindegewebe können selbst chronische Rückenschmerzen und Rheumabeschwerden gelindert oder zum Verschwinden gebracht werden. Basische Mineralien und Citrate sind dabei eine wichtige und wirkungsvolle Unterstützung. Die Entschlackung und Entgiftung des Organismus zur Vorbeugung und Behandlung chronischer Erkrankungen ist angesichts der Häufigkeit und Zunahme schmerzhafter Störungen am Stütz- und Bewegungsapparat, an Muskeln und Bindegewebe, Bändern und Sehnen, Knochen und Gelenken von hohem biologischen Nutzen.

Infrarot-Wärme verringert die Steifheit von Gliedmaßen und löst Muskelverspannungen. Dieser Effekt ist wichtig bei verletzten Sehnen, Bändern oder Muskeln. Aber auch zur Verringerung der Verletzungsgefahren bei Sportlern ist eine tiefgehende Erwärmung vor dem Training oder vor sportlichen Höchstleistungen zu empfehlen. Hierdurch wird eine intensivere und bessere Dehnung erreicht. Infrarot-Wärme reduziert die Muskelverspannung und lindert so Schmerzen. Ischiasschmerzen und Rückenschmerzen entstehen durch Muskelverspannungen; dieser Teufelskreis wird durch Wärme unterbrochen. Die Wärme reduziert die Schmerzwellen, sowohl bei den Nervenwurzeln als auch im umliegenden Gewebe.

Da die Wärme einen Einfluss auf den Gesamtorganismus hat, lassen sich bei sehr vielen Erkrankungen – insbesondere auch aus dem chronisch entzündlichen Bereich – positive Effekte erzielen. In der Sportmedizin wird Infrarot-A-Wärme zur Lösung von Verkrampfungen, Durchblutungssteigerung, Regeneration und Rehabilitation eingesetzt. Japanische Ärzte berichten auch von sehr guten Erfolgen bei Krankheiten wie Schulterversteifung, Schlaflosigkeit, Akne, Verdauungsstörungen, Ohrenbeschwerden, Menopausen-Syndrom und Menstruationsschmerzen.

Prof. K.L. Schmidt, Rheumaklinik Bad Nauheim der Universität Gießen, konnte in einer Pilotstudie bei Patienten mit der besonders schmerzhaften rheumatischen Erkrankung der Muskeln und Sehnen, der Fibromyalgie, eine wesentliche Besserung der messbaren Symptome erreichen. Nach neun Sitzungen innerhalb von drei Wochen litten die Patienten unter deutlich weniger Schmerzen. Auch in verschiedenen Schriften japanischer, chinesischer und amerikanischer Ärzte und Wissenschaftler wird von überzeugenden Verbesserungen der Beschwerdebilder bei einer Reihe von Krankheitssymptomen berichtet.

Schöne Haut durch Tiefenwärme

Die Haut ist eines der wichtigsten Organe unseres Körpers: sie dient der Entgiftung, der Wärmeregulierung, der Sensorik, sie dient als Schutzbarriere und als unser Aushängeschild. Infrarot-A-Wärme wirkt intensiv auf die Anregung der Hautdurchblutung, dies ist ausschlaggebend für eine jugendliche, weiche Haut. So kann sich die Haut rasch von Verunreinigungen und toten Zellen befreien. Die alte, raue Haut wird beseitigt, ihre Elastizität wird verbessert. Eine Cellulitis entsteht, wenn sich eine geleeartige Substanz aus Wasser, Fett und – meist sauren – Abfallstoffen unter der Haut ablagert. Infrarot-A-Tiefenwärme kann die Haut wieder ins Gleichgewicht bringen und es dem Körper ermöglichen, sich von diesen Stoffen zu befreien. Auch Ekzeme können sich dadurch rascher zurückbilden. Akne-Poren werden geöffnet, so dass überflüssiger Talg beseitigt werden kann.

Fallbeispiel: Anwendung der Tiefenwärme 30 min. Danach im Laufe des Nachmittags: Zunehmende linksseitige Nervenschmerzen am Ischias, Leiste, Hüfte, Bein bis zur Schulter ausstrahlend. Am nächsten Morgen: Keine Wassereinlagerungen mehr an Bauch, Brust und Oberschenkel; Cellulite glatter; intensive Darmentleerung. Seitdem komplettes Wohlgefühl.

Tiefenwärme lässt die Zellen aufatmen

Wenn Tiefenwärme in Kombination mit Chi-Training, reichlich Wasser, basischen Citraten und etwas bioaktivem Vitamin C angewendet wird, lassen sich im Dunkelfeldmikroskop die exzellente Verbesserungen des Blutes und seiner Fließeigenschaften beobachten (vgl. Bildteil). Starke

Eiweiß- und Fibrinablagerungen im Plasma sowie Geldrollenbildung – so nennt man das Phänomen von sich aneinanderlagernden roten Blutkörperchen, die an Sauerstoff und Energiemangel leiden – verschwinden meist nach der Anwendung. Die Erythrozyten können wieder frei schwimmen und damit auch in die feinen Kapillaren gelangen, um die Gewebe mit Sauerstoff zu versorgen. Der zusätzliche Sauerstoff bewirkt ein besseres Arbeiten der Körperorgane und liefert ein Plus an Energie. Die Gerinnungsfreudigkeit des Blutes – ein wichtiger begünstigender Faktor für Herzinfarkt und Hirnschlag – nimmt deutlich ab.

Die wärmebedingte Erweiterung der Gefäße führt zu einer besseren Durchblutung und Sauerstoffversorgung. Schmerz ist meist ein Signal von Sauerstoffmangel und der Anhäufung von sauren Stoffwechselschlacken, die in einem sauerstoffarmen Milieu entstehen. Sie kennen alle das Phänomen, wenn Sie einen Berg hinaufradeln. Je nach Trainingszustand sind ab einem gewissen Punkt die Sauerstoffreserven des Muskels aufgebraucht, und er schmerzt, da er nur durch säureproduzierende Zuckergärung Energie gewinnt. Der verkrampfte, schmerzende Muskel ist ein typisches Beispiel für langanhaltende Mangelversorgung.

Krebsvorsorge und Krebsbehandlung

Studien haben gezeigt, dass ein Großteil der Krebskranken vor ihrer Erkrankung seit vielen Jahren keinen hochfieberhaften Infekt mehr hatte. Insgesamt haben sie meist eine erniedrigte Körpertemperatur, Ihre Wärmeregulationsfähigkeit ist auf einem niedrigem Niveau erstarrt. Fieber stimuliert das Immunsystem und unterstützt so die Vernichtung von Krebszellen, während eine erniedrigte Körpertemperatur Tumore begünstigt Bei vielen unerwarteten Spontanheilungen von Krebs wird ein Zusammenhang mit einer hochfieberhaften Infektion vermutet.

Aus Gesprächen mit Therapeuten und bei ersten eigenen

Untersuchungen ergeben sich vielversprechende Hinweise darauf, dass es durch regelmäßige Tiefenwärme-Anwendungen möglich ist, die gestörte Wärmeregulation des Organismus zu reaktivieren. Der Körper lernt auf diese Weise wieder zu schwitzen und bei einer Infektion zu fiebern. Eine Studie in diesem Zusammenhang wird gerade begonnen. Da toxische Stoffe häufig krebserregend wirken, beugt regelmäßiges Schwitzen auch wegen seiner entgiftenden Wirkung Krebs vor. In der Krebsbehandlung werden hyperthermische Ganzkörpertherapien bei verschiedenen Krebsarten inzwischen als wirksame Behandlungsmethoden angesehen. Je nach Anwendungsdauer hat die Tiefenwärme unterschiedliche Wirkungen:

Milde Hyperthermie: Kerntemperaturerhöhung bis ca. 38,5°C. Wirkungsvoll zur Behebung oder Linderung von: Wärmeregulations-Starre, Arthrose, Weichteilrheumatismus, chronischen Verspannungen, Hypertonie, chronischen Schmerzen, Schönheitspflege, Cellulite, Gesundheitsvorsorge, Durchblutungsstörungen, Entgiftung- und Entschlackung. Anwendung bis zu 30 Minuten.

Folgende Formen der Hyperthermie sollten nur unter ständiger EKG-Kontrolle, Flüssigkeitszufuhr und Aufsicht eines erfahrenen Therapeuten erfolgen. Die Flüssigkeitszufuhr erfolgt vorzugsweise intravasal, ist aber auch oral durch regelmäßiges Trinken möglich.

Moderate Hyperthermie: Kerntemperaturerhöhung auf 38,5-40,5°C. Wirkungsvoll bei: chronischen Entzündungen, insbesondere der Atemwege und des Darms, Asthma bronchiale, rheumatische Erkrankungen und Polyarthritis (auf keinen Fall während eines akuten entzündlichen Schubs!!) Chronische Entzündungen sind auf eine Fehlregulation des Abwehrsystems zurückzuführen. Die Hyperthermie hilft, diese Fehlregulation wieder zu korrigieren. Anwendung 30-60 Minuten mit anschließender einstündiger Aufrechterhaltung der erhöhten Körpertemperatur durch Einwickeln in Rettungsfolie.

Moderate Hyperthermie bei Krebserkrankungen

Fiebertemperaturen bis 40,5°C führen zu keiner direkten thermischen Schädigung von Krebszellen. Daher ersetzt die moderate Ganzkörper-Hyperthermie auch nicht die tumorzerstörenden Standardtherapien. Aber sie kann deren Wirkung verstärken und die Abwehrlage des Organismus verbessern, indem die Aktivität der natürlichen Killerzellen und die zelluläre Immunität gesteigert wird. Das kann entscheidend sein, damit die verbliebenen Krebszellen nicht erneut Tumore (Rezidive) entwickeln. Die Ganzkörper-Hyperthermie kann insbesondere auch bei metastasierten Krebserkrankungen eingesetzt werden, bei denen die Standardtherapien nicht mehr oder nur ungenügend ansprechen.

Zudem deuten neueste Ergebnisse amerikanischer Grundlagenforschung darauf hin, dass die Ganzkörper-Hyperthermie mit Fiebereffekt dem Immunsystem entscheidend helfen kann, die Krebszellen zu demaskieren und so besser zu erkennen. Die hyperthermische Behandlung von Tumoren sollte immer unter der Aufsicht und Anleitung eines erfahrenen Arztes erfolgen.

Was ist bei der Wärmeanwendung zu beachten?

Im Vergleich zu einer finnischen Sauna oder einer Infrarotwärmekabine beginnen Sie mit einem Tiefenwärme-Licht-System in der Hälfte der Zeit, intensiv zu schwitzen. Gleichzeitig wird Haut und Organismus geschont, weil die Wirkung vor allem das Unterhautfettwebe erreicht. Sie fühlen sich nach der entspannenden Anwendung für gewöhnlich energiegeladen und fit, nicht müde und bettreif.

Dennoch sollten Sie für die Nutzung der Tiefenwärme die gleichen Regeln beachten, die auch bei Saunabenutzung beachtet werden sollten. Im Krankheitsfall sollte vor der Benutzung der behandelnde Arzt konsultiert werden. Menschen, die an Thrombose leiden, sollten eine Erwärmung der Beine vermeiden und Systeme verwenden, bei denen die Unterschenkel von der Erwärmung ausgeschlossen sind. Die Anwendung erfolgt dabei am besten im Liegen.

Um richtig ins Schwitzen zu kommen, ist es wichtig, dass der Körper die aufgenommene Wärme nicht wieder abstrahlen kann. Ein Infrarot-Strahler ohne entsprechende Wärmedämmung erwärmt lokal das Gewebe und verbessert die Durchblutung, führt aber nicht zur erwünschten Erhöhung der Körperkerntemperatur und zum Schwitzen.

Die Erwärmung des Kopfes wird nicht zu Unrecht häufig als unangenehm empfunden. Für den Schwitzeffekt ist sie sicher nicht notwendig. Wer lieber einen kühlen Kopf bewahren will, sollte ein System wählen, das es ermöglicht, den Kopf von der Infrarot-Erwärmung völlig auszuschließen. Dies ist bei Menschen, die schon einmal einen Schlaganfall erlitten haben, unbedingt notwendig.

Auch während einer Sitzung von 30 bis max. 45 Minuten können mindestens 0,5-1 Liter Flüssigkeit getrunken werden, um ausgeschwitzte Flüssigkeit zu ersetzen und das Schwitzen zu fördern. Da ein durch Wärme aktivierter Stoffwechsel verstärkt Säuren und freie Radikale frei setzt, ist es sehr empfehlenswert, vor und nach der Anwendung reichlich reines Wasser mit bioaktivem Vitamin C sowie basischen Citraten und Mineralien (vor allem Kalium, Magnesium) zu trinken. Falls in seltenen Fällen kein Schweiß austritt oder leichte Beschwerden auftreten, sollte die Hyperthermiezeit verkürzt werden, da sich ein Organismus, der nicht schwitzen kann, ansonsten überhitzt.

Ein durchdachtes Tiefenwärme-Licht-System erhöht die Gewebetemperatur und damit den Zellstoffwechsel, die Fettverbrennung und den Sauerstoffbedarf der Zelle. Daher ist die Kombination mit einer Sauerstofftherapie und einem Chi-Gerät sehr empfehlenswert. Das Chi-Gerät aktiviert nämlich die Mikrozirkulation des Blutes und der Lymphe und verbessert damit die Sauerstoffversorgung. Nur wenn ausreichend Sauerstoff über den Kreislauf in die

Zelle transportiert worden ist, kann Fett in richtiger Weise verbrannt werden. Dagegen kommt es unter sauerstoffarmen Bedingungen zu einer Gewebeübersäuerung.

Die Heilkraft des Sonnenlichts

Das Sonnenlicht ist die eigentliche Quelle des Lebens auf der Erde. Es ist die Kraft, die das Leben in Gang setzt und die Energiequelle, die es aufrechterhält. Sämtliches Leben auf der Erde beruht auf dem Zusammenspiel von Sonnenlicht und Wasser. Unter Sonneneinstrahlung spalten Pflanzen Wasser in Wasserstoff und den Sauerstoff, den wir zum Leben brauchen, und sie verwandeln die Energie des Sonnenlichts in energiereiche organische Verbindungen, die wir essen und so wiederum indirekt die Sonnenenergie zu uns nehmen. Wissenschaftlich erwiesen ist, dass wir für unsere geistige und körperliche Gesundheit die Energie des Sonnenlichts in ausreichender Menge auch in direkter Form benötigen. Auch im Zeitalter des Ozonlochs und der schädigenden Sonneneinstrahlung gibt es Möglichkeiten, Körper und Seele mit gesundem Licht zu versorgen.

Schon die alten Chinesen, Inkas, Mayas und Ägypter verehrten die wiederbelebenden Kräfte des natürlichen Sonnenlichtes. Die Griechen und Römer behandelten Krankheiten mit Hilfe der Sonne. Unser heutiges Leben erlaubt es uns nicht mehr, genug von dem lebensnotwendigen natürlichen Tageslicht zu erhalten.

Zu Beginn des 20. Jahrhunderts arbeiteten mehr als 70% aller Europäer im Freien, der moderne Mensch verbringt noch ca. 5% seines Lebens im Freien. Zur optimalen Erhaltung der Gesundheit müsste der moderne Mensch mindestens zwei Stunden pro Tag natürliches Sonnenlicht aufnehmen. Sonnenlichtmangel ist somit die Zivilisationskrankheit des späten 20. Jahrhunderts!

Besonders im Herbst und Winter führt der Mangel an Sonnenlicht nicht selten zu Lethargie, depressiv-pessimistischer Grundstimmung, exzessivem Essen, verminderter Immunabwehr, übermäßigem Schlaf, Morgenmüdigkeit und Konzentrationsschwäche. Die sogenannte Winterdepression wird schon seit vielen Jahren erfolgreich mit besonders hellem Licht behandelt.

Das volle Spektrum des Sonnenlichts umfasst alle Farben des Regenbogens. Jede Farbe übt eine spezifische Wirkung auf den Organismus aus. So aktiviert der Rotbereich z. B. intensiv das Herz- und Kreislaufgeschehen, der UV-Bereich das Immunsystem. Herkömmliches Kunstlicht (wie bei normalen Leuchtstoffröhren oder Glühbirnen) weicht in seiner Spektralkurve erheblich vom Farbspektrum des Sonnenlichts ab und wirkt sich daher auf Dauer negativ auf unsere Gesundheit aus.

Natürliches Tageslicht setzt sich aus sichtbaren und unsichtbaren Licht-Spektren zusammen: Ultraviolett B+A, Violett, Blau, Grün, Gelb, Orange, Rot, Infrarot. Das sichtbare Licht birgt also alle Farben und die unsichtbaren Lichtanteile Infrarot und UV in sich. Alle Lichtanteile haben wichtige biologische Auswirkungen. Die Wirkung von Infrarotlicht haben wir ausführlich beschrieben. Wenden wir uns nun dem umstrittenen UV-Anteil des Sonnenlichts zu.

Es ist eine Tatsache, dass zu hohe Dosen UV-Strahlung, insbesondere UV-C-Licht, Sonnenbrand und als Spätfolge Hautkrebs auslösen. Gleichzeitig fördern das UV-B- und UV-A-Licht den Vitamin-D-Aufbau, die Herzleistung, den Stoffwechsel und das Immunsystem. Es senkt die Cholesterinwerte und den Blutdruck, erhöht die Produktion von Geschlechtshormonen und wirkt sich sehr positiv bei Diabetes, Krebs, Klimakterium, Schlafstörungen, Asthma, Osteoporose und bestimmten Hautleiden aus, wie klinische Studien gezeigt haben. Es steuert weitere Lebensfunktionen wie Fruchtbarkeit, Sexualität, Stimmungslage,

Blutdruck, Herz, Kreislauf, Zucker- und Wasserhaushalt. Frauen im Norden und Nordosten der USA haben ein rund doppelt so hohes Brustkrebsrisiko wie Frauen im sonnigen Süden. Auch das Erkrankungsrisiko an vielen anderen Krebsarten, wie z.B. Prostata-, Darm- und Eierstockkrebs, sinkt deutlich mit zunehmendem Sonnenlicht. Dieser Zusammenhang gilt durch zahlreiche epidemiologische Studien in aller Welt als bewiesen. Es wird vermutet, dass die durch den UV-Anteil des Sonnenlichts vermittelte Vitamin-D-Produktion damit in Verbindung steht.

Beim UV-Licht kommt es also – wie so oft im Leben – auf die richtige Dosis an. Wer sein Leben hinter UV-abschirmenden Windschutzscheiben, Brillengläsern und Bürofenstern verbringt, erhält viel zu wenig Sonnenlicht, und seine geistige und körperliche Gesundheit leidet darunter. Auch wenn die medizinische Forschung über die Folgen unnatürlicher Beleuchtung noch in den Anfängen steckt, werden eine Reihe von Krankheiten mit Kunstlicht in Zusammenhang gebracht: Verminderte Arbeits- und Konzentrationsfähigkeit, Kopfschmerzen und Augenbrennen, Anstieg von Stress und Reizbarkeit, Störungen im Biorhythmus und ganzjährige *„Winterdepression"*.

Herkömmliches Universalweiß-Röhrenlicht enthält nur sehr kleine, dafür aber stark überbetonte Ausschnitte des Farbspektrums im Bereich blau, grün und gelb. Das für das Immunsystem wichtige UV-Licht fehlt. Dadurch entsteht eine völlig unphysiologische, zerhackte Spektralkurve, die den Hormonhaushalt durcheinander bringt. So steigt der Spiegel des Antriebs- und Stresshormons Cortisol, während der Körper gleichzeitig das beruhigende Hormon Melatonin produziert, das normalerweise die Sonne erst mit ihrem Abendlicht stimuliert. Ein solches hormonelles Wechselbad kann gesundheitliche Folgen haben.

Das Farbspektrum der Glühbirne ist in den Gelb-Orange-Rotbereich verschoben. Es fehlen ihm daher der UV-Violett-Blau- und Grün-Bereich. Doch zumindest bildet sie eine relativ harmonische, wenn auch stark verschobene Spektral-Kurve. Das Glühbirnenlicht entspricht den Lichtfarben der Abendsonne und wirkt ermüdend.

Vollspektrumlicht - der moderne Sonnenersatz

Moderne Fertigungsmethoden ermöglichen die Herstellung von Vollspektrumleuchten, deren Farbspektrum zu 95% mit dem des natürlichen Sonnenlichts übereinstimmt. Somit gleicht Vollspektrumlicht in Innenräumen auf ideale Weise den Lichtmangel aus, der mit der dunklen Jahreszeit und unserer modernen Lebensweise verbunden ist. Für eine gute Wirkung ist besonders wichtig, dass das Vollspektrumlicht auch eine gesunde Dosis UV-Licht aufweist. Dies ist bei vielen Röhren leider immer noch nicht der Fall.

Durch die UV-Anteile werden auch die gesundheitlich wichtigen negativen Sauerstoffionen erzeugt. Herkömmliches Kunstlicht erzeugt eine Positiv-Ionisierung der Luft = Schwächung der Gesundheit und des Wohlbefindens; der Körper wird stressbelastet. Auch darum ist im Innenraum durch natürliches Vollspektrumlicht ein Ausgleich zu der verbrauchten Luft-Positiv-Ionisierung notwendig.

Beim Kauf von Vollspektrumleuchten ist vor allem auch darauf zu achten, dass die Geräte eine möglichst geringe elektromagnetische Emission aufweisen. Viele Lampen sind nicht geerdet oder abgeschirmt und strahlen große Mengen E-Smog ab. Eine Lampe sollte außerdem unbedingt über ein elektronisches Vorschaltgerät verfügen, da das unbewusst wahrgenommene 50Hz-Flimmern gewöhnlicher Leuchtstofflampen einen erheblichen Stressfaktor darstellt.

Lichttherapie

Natürliches Vollspektrumlicht mit einem physiologischen UV-B-Anteil wird immer häufiger zur Lichttherapie bei verschiedensten Erkrankungen eingesetzt: Winterdepressionen, SAD, Rachitis, Gelbsucht der Neugeborenen, Schlafstörungen, Hauterkrankungen, Allergien, u.v.a.

Im Winter herrscht Lichtmangel, es fehlen zudem auch im natürlichen Tageslicht die biologisch wichtigen UV-B- und A-Lichtanteile. Oft wird die Ursache nur als ein Mangel an Helligkeit und nicht als ein Mangel an Licht-Qualität gesehen. So wird in der Licht-Therapie oft nur helles (billigeres) Licht mit unnatürlichen Spektren (Halogen- oder Leuchtstoffröhren) in hohen Dosierungen angewandt.

Doch die extreme Helligkeit mit diesen verfälschten Kunstlichtquellen erzeugt verstärkt Stress (durch Erhöhung des Stresshormons Cortisol). Wer nur Kohlenhydrate zu sich nimmt, deckt zwar seinen Energiebedarf, aber der Mangel an Vitaminen, Mineralstoffen und anderen Nährstoffen würde den Menschen krank machen. So wie nur eine ausgewogene Ernährung gesund erhält, benötigen wir auch ein ausgewogenes Lichtspektrum, das mit dem der Sonne weitgehend identisch ist: Vollspektrum mit einem physiologisch sinnvollen UV-B+A-Anteil.

Wenn Sie eine Lichttherapie durchführen, sollten Sie nicht gleichzeitig Lithium-Medikamente einnehmen. Das Lithium macht die Augen extrem lichtüberempfindlich. Eine Lichttherapie erübrigt sich häufig schon, wenn man im Büro oder zu Hause eine helle Schreibtischleuchte oder Büroleuchte mit Vollspektrumlicht installiert und dieses Licht regelmäßig aufnimmt.

Farben – die Frequenztherapie der Sonne

Die Farbtherapie ist so alt wie die Sonne, denn die Sonne *„therapiert“* uns in ihrem Spektrum mit allen Farben. Prof. Nils Finsen, der für seine Forschungsarbeit über Licht und

Farben 1903 den Nobelpreis für Medizin erhielt, erbrachte als erster den wissenschaftlichen Beweis für die physiologische Wirkung der Farbtherapie, die jenseits von Autosuggestion liegt. Im Experiment führte man Blinde in einen Raum, der in einem kalten Blau gehalten war, worauf die Körpertemperatur absank. In einem roten Raum stieg bei gleicher Zimmertemperatur die Körpertemperatur deutlich an. Es wurden als unheilbar geltende Geisteskranke durch die Wirkung von Farben geheilt, Tobsüchtige beruhigten sich im Blauzimmer und melancholische, depressive Menschen gewannen neue Lebensfreude im orangegelben Raum. Wie ist es möglich, dass Farben sogar bei Blinden wirken?

Licht ist eine elektromagnetische Welle, bei der die Energie in bestimmten Bündeln transportiert wird. Diese Energiebündel nennt man Photonen. Der Energiereichtum des Photons hängt von seiner Wellenlänge ab. Je kürzer die Wellenlänge (blaues Licht), desto energiereicher das Photon, je länger die Wellenlänge (rotes Licht), desto energieärmer das Photon. Die Photonen dienen damit als Energieträger.

Farbstrahlen geben gemäß ihrer Wellenlänge Energien an die Elektronen im Organismus ab. So entstehen in der Pflanze durch Photosynthese unsere Nährstoffe. Licht ist aber auch Informationsträger, und zwar auf indirekte und direkte Weise. Treffen Farbstrahlen auf unsere Haut, werden spezifische Rezeptoren angeregt, die für jede Farbe einen entsprechenden Reiz an das Hypothalamus/Hypophysen-System weiterleiten. Dort wird eine endokrine Reaktion ausgelöst, die die Farbinformation (indirekt) an den ganzen Körper durch die Freisetzung spezifischer Hormone weiterleitet.

Wie Popp nachgewiesen hat, kommunizieren Körperzellen miteinander durch sogenannte Biophotonen, durch Licht und Farbe also.

Das erklärt, warum die Farbtherapie die älteste und natürlichste Form der Frequenztherapie ist und so große therapeutische Wirkung zeigt.

Fehlt z. B. die Energie einer bestimmten Farbe, dann ist der Organismus mit dieser Energiequalität unterversorgt und entwickelt entsprechende Mangelsymptome. Durch die Farbtherapie lassen sich spezifische Farben zuführen, um den Organismus in seinen Eigenschwingungen zu unterstützen. Auch eine Überversorgung mit einer bestimmten Farbe kann ein großes Problem darstellen. So aktiviert Rotlicht sehr auf der körperlichen Ebene und erschöpft so die Energiereserven.

Wie Sie Ihren dominanten Farbtyp erkennen können und welche Farben für Sie ausgleichend wirken, können Sie einer Tabelle entnehmen, die Sie beim *„Verband der ganzheitlichen Gesundheitsberater/innen“* bestellen können. Für die Farbwirkung gibt es zwar allgemeine Richtlinien, doch auch große individuelle Unterschiede. Daher ist es am besten, wenn Sie selbst für sich herausfinden, was Ihnen gut tut und Sie wieder in die Harmonie bringt.

5. Wer sich nicht entgiftet, wird vergiftet

Unsere Umwelt als Herausforderung für den Körper

Unser Organismus ist in der heutigen Zeit einer noch nie da gewesenen Menge an Giften ausgesetzt, die über industrielle Abfälle, Schadstoffausstoß von Motoren, chemische Umweltgifte, Spritz- und Düngemittel, Medikamente in die Nahrungsketten gelangen und sich dort anreichern. Je weiter hinten ein Lebewesen in der Nahrungskette steht, desto höher seine Belastung. Daher sind Menschen sowie Tiere und ihr Fleisch am stärksten betroffen. Der Körper kann viele dieser Substanzen für einen gewissen Zeitraum unschädlich machen, aber irgendwann kommt es doch zu gesundheitlichen Störungen, wenn das Gleichgewicht von Aufnahme und Ausscheidung nicht mehr aufrechterhalten werden kann und das System erschöpft ist.

Gifte in der Umwelt und in Nahrungsmitteln

- Umweltgifte aus Luft, Boden, Wasser, Gebäuden, Arbeitsplatz, Kleidung (Verunreinigung von Baumwolle durch Formaldehyd)
- Gifte im Ackerbau: Pestizide, Fungizide, Düngemittel etc.
- Gifte aus der Tierhaltung: Antibiotika und andere Medikamente, Masthilfsmittel, Umweltgifte, Futtermittel
- Zusatzstoffe der Industrie: Farbstoffe, Konservierungsstoffe, fertigungsbedingte Hilfsstoffe und solche zur Produktstabilität
- Gifte aus falscher Zubereitung: krebs- und andere krankheitserregende Stoffe als Folge von zu langem und zu hohem Erhitzen (z.B. Acrylamid)
- Elektrosmog

Tatsache ist, dass es Schadstofffreiheit nicht mehr gibt, wir aber viel tun können, um die Risiken schrittweise zu verringern. Dabei reicht es nicht, nur nach Gesetzen und Verordnungen zu rufen. Die Wirtschaft reagiert auf den Druck von Verbrauchern und auf Nachfrage. Zu den Giftbelastungen kommen die neuen Technologien der Lebensmittelverarbeitung und die gentechnisch veränderten Substanzen. Wir wollen Sie mit kritischen Aspekten näher vertraut machen, nicht um Sie zu erschrecken oder zu entmutigen, sondern um deutlich zu machen, dass wir unsere Gesundheit selbst in die Hand nehmen sollten.

Dabei erfüllt die Ausleitung von Giftstoffen eine wichtige Aufgabe. Jeder körperfremde, den Körper ungünstig beeinflussende Stoff belastet die Stoffwechselfunktionen. Er muss erkannt und unschädlich gemacht werden. Dies geschieht durch chemische Reaktionen, Ablagerung an weniger gefährlichen Orten im Körper und – wenn möglich – durch Ausscheidung.

Stellen Sie sich einmal vor, wie die Straßen aussehen würden, wenn die Müllabfuhr vier Wochen lang streikt. Da die normalerweise dafür vorgesehenen Mülltonnen voll sind, wird es allerlei provisorische Behälter für den Müll geben. Tüten und Kartons reißen aber unter Witterungseinflüssen auf, der Müll verteilt sich an alle möglichen Plätze. Dort finden die entsprechenden Verrottungsprozesse mit der dazugehörigen Geruchsbelästigung statt. Keime und Bakterien haben ideale Bedingungen, sich zu vermehren. Sogar Mäuse und Ratten werden angelockt, die leicht weitere Krankheitserreger übertragen können.

Müssen wir mit der Müllabfuhr so lange warten, bis wirkliche Probleme auftreten? Das Auto wird regelmäßig gewaschen; das gehört sozusagen zu den Bürgerpflichten. Es wird ausgesaugt, gewienert und geputzt. Wie steht es um das Innere unseres Körpers? Dort gibt es eine Vielzahl von biochemischen Prozessen, die der Müllabfuhr im Äußeren entsprechen. Der Körper besitzt eine geniale

Fähigkeit, sich von unerwünschten Substanzen zu befreien. Doch wenn diese Fähigkeit überlastet wird, *„erstarrt"* im wahrsten Sinne des Wortes der *„Stoff-Wechsel"* und es bilden sich Ablagerungen in nahezu allen Körperbereichen. Besonders betroffen sind davon die individuellen Schwachstellen. Um den Organismus und seine Entgiftungsfunktionen im Fluss zu halten sind vitalstoffreiche Nahrungsmittel (frisches Gemüse, Obst), Mikronährstoffe (die Spurenelemente Selen und Zink, die Anti-Oxidatien OPC, Vitamin C sowie Glutathion und Cystein) und insbesondere die bereits beschriebenen Anwendungen mit dem Chi-Gerät und der Tiefenwärme außerordentlich hilfreich.

Warum schädigen wir uns selbst?

Diese Frage führt in seelische Tiefen hinein, die nicht ganz leicht zu ergründen sind. Wenn ein Verhalten, das uns selbst schadet, trotz besseren Wissens fortgesetzt wird, zeigt das, das wir in uns selbst nicht richtig zu Hause sind. Oft werden die Süchte als eine Flucht bezeichnet, und das sind sie in einem gewissen Sinne auch.

Man kann das Problem jedoch von einer anderen Seite aus betrachten: *„Wer eine Sucht hat – und das haben wir fast alle, der sucht!"* Diese Suche wendet sich nach außen, um dort eine Erleichterung zu finden. Sie zeigt, dass wir uns selbst noch nicht ausreichend kennen, dass wir unseren eigenen Weg noch nicht gefunden haben. Suche können wir in diesem Sinne als einen Ausdruck des Lebensprozesses begreifen. Wir suchen eigentlich nach dem authentischen Selbstausdruck und finden uns in einer Situation wieder, in der wir das Selbstwertgefühl aus der coolen Zigarettenmarke, die wir rauchen, beziehen. Das Leben in Fluss zu bringen, heißt, diese Kraft der Suche in uns zu nutzen, die Quellen unserer Kreativität wieder zu entdecken und zum Ausdruck zu bringen.

Selbstschädigung kann auch der Ausdruck von negativen, traumatischen Erfahrungen sein. Der Schmerz, der im Inneren gelöst und erlöst werden will, ist so stark, dass wir ihn nicht anschauen wollen und können und deshalb betäuben müssen.

Einige wichtige Fakten zu den gebräuchlichsten Suchtstoffen:

Bei der Verbrennung von Tabak entstehen über 3.000 toxische Verbindungen. Jeder weiß, dass aktives und passives Rauchen das Leben enorm verkürzt, sei es durch Herzinfarkt oder durch Lungenkrebs, der sich nach einer Inkubationszeit von ca. 30 Jahren entwickelt. Eine neue Studie an 12.000 Männern und Frauen zeigt: Schon fünf Zigaretten täglich verdoppeln das Herzinfarktrisiko. Die stärksten Gefäßkrämpfe (Durchblutungsstörungen) werden durch Nikotin verursacht. Bereits drei Züge einer Zigarette verengen die Blutgefäße um 40% Prozent. Die Haut von Rauchern und Raucherinnen altert 20 Jahre vor, die Wundheilung verschlechtert sich. Nach jeder Zigarette muss die Haut eine Stunde nach Luft schnappen, da sich die Hautdurchblutung verschlechtert. Die Hälfte der regelmäßigen Raucher stirbt an ihrer Sucht.

Wer sich vom Rauchen befreien kann, hat einen ganz wesentlichen Schritt zu einem gesunden Leben geschafft. Es ist sinnvoll, dafür qualifizierte Hilfe in Anspruch zu nehmen. Nikotin-Pflaster oder auch die Noni-Frucht können beim Entzug helfen und die Symptomatik lindern, doch der eigene Wille zur Veränderung zählt am meisten. Wer dennoch weiterraucht, der sollte zumindest durch Antioxidantien (OPC, Vitamin C und E) der schädlichen Bildung von freien Radikalen entgegenwirken. Da Zigarettenrauch eine Unmenge an zellschädigenden freien Radikalen erzeugt, werden diese Antioxidantien bei Rauchern in viel größerer Menge zum Schutz der Zellen und Gefäße gebraucht.

Alkohol ist ein starkes Gift, es sei denn, er wird sehr mäßig genossen. Die Deutschen stehen mit dem jährlichen Verbrauch von 11,2 Litern reinem Alkohol mit an der Weltspitze. Man schätzt, dass hierzulande ca. 4 Millionen Menschen alkoholabhängig sind. Hoher oder regelmäßiger Alkoholkonsum vergiftet den Stoffwechsel, raubt lebenswichtige Spurenelemente und Vitamine – insbesondere Zink und Nikotinamid fehlen. Er zerstört die Leber und die Bauchspeicheldrüse, das Gehirn und schließlich die Persönlichkeit. Das Problem ist, dass die Gewöhnung und damit die schrittweise Abhängigkeit schleichend entsteht. Dadurch vergeht wertvolle Zeit, in der die Gesundheit wieder stabilisiert werden könnte. Alkohol trägt wesentlich zur Übersäuerung bei.

Auch der Missbrauch von Medikamenten gehört zu den sehr verbreiteten gesundheitsschädigenden Handlungen; hierzu gehören insbesondere Schmerz-, aber auch Abführmittel. Schmerzmittel bewirken keine Heilung, sondern betäuben den Schmerz. Das Leben soll keine Schmerzen mit sich bringen, und wenn es das doch tut, muss der Schmerz schnell zum Verschwinden gebracht werden. Wir wollen an dieser Stelle nichts gegen eine sinnvolle Schmerztherapie – gerade bei Schwerkranken – sagen; denn diese wird teilweise sogar vernachlässigt.

Wir wollen Sie nur darauf aufmerksam machen, dass ein Schmerzmittel ungefähr so wirkt, als wenn Sie bei Ihrem Auto die Kontrollleuchte für das Öl herausschrauben. Die Warnleuchte für das Öl ist aber kein Störfaktor, sondern gibt Ihnen den Hinweis, dass der Motor Öl braucht. Wenn er dieses Öl nicht bekommt, entsteht ein Motorschaden. Die bewusstseinsdämpfende Wirkung von Schmerzmitteln lässt uns nicht mehr wahrnehmen, was wir zur Heilung brauchen.

Industrieprodukte und Giftstoffe im häuslichen Umfeld

Laut einer großen Studie ist die Luft in vielen Wohnungen stärker mit Schadstoffen belastet als an vielbefahrenen Straßenkreuzungen. Luftverschmutzung in Innenräumen ist eine zusätzliche Belastung für den Körper und Mitverursacher von Krankheiten, wie Asthma, Allergien, Neurodermitis, chronische Kopfschmerzen, chronische Müdigkeit u.v.a. Zu den Schadstoffen gehören Hausstaub, Zigarettenrauch und chemische Ausdünstungen aus Teppichen, formaldehydbelasteten oder mit Holzschutzmitteln behandelten Möbeln, Tapeten, Lackierungen, PVC, Reinigungsmitteln, Haushaltsgeräten oder der feine hochallergene Kot der Hausstaubmilbe.

In Deutschland sind allein über 5 Millionen Menschen als Hausstaubmilbenallergiker diagnostiziert. Eine unbekannte Zahl leidet an dieser Allergie, ohne es zu wissen. Über 2.500 Staubmilben können in 1 Gramm Hausstaub leben. Hausstaubmilben lieben es warm und feucht. Sie leben in Polstermöbeln, Teppichen, Teppichböden, Steppdecken, Kopfkissen, in fast allen Textilien (z. B. Kuscheltiere, Wolldecken, Kleidung), in den Schlafplätzen von Haustieren und vor allem in Betten und Matratzen. Also überall dort, wo sie Ihre Lieblingsspeise – Hautschuppen – finden. Die ständige Belastung mit Milbenkot kann zu tränenden Augen, Niesreiz, Schnupfen, Halsjucken bis hin zu asthmatischen Beschwerden führen.

Milben und Giftstoffe befinden sich konzentriert im Hausstaub. Daher schafft regelmäßiges Staubsaugen Abhilfe und sorgt für möglichst wenig Staub in der Luft. Herkömmliche Beutel-Staubsauger sind allerdings nicht in der Lage, Abhilfe zu schaffen. Diese Sauger sind nämlich gesundheitlich besonders bedenklich, da sie den eingesaugten Staub als lungengängigen Feinstaub wieder durch den Filter hinausbläst, der über die Lunge in den Körper gelangt. Darüber hinaus bildet der Staubbeutelinhalt einen guten Nährboden für Milben und Schimmelpilze, erkennbar an dem typischen Staubsaugergeruch. Selbst Geräte mit HEPA-Filter verbreiten meistens nach einigen Monaten den typischen üblen Geruch. Gesundheitlich unbedenklich ist ein Zentralstaubsauger, der die Abluft nach außen schafft oder ein Staubsauger mit Wasserfilter und HEPA-Nachfilter. So wird durch die Verwirbelung in einem Wasserbecken der Staub, die Tierhaare und sonstigen Schadstoffe zu einem Großteil gebunden.

Wenn Sie sich seit Ihrem letzten Umzug krank und auf Reisen wohl fühlen, sollten Sie nachforschen, ob Ihr neues Heim mit Giften oder geopathisch belastet ist.

Insbesondere Textilien sind oft erheblich mit Formaldehyd und anderen Chemikalien belastet. Zu wenige Menschen denken daran, neue Kleidung vor dem ersten Tragen gründlich zu waschen, um etwaige Belastungen zu verringern.

Gifte in Pflegemitteln

Gift ist auch die Chemie, die Mann oder Frau sich täglich auf die Haut aufträgt und die so vom Körper aufgenommen wird. Fast überall enthalten ist Isopropanol (Isopropylalkohol), dem die Physiologin Hulda Clark eine große Rolle bei der Krebsentstehung zuschreibt. In Deos findet sich z.B. die leberschädigende Verbindung Triclosan, die zudem häufig mit Dioxin verunreinigt ist. In Zahnpasta können Triclosan, andere Verbindungen und Emulgatoren (PEGs) enthalten sein, die die Schleimhäute für Schadstoffe durchlässig machen.

Cremes, Lotions und Shampoos enthalten häufig:

Konservierungsstoffe wie Formaldehyd, um die Haltbarkeit zu verbessern. Formaldehyd gilt als krebsverdächtiger Stoff, der die Schleimhäute reizt und Allergien auslösen kann. Gekennzeichnet werden diese Substanzen auf der Zutatenliste u.a. als Bronopol, Bronidox, Diazolidinyl-Harnstoff, Diazolidinyl-Urea, DMDM Hydantoin, 5-Bromo-5Nitro-1,3-Dioxane.

Künstliche Duftstoffe, polyzyklische Moschusverbindungen, die sich im menschlichen Fettgewebe anreichern können. Nitromoschus-Verbindungen zählen zu den Aromaten, die in der Natur nicht vorkommen. Sie sind äußerst langlebig und reichern sich in der Umwelt an. Mittlerweile sind sie auch in der Muttermilch und im menschlichen Fettgewebe gefunden worden. Ein Stoff dieser Gruppe, Moschus Ambrette, ist bereits in Kosmetika verboten. Dieser Stoff gilt als schädigend für die Nerven und das Erbgut. Ein Verbot der beiden Nitromoschus-Verbindungen Moschus Xylol und Moschus Ketonin in Kosmetika scheint nur eine Frage der Zeit. Wobei die künstlichen Duftstoffe nicht nur in Parfüms, sondern in großen Mengen auch in Kosmetik-, Wasch- und sogar Putzmitteln eingesetzt werden.

Emulgatoren, sogenannte PEG/PEG-Derivate. Die Stoffe gelten als schädlich, weil sie die Haut durchlässiger machen und die Aufnahme von Schadstoffen in den Körper erleichtern.

Erdölprodukte (Paraffine), die als billiger Ersatz für hochwertige pflanzliche Öle eingesetzt werden. Sie lassen sich erkennen durch Bezeichnungen wie Paraffine, Petrolatum oder Mineral Oil. Ihr Anteil liegt bei einigen Produkten bei über zehn Prozent. In hohen Konzentrationen können sie die Atmung der Haut beeinträchtigen.

Haarfärbemittel, die besonders kritisch zu beurteilen sind. Bereits Mitte der 70er-Jahre häuften sich Hinweise in der wissenschaftlichen Literatur, dass einige der wichtigsten Farbstoffe krebserregend sind. Mehrere Studien kamen alle zu demselben Ergebnis: Friseusen erkranken häufiger an Krebs als Frauen in anderen Berufen. Dabei zeigen inzwischen US-amerikanische Studien, dass nicht nur Friseusen, sondern auch Anwenderinnen gefährdet sind. Wer früh beginnt, Haarfarben zu benutzen und dies über Jahre hinweg tut, hat ein erhöhtes Risiko, an bestimmten Krebsarten und Rheuma zu erkranken. Insbesondere dunkle Haarfarben sind gefährlich.

Tipp: Die gesunde Alternative zu Färbemitteln sind Pflanzenfarben. Inzwischen gibt es ein breites Spektrum von biologischen Pflegemitteln und Naturkosmetik. Achten Sie darauf, was Sie selbst vertragen können. Parfüm sprühen Sie lieber auf die Kleidung als auf die Haut.

Vom Nutzen und Schaden der Metalle

Oft völlig unterschätzt und unbekannt ist die Wirkung von Metallen auf den menschlichen Körper. Einerseits sind es viele wichtige Spurenelemente, andererseits sind sie gefährliche Gifte: Spurenelemente sind in der richtigen Menge lebensnotwendig als katalytisches Zentrum vieler Enzyme, d.h. sie sorgen dafür, dass die Enzyme ihre Wirkung entfalten. Sie können aber auch schädlich wirken, wenn man mehr davon einnimmt, als der Körper braucht.

Da Metalle wie Zink, Chrom und Eisen alle hochreaktive Teile von Enzymen sind, dürfen sie im Körper nicht frei vorkommen, sondern nur in gebundener Form. Andernfalls können sie enorme Schäden anrichten. Ein Übermaß besonders von anorganischen Metall-Salzen wirkt toxisch, da die Metalle vom Körper nicht mehr an Transport- und Speicher-Proteine gebunden werden können.

Übersicht über die Wirkung von Schwermetallen:

- Die häufigsten Symptome sind chronische Gelenkprobleme, Depressionen, Darmpilze, Muskelschmerzen, Schlaflosigkeit, Konzentrationsstörungen, Trigeminusneuralgie.
- Quecksilber ist ein bekanntes Nervengift. Chronische Vergiftungen führen über Zittern der Hände, Tremor

des ganzen Körpers zu Gedächtnisschwäche bis zur Demenz. Weitere Neurologische Erkrankungen können dadurch gefördert werden, wie z. B. Multiple Sklerose, Amyotrophe Lateralsklerose (ALS), Alzheimer, Parkinson.

- Angstzustände, Depressionen und Schlaflosigkeit
- Gedächtnisstörungen, Lernstörungen, Hyperaktivität und Aufmerksamkeitsstörungen (ADS) schon bei Kindern
- Unkontrollierbare Emotionen von Depressionen bis zu Wutanfällen
- Nierenerkrankungen
- Knochenmarkserkrankungen, Leukämie (Zahnärzte haben einen enorm hohe Leukämierate und eine deutlich höhere Sterblichkeit als andere Mediziner.)
- Die am stärksten allergisierenden Metalle sind Nickel und Kupfer, gefolgt von Quecksilber. Zahnmetalle sind daher eine Hauptursache von Autoimmunerkrankungen wie Multiple Sklerose, Lupus, rheumatoide Arthritis, Arthritis, Schilddrüsenfunktionsstörungen, Migräne, Colitis Ulcerosa und Morbus Crohn.
- Tumore (höherer Quecksilbergehalt als Umgebung)
- Nickelhaltige Zahnspangen können bei Kindern zu Störungen des Gehirns führen.

Viele Vitamintabletten, die angeboten werden, enthalten anorganische Metall-Salze wie Kupfersulfat und Zinkoxid anstelle von hochwertigeren, organisch gebundenen Verbindungen, wie Zinkhefe, Zinkgluconat oder Zinkcitrat.

Im Laufe der Jahre lösen sich erhebliche Mengen von Chrom und Nickel aus Edelstahltöpfen, die in deutschen Küchen fast ausschließlich verwandt werden; diese sammeln sich vorwiegend in den geschlechtsspezifischen Organen Prostata und Brust an. Je konzentrierter der Säuregehalt des Lebensmittels ist, z.B. beim Einmachen von Marmelade in Form von Gerbsäure, Fruchtsäure (Johannisbeeren, Quitten, Rhabarber), insbesondere aber beim süß-saurem Einkochen mit 3%igem Essig ist die gelöste Schadstoffmenge von Chrom und Nickel besonders hoch. Viele Chromverbindungen und Nickel sind Karzinogene, letzteres auch ein starkes Allergen, das auf Dauer Autoimmunkrankheiten durch Senkung der T-Lymphozyten auslösen kann. Die Ausscheidung von Nickel wird durch die Aminosäure L-Histidin gefördert.

Bei Verwendung von warmem Leitungswasser zum Kochen, das etwa zu 50% durch Kupferleitungen fließt, ist ein wesentlich erhöhter Kupfergehalt zu erwarten, ähnlich dem Blei, das aus den Bleirohren bei der römischen Wasserversorgung gelöst wurde.

Warum Sie Aluminium vermeiden sollten!

Aluminium wird reichlich in Backpulver, Speisesalz, Alufolien, Impfstoffen, Deorollern, Deodorantsteinen etc. verwendet und findet sich dank des sauren Regens auch immer mehr in Nahrungsmitteln. Es gibt über 7.000 wissenschaftliche Veröffentlichungen über die Toxizität von Aluminium, insbesondere seine schädigende Wirkung auf das Gehirn. Insbesondere die Entstehung von Alzheimer wird mit Aluminium in Verbindung gebracht. Bekannt ist, dass Aluminium wie Quecksilber zur Veränderung der Bluthirnschranke führt, sich in und an Nervenzellen ablagert und diese schädigt.

Das dreifach positiv geladene Aluminium ist vor allem auch deshalb toxisch, weil es – wie im ersten Teil des Buches beschrieben – das negative Zeta-Potential des Blutes aufhebt und damit drastisch die Fähigkeit des Blutes oder jeder Flüssigkeit verringert, Teilchen in Lösung zu halten. Ein Aluminium-Ion verringert das Zeta-Potential ebenso stark wie 6.000 Natrium- oder Kaliumionen. Daher wird Aluminium benutzt, um in der Kläranlage Feinstoffe auszufällen. Schon eine geringe Menge Aluminium fällt die in unserem Blut gelösten Stoffe aus, lässt die roten Blutkörperchen verklumpen und führt zur Blutgerinnung. Auch andere Metalle, Konservierungsstoffe, Pestizide und viele Antibiotika sind wie Aluminium häufig mehrfach positiv geladene Teilchen und erniedrigen das Zeta-Potential stark. Die Ausleitung von Aluminium wird durch hohe Gaben von Vitamin C plus Kalzium gefördert.

Giftige Zahnfüllungen

Von vielen Kritikern wird die Verwendung von Amalgam als eines der großen Verbrechen an der Volksgesundheit betrachtet. Amalgam ist eine Mischung verschiedener Schwermetalle mit Quecksilber als Hauptbestandteil. Aus diesen Zahnfüllungen lösen sich ständig toxische Schwermetallionen und stellen für das Immunsystem eine ständige Belastung dar, während sie für ein geschwächtes Immunsystem eine unlösbare Aufgabe sind.

Auch ohne jemals Amalgamfüllungen gehabt zu haben, kann man eine Quecksilberbelastung aufweisen, die von der amalgambelasteten Mutter während der Schwangerschaft über die Placenta und später über das Stillen aufgebaut wurde. Dieser Zusammenhang sollte bei der psychologischen Betreuung von erziehungsauffälligen Kindern beachtet werden.

Auf Grund ihrer Fettlöslichkeit landen Schwermetalle vor allem bei Übergewichtigen im Unterhautfettgewebe und dann im zweit-fettreichsten Gewebe, den Nervenzellen. Während sie im Unterhautfettgewebe wenig stören, verursachen sie in den Nervenzellen schwerste Störungen. Sie beeinträchtigen die gesunde Funktion von Nerven und Gehirn, indem sie Ionenkanäle blockieren und die Leitfähigkeit der Nerven beeinträchtigen. Typischerweise ergeben sich zwei Belastungsbilder. Bei *„geringer“* Belastung, d.h. wenn der Körper noch versucht, die Funktionsbeeinträchtigung durch die Schwermetalle zu kompensieren, ergibt sich eine Situation, die man mit dem Etikett *„Überempfindlichkeit"* versehen kann und sich in verschiedenen Arten der Hypersensibilität, Allergisierung und Toleranzerniedrigung äußert. In der zweiten Phase der Belastung kann der Körper nicht mehr kompensieren und es ergeben sich nervliche Unterfunktionen bis hin zur Lähmung. Das Nervensystem würde ohne Toxineinlagerung bis in ein sehr hohes Alter ohne Beeinträchtigung funktionieren.

Pilze im Darm als Folge von Schwermetallbelastung

Pilze wie Candida albicans binden in ihren Zellwänden Schwermetalle. Der Körper wird zwar von den giftigen Stoffwechselprodukten der Pilze (Mykotoxine) belastet, aber von den Schwermetallen entlastet. Eine Pilzbehandlung (Mykosetherapie) ohne vorhergehende Schwermetallausleitung ist insofern mehr als fragwürdig. Es ist durchaus möglich, die Pilze abzutöten, doch werden sie sich bei der nächsten Gelegenheit wieder ansiedeln. Nach einer gründlichen Schwermetallausleitung kann sich wieder eine natürliche Darmbakterienflora ansiedeln, die von ganz allein die Pilze vertreibt.

Tote Zähne und Kieferherde belasten den Körper

Die kilometerlangen Haarkanäle eines wurzelbehandelten oder aus anderen Gründen abgestorbenen Zahnes trocknen aus und werden von sauerstofflos lebenden (anaeroben) Mikroorganismen (Clostridien, Staphylococcus aureaus, Shigellen, Streptokokken, und Proteus Vulgaris) besiedelt. Die toxische Zusammensetzung des Wurzelfüll-Materials (bis vor kurzem war dies krebserregendes Arsen) verhindert vielleicht eine akute *„heisse"* Infektion aber keine schleichende *„kalte"*. Der tote Zahn wird in jedem Fall besiedelt, auch wenn es sich nicht durch Schmerzen bemerkbar macht. Sobald die Kräfte des Immunsystems jedoch geschwächt sind, verbreiten sich die Bakterien aus den Zahnhöhlen. So vervierfachen z. B. bakteriell infizierte Zähne und eine bakteriell infizierte Mundschleimhaut das Risiko eines Schlaganfalls, steigern das Herzinfarktrisiko deutlich und fördern die Entstehung von Autoimmunerkrankungen. Auch bei der Entstehung von Krebs spielen Zahnherde eine wichtige Rolle. Daher fordern ganzheitliche Onkologen und Zahnärzte die Herdsanierung als essentiellen Teil jeder Tumortherapie.

Weitere wichtige Infektionsherde im Zahnbereich sind:

- Infizierte Kieferherde (z. B. nach Extraktionen verbliebene Kieferkavernen)
- Infizierte, lebende Weisheitszähne
- Der Spalt zwischen Zahn und Füllung, vor allem bei Kunststofffüllungen

Alternative und traditionelle Medizin schauen auf das Gebiss als holographisches Organsystem, vergleichbar mit den mittlerweile bekannten Reflexzonen der Füße, Hände und Ohren. Der Begründer der Elektroakupunktur, Dr. Voll, und der Zahnarzt Dr. Kramer haben Pionierarbeit bezüglich der Wechselwirkungen zwischen den einzelnen Zähnen, den jeweiligen energetischen Verbindungsbahnen (Meridiane) zu den Organsystemen geleistet. Chronische Funktionsstörungen von Organen äußern sich mit der Zeit an den entsprechenden Zähnen, wie auch umgekehrt Manipulationen an den Zähnen zu chronischen Erkrankungen der entsprechenden Organe führen können. Die in dieser Hinsicht schlimmsten *„Behandlungen"* sind Wurzelfüllungen, Schwermetallfüllungen und Metallimplantate.

Die Gültigkeit der alternativen Sichtweise für den eigenen Fall kann jeder ganz einfach prüfen, indem man eine Aufstellung derjenigen Organsysteme, die den eigenen wurzelgefüllten Zähnen zugeordnet sind, mit den chronischen und akuten Gesundheitsproblemen vergleicht.

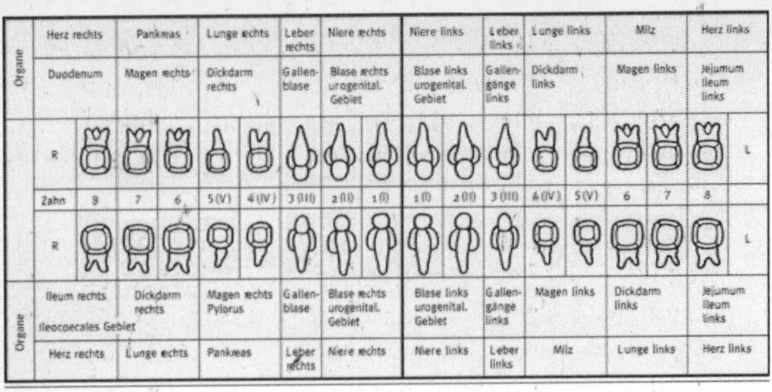

Fachgemäße Entfernung von toxischen Zahnmetallen

Es ist offensichtlich, dass Amalgamfüllungen eine erhebliche Belastung für die Gesundheit darstellen können. Damit die Amalgamentfernung nicht zusätzliche Gesundheitsprobleme auslöst, sind folgende Empfehlungen ganzheitlicher Zahnärzte sehr wichtig.

- Die Hauptbelastung der Amalgamentfernung geschieht über das Einatmen. Aus Atemluft resorbiert der Körper ca. 86% des Quecksilbers, während durch Schlucken *„nur"* ca. 8% aufgenommen werden. Wer ohne Atemschutz ausbohren lässt, muss mit einer akuten Schwermetallvergiftung rechnen. Es muss ständig mit Wasserkühlung gearbeitet werden! Amalgam ist eine Legierung mit niedrigem Schmelzpunkt. Es entstehen Amalgamstaub und gasförmiges Quecksilber. Quecksilbergas/-staub wird eingeatmet, im Blutfett gelöst und gelangt durch die Blut-Hirnschranke ins Gehirn.
- Nur wenige Zahnärzte haben eine Sauerstoffmaske, die den optimalen Schutz bietet. Die zweitbeste Lösung ist eine goldbedampfte Papiermaske über der Nase, wirksam für 3 Bohrstunden, von VOS erhältlich, die fugenlos auf der Haut aufliegen sollte.

- Der Zahnarzt sollte nur niedertourige grobe Hartmetallbohrer (Schnellwinkelstück) verwenden und die Bohrer öfters wechseln. Turbinenbohrer schießen kleine Amalgampartikel mit hoher Geschwindigkeit tief in die Mundschleimhaut.
- Der viel zitierte Kofferdamm bringt verhältnismäßig wenig. Es ist viel wichtiger, dass die ganze Zeit von einem Assistenten direkt am Ort des Bohrens kräftig abgesaugt wird. Das Absaugen sollte mit speziellen Clean-up-Absaugkanülen erfolgen, die den Zahn von allen vier Seiten umfassen. Durch den starken Absaugstrom werden die entstehenden Quecksilberdämpfe und Metallpartikel abgefangen und entsorgt.
- Nicht zu viele Füllungen auf einmal entfernen lassen (nur aus einem Quadranten), dabei 4-5 Wochen Abstand zwischen den Ausbohrungen halten. Amalgamfüllungen sollten möglichst in einem Stück entfernt werden, um die giftigen Dämpfe zu minimieren.
- Nach Entfernen des Amalgams zuerst Zement für mindestens ein Jahr einsetzen, auf keinen Fall Gold.
- Kein Palladium, keine Nicht-Edelmetalle einsetzen lassen.
- Naturheilkundliche Zahnärzte empfehlen, die Entfernung bei abnehmender Mondphase durchzuführen.
- Während Schwangerschaft und Stillzeit darf kein Amalgam entfernt werden.
- Essen Sie eine halbe Stunde vor der Entfernung reichlich Chlorella-Alge

Biologisch verträgliche Zahnmaterialien

Es gibt keine Zahnmaterialien, die für alle gut sind. Folgende Zahnmaterialien gelten aber als besonders verträglich und ungiftig:

- Zemente sind am verträglichsten: Translit, Phosphatzement (normal härtend, nicht schnell härtend; Harvard), Fuji-IX (braucht keine zusätzlichen Verarbeitungsstoffe wie Ätzgel, Liner, Primer, daher oft verträglich bei Problem-Patienten), Zahnelkalit (Speiko), Steinzement (kupferhaltige Variante oft unverträglich).
- Keramik (mit Zement einsetzen): Zirkonoxidkeramik (Kronen, Brücken), Empress-II, Inceram, Ducera. Einbau mit Harvard-Zement oder Drala, nicht mit Composite-Kleber!
- Kunststoff: Definite (haltbare Alternative zu Goldinlays), Tetric, Charisma, Polyan, Dentalos Polyapress.
- Glasfasermaterial: Fibrocor.
- Implantate mit Zirkonoxid oder Carbonverbundfaser, nicht mit Titan

Metalle im Körper

Zwischen den verschiedenen Legierungen der Zahnmetalle bauen sich elektromagnetische Spannungen auf, die die Auflösung des minderwertigeren Metalls vorantreiben. Eine Störung der Gehirnströme ist nicht auszuschließen. Ggf. Spannungsmessungen im Mund durchführen lassen, Zahnmetalle durch Zement oder Porzellan ersetzen und eine Prothese nachts aus dem Mund nehmen.

Metalle im Körper (z.B. Korrektur einer Trichterbrust, Schrauben, Nagelung eines Schenkelhalsbruches oder nach Trümmerfrakturen, Spirale, Stent, Drähte, multiple Granatsplitter) belasten chronisch das Immunsystem. Sie haben nicht selten eine lokal allergische und toxische Wirkung und bilden im Mund oder im gesamten Körper ein elektromagnetisches Feld, das als galvanischer Strom zu messen ist. Multiple Metallimplantationen in den defekten Zähnen des Oberkiefers gehen nach eigenen Beobachtungen bei der Röntgendurchleuchtung, bzw. Beurteilung der Spezialaufnahmen des Schädels in etwa 60% einher mit einer Verschattung der Kieferhöhlen (chronische Kieferhöhlenentzündung).

Eine 80-jährige Patientin entwickelte auf der Seite des Oberschenkels, der mit zahlreichen Endernägeln versorgt war, vorzeitig eine degenerative Abnutzung (Coxarthrose). Diese Schädigung ist wohl auf die lokal gewebeschädigende Wirkung der metallischen Nägel und das elektromagnetische Feld zwischen dem Metall im Oberschenkel und mehreren Metalllegierungen im Mund zurückzuführen.

Ein eifriger Skifahrer wurde nach der komplizierten Fraktur im linken Kniebereich mit Schrauben versehen und erlitt ein Jahr später eine Schenkelhalsfraktur am gleichen Bein, die genagelt wurde. Auch hier ist ein Zusammenhang zwischen den Metallen im Mund und der kompletten Hüftgelenksnekrose zu vermuten, die sich im Verlaufe von nur 9 Monaten entwickelte. Es ist mit einem Stromfeld zwischen Mund, Nagelung im linkem Oberschenkelhals und Schrauben im linkem Knie zu rechnen. Die galvanische Elektrolyse setzt verstärkt Metalle frei, die zu örtlichen allergischen und entzündlichen Reaktion führen.

Weitere septische Nekrosen mit Abstoßung des Implantates bei Endoprothesen des Hüftgelenkes konnten in der eigenen Praxis bei 2 Patienten beobachtet werden; die Patienten hatten jeweils massiv Metalle im Mund.

Wir empfehlen daher, vor einer Operation durch den Chirurgen, bzw. Orthopäden Allergietestungen und Spannungsmessungen zwischen dem Mundmetall und dem Prothesenmaterial durchzuführen. Bisher wird dieser Gesichtspunkt der Unverträglichkeit bei der Operationsvorbereitung und der Beurteilung von Operationsrisiko und späterem Verlauf nicht ausreichend beachtet.

Abschließend sei noch vor der Kupferspirale gewarnt, deren empfängnisverhütende Wirkung allein auf der Tatsache beruht, dass das Kupfer die Gebärmutterschleimhaut chronisch verändert und schädigt, so dass sich die bereits befruchtete Eizelle dort nicht einnisten kann.

Richtig entgiften

Eine Entgiftungsbehandlung regt die Ausscheidungsorgane an. Dies geschieht durch Steigerung der Flüssigkeitszufuhr und damit der Entgiftungsfunktion der Nieren, durch Stärkung der Leber mit Mariendistel, durch Substitution mit Selen, Zink, Cystein, Glutathion und Enzymen. Insbesondere Algen, Bärlauch und Koriander haben eine sehr günstige Wirkung bei der Ausleitung von Schwermetallen.

Selbstverständlich ist die Stimulierung des Immunsystems durch richtige Ernährung von ausschlaggebender Bedeutung. Da die chemischen und physikalischen Schadstoffe zu oxidativem Stress führen, sind Anti-Oxidantien nicht nur bei Krebs, sondern auch bei Arteriosklerose, Gelenk-, Bindegewebs- und Muskelerkrankungen, Alzheimer, Immunschwäche mit hoher Infektanfälligkeit und Autoimmunerkrankungen von großer Bedeutung.

Der Bedarf an sogenannten Reduktoren, also entgiftenden Nahrungsmitteln wird vor allem gedeckt, wenn ausreichend Rohkost mit sekundären Pflanzenstoffen verzehrt wird.

Die Ausleitung von Schwermetallen

In Sachen Schwermetallvergiftung haben übergewichtige Menschen gegenüber Dünnen einen echten Vorteil; denn sie können Schwermetalle im Fettgewebe einlagern, während sehr schlanke Menschen schon durch wenige Amalgamfüllungen an Nervenfunktionsstörungen leiden können. Während sich Schwermetalle aus dem Fett- und Bindegewebe durch Anwendung eines Tiefenwärme-Licht-Systems effektiv ausleiten lassen, werden Schwermetalle aus den Nervenzellen nur zögerlich eliminiert.

Erfolgt die Ausscheidung nicht durch die Haut, müssen bei der Schwermetallausleitung die primären Entgiftungsorgane Leber und Niere die Hauptarbeit leisten. Sie müssen deshalb während der gesamten Ausleitung z. B. durch Heilkräuter unterstützt werden. Hier ist der naturheilkundlich erfahrene Therapeut gefragt.

Von der Süßwasser-Mikroalge Chlorella ist bekannt, dass sie durch ihre Zellmembran wie ein Schwamm Schwermetalle aufnehmen kann. Sie bindet toxische Schwermetalle, wie Cadmium, Nickel, Blei, Gold, Platin, Palladium, Quecksilber und darüber hinaus auch gängige Umweltgifte, wie Dioxin, Formaldehyd und Pestizide.

Dabei entwickelt die Alge zwei Fähigkeiten, von denen jeweils eine in Abhängigkeit von der Dosierung überwiegt. In kleinen Dosen mobilisiert sie Schwermetalle aus dem Bindegewebe (nicht den Nervenzellen!). In großen Dosen schleimt sie die Schwermetalle im Darm ein, die dann auf Grund ihrer Größe nicht mehr im Dickdarm resorbiert werden und den Körper mit dem Stuhl verlassen. Diese Eigenschaften haben auch noch andere Süßwasser-Algen wie die Afa-Alge, die aufgrund ihres Aminosäurenprofils vor allem auch bei der Entgiftung des Gehirns und Nervensystems hilfreich ist.

Mobilisierung aus dem Bindegewebe

Man beginnt mit täglich 2 Algen-Tabletten (400 mg pro Tablette) und steigert auf 4, dann 6 Tabletten. Statt der Tabletten kann auch Algenpulver verzehrt werden. Die Algen sollten möglichst fein und gleichmäßig im Speisebrei verteilt sein, um ihre optimale Wirkung zu entfalten. Diese ständigen kleinen Dosen mobilisieren immer mehr Schwermetalle aus ihren Depots ins Blut, die dann zu Befindlichkeitsstörungen führen können. Sobald diese eintreten, nimmt man sofort mit jeder Mahlzeit für zwei Tage große Dosen von Algen ein. Diese große Ausleitungsdosis beträgt etwa das zehnfache der Mobilisierungsdosis, also ca. 10 – 20 g. Die Algen können ruhig mit Nahrungsmitteln vermischt, z.B. nach dem Kochen einer Suppe, dem Gemüse oder der Salatsoße zugegeben werden. Einrühren in Magerquark zusammen mit Leinöl und Bärlauchpulver ist eine weitere mögliche Variante.

Probleme, die von einer Schwermetallmobilisierung herrühren, verbessern sich normalerweise innerhalb von vier Stunden nach der ersten großen Dosis und verschwinden innerhalb der nächsten zwei Tage. Bei der Schwermetallausleitung ist es wichtig, dass man die richtige Algendosierung selber erlernt, notfalls durch Versuch und Irrtum.

Die kleinen Dosen sind dabei das Gaspedal, und die großen Dosen sind die Bremse. Wenn man zu viel Gas gibt, steigt das Unfallrisiko. Wenn man zu wenig Gas gibt, dauert es ewig, bis man ankommt. Jeder hat die Wahl zwischen schnell und heftig oder langsam und gemütlich – schnell und gemütlich geht leider nicht.

Erst wenn das Bindegewebe frei von Schwermetallen ist, darf man sich an die Mobilisierung aus den Nervenzellen begeben. Verträgt man zehn Tage lang Mobilisierungsdosen von sechs Tabletten pro Mahlzeit ohne Überlastung des Immunsystems, so weist dies darauf hin, dass das Bindegewebe schwermetallfrei ist.

Mobilisierung aus den Nervenzellen

Die ins Nervensystem eingelagerten Schwermetalle können mit Korianderextrakt (alkoholischer Auszug des grünen Korianderkrauts, auch chinesische Petersilie genannt) mobilisiert werden. Koriander öffnet lediglich die Tür (Zellmembran). Wenn noch Schwermetalle im Bindegewebe sind, verlagern sie sich durch die geöffnete Tür in die Nervenzellen. Nur wenn das Bindegewebe schwermetallfrei ist, kann die Tür andersherum benutzt werden. Die Mobilisierung mit Koriander erfolgt dann massiv und schlagartig.

Alle unangenehmen, bereits bekannten Mobilisierungsreaktionen wie Schwindel, Übelkeit, Neuralgie etc. treten jetzt in Sekunden auf. Besonders bei den ersten Gaben kommt es häufig zu einem Hustenreiz. Vitamin C und vermutlich auch andere ähnlich starke Antioxidantien heben die Wirkung von Koriander auf und sollten daher nicht gleichzeitig eingenommen werden.

Genau wie die Aufnahme von Schwermetallen bevorzugt über die Lunge abläuft, äußert sich auch ihre schlagartige Mobilisierung über die Lunge. Man sollte das also im Freien tun und zwar mit dem Wind, sonst atmet man die giftige Luft wieder ein, bzw. verteilt die Schwermetalle in der Wohnung.

Wegen der heftigen Reaktionen beginnt man mit einem bis drei Tropfen Korianderextrakt auf die Zunge. Wenn sich keine Reaktionen ergeben, wiederholt man die Dosis nach zehn Minuten. Ein sanftere Variante ist das Einreiben des Korianderextrakts auf absorptions-freudige Hautpartien wie Ellenbeuge und Kniekehle.

Es ist sehr empfehlenswert schon eine Ausleitungsdosis Algen im Körper zu haben, bevor man den Koriander auf die Zunge tropft. Nach zwei Tagen großer Ausleitungsdosen sind wieder alle Symptome verschwunden und man macht mindestens zwei Tage Pause bis zur nächsten Mobilisierung. Auch getrocknetes Korianderkraut eignet sich für eine mildere Form der Entgiftung.

Wer zehn Tropfen Korianderextrakt auf die Zunge verträgt, ohne Mobilisierungsreaktionen zu erleiden, dessen Nervenzellen sind quecksilberfrei und auch weitgehend frei von anderen Schwermetallen. Ganz wichtig ist, dass Sie während der ganzen Entgiftung viel Osmosewasser oder Quellwasser trinken. Quecksilber belastet und schädigt die Nieren enorm. Durch eine hohe Flüssigkeitszufuhr werden die Schwermetalle bei der Ausscheidung verdünnt.

Zusätzliche Maßnahmen

Neben der Unterstützung der Entgiftungsorgane Leber, Niere und ggf. des Lymphsystems wird eine eiweißbetonte Kost in dieser Phase empfohlen. Vor allem schwefelhaltige Aminosäuren wie Cystein und das Tripeptid Gluthation haben sich bei der Entgiftung bewährt.

Als zusätzliche Proteinquelle ist insbesondere das basische **Spirulina** empfehlenswert. Neben einer idealen Zusammensetzung an Aminosäuren enthält es viele wertvolle Spurenelemente, Mineralien und Vitamine: 25 mal mehr Carotin als Karotten, 15 mal mehr Eisen als Rinderleber, 3 mal mehr Vitamin B12 als Rinderleber, 3 mal mehr Vitamin E als Weizenkleie, 4 mal mehr Calcium als Milch, 3 mal mehr Eiweiß als Fleisch oder Fisch, mehr Gamma-Linolensäure als Nachtkerzenöl. Fleisch übersäuert den Organismus und erhöht damit die Reaktionsfähigkeit von Schwermetallen, wie Quecksilber, die im sauren Milieu chemisch viel aggressiver sind als in einem basischen.

Auch **Bärlauch** und **Knoblauch** entgiften Schwermetalle aufgrund ihres Reichtums an schwefelaktiven Verbindungen. Bärlauch ist dank seines dreimal höheren Schwefelgehalts deutlich wirkungsvoller. Beide beugen auch hervorragend Herz-Kreislauf-Erkrankungen vor. Eine besonders wirkungsvolle Kombination sind schwefelhaltige Aminosäuren plus Omega-3-Fettsäuren, z.B. in der Mischung von Magerquark, Bärlauchpulver und Leinöl.

Schwermetallvergiftete haben fast immer einen stark erhöhten Zink-Bedarf, da dieses lebensnotwendige Spurenelement von den Schwermetallen verdrängt wird. Auch das essentielle Selen fehlt häufig im Organismus von schwermetallbelasteten Menschen und sollte gegebenenfalls supplementiert werden.

Synergetisch entgiften mit Algen, Gemüse, Kräutern

Bei der Schwermetall-Entgiftung und Stoffwechsel-Aktivierung hat sich folgende synergetische Pulver-Mischung bestens bewährt: Afa-Alge, Spirulina, Chlorella, Rote Beete, Tomate, Bärlauch, Karotte, Broccoli, Koriander, Sellerie, Petersilie, Löwenzahn, Brennnessel, Cayennepfeffer, Selen.

Die **Afa-Alge** gedeiht wild im Bergsee Klamath und ist die nährstoffreichste Pflanze, die je entdeckt wurde. Sie enthält den höchsten Chlorophyllgehalt (3%) und Proteingehalt aller Pflanzen – über 65% Aminosäuren, die in ihrem Profil perfekt dem des Menschen entsprechen. Sie enthält 12 der wichtigsten Vitamine (u.a. 3 mal so viel Vitamin B12 wie Rinderleber und hohe Konzentrationen an Betakarotin), 23 Mineralien (sehr hoher Gehalt an Magnesium und Kalzium), Spurenelemente (u.a. organisch gebundenes Eisen, Germanium und Selen) und hochungesättigte Fettsäuren (Linolensäure). Die Alge wirkt ausgleichend und stimulierend auf Gehirn und Nerven und leitet Schadstoffe (Schwermetalle) aus dem Nervensystem aus.

Tomate sowie Rote Beete, Broccoli und Karotten enthalten wichtige **sekundäre Pflanzenstoffe**, die die Entstehung von Krebs hemmen und als Radikalfänger die Alterung der Zellen und des Organismus verlangsamen. So haben Studien gezeigt, dass Menschen, die viele lycopin-haltige Tomaten essen, ein 50% geringeres Krebsrisiko haben.

Der Nierenunterstützung dienen Brennnessel, Petersilie und Sellerie; die Leberfunktion wird durch Bärlauch, Afa-Alge und Löwenzahn gestärkt. Löwenzahn dient der Anregung des Gallenflusses und scheidet so Gifte aus der Leber aus. Die Zutaten, zu einem wohlschmeckenden Gemüsetrank angerührt oder mit Leinöl nach Budwig vermischt, werden im Darm optimal aufgelöst und erreichen damit die erwünschte Bindung von Schadstoffen.

6. Energiefelder – Realitäten unseres Lebens

Erdstrahlen

Bei jeder Erkrankung oder Beeinträchtigung des Wohlbefindens, die sich trotz zahlreicher Besuche bei Ärzten oder Heilpraktikern *„in die Länge zieht"*, ist an Erdstrahlen als Ursache zu denken, vor allem dann, wenn Sie sich morgens nach dem Aufstehen müder als am Abend fühlen und sich immer wohler fühlen, wenn Sie nicht im eigenen Bett schlafen.

Insbesondere bei der Entstehung von Krebs ist nicht selten eine langjährige geopathische Belastung als Co-Faktor mit vorhanden. Darauf verweist auch Frau Dr. Veronica Carstens, die Gründerin der gleichnamigen bedeutenden Stiftung für Naturheilkunde. Schon seit Jahrtausenden sind die Gefahren geopathischer Zonen bekannt. Das mögliche Störungsspektrum kann sehr vielschichtig sein, und die Reaktion auf die Störung ist von Mensch zu Mensch verschieden. Das Phänomen der Erdstrahlen ist zwar inzwischen eindeutig wissenschaftlich belegt, wirklich erklärbar ist es noch lange nicht.

Die Erde ist von einem komplexen Netz von Energiefeldern durchzogen. Diese entstehen durch Wasseradern, Verwerfungen und verschiedene Gitternetze. Wasseradern befinden sich unter der Erde und verändern durch ihr fließendes Wasser das Magnetfeld der Erde derart, dass oberhalb dieser Zonen ungünstige Strahlungen festgestellt werden können. Einen ähnlichen Effekt lösen Erdverwerfungen aus. Die verschiedenen Gitternetze auf der Erdoberfläche sind geomagnetische Strukturen unterschiedlicher Größe. Sie sind generell nicht schädlich und scheinen sogar wichtig für die Steuerung von Lebensfunktionen (Hartmanngitter) zu sein. Dagegen sind die Doppelzonen und Kreuzungen des 10m-Gitters mit dem

Hartmanngitter kritisch zu sehen. Diese unterschiedlichen geomagnetischen Felder bilden für den Erdmagnetismus eine Störzone und wandeln einen Teil des Erdmagnetismus in krankmachende Strahlung um.

Die Erdstrahlung dringt in die darüber befindlichen Häuser von unten her ein und ist selbst in den obersten Stockwerken nachweisbar. Es versteht sich, dass die darin arbeitenden, oder was viel gefährlicher ist, die darin schlafenden Menschen diesen Störzonen ständig ausgesetzt sind. Die störenden Strahlen dringen bis in jede Körperzelle und verursachen so die verschiedenen Gesundheitsprobleme. Je nach körperlicher Disposition und Empfindlichkeit stellt sich zunächst schlechter Schlaf oder Unwohlsein ein. Im Laufe der Zeit kann daraus eine Erkrankung entstehen. Die Mechanismen, die zur Gesundheitsstörung führen, sind noch nicht geklärt. Zu vermuten ist z. B. eine mutagene Wirkung auf die Erbinformation, wodurch vor allem sich schnell teilende Zellen, wie die des Immunsystems, betroffen würden.

Prüfen Sie selbst, ob Sie geopathisch belastet sind

Bitte beantworten Sie die folgenden Fragen ganz spontan. Wenn Sie mehr als die Hälfte der Fragen mit „Ja" beantwortet haben, liegt bei Ihnen der Verdacht auf eine geopathische Belastung nahe.

- Schlafen Sie meist schlecht ein?
- Schlafen Sie meist schlecht durch?
- Haben Sie häufig Alpträume?
- Wachen Sie häufig morgens müde auf?
- Fühlen Sie sich tagsüber schnell erschöpft?
- Sind Sie auffallend müde?
- Können Sie sich schlecht konzentrieren?
- Leiden Sie an morgendlichem Kopfschmerz?
- Haben Sie Beschwerden, für die keine Ursache gefunden wurde?

- Haben Sie Symptome, die trotz Behandlung nicht verschwinden?
- Haben Sie vegetative Störungen?
- Fühlen Sie sich bei Ortswechsel deutlich besser?
- Begannen Ihre Beschwerden kurze Zeit nach einem Umzug?

Liegt eine geopathische Belastung nahe, sollten Sie mit einem in diesem Gebiet erfahrenen Therapeuten sprechen.

Wie finden Sie einen unbelasteten Schlafplatz?

Die vergangenen Jahre brachten zwar immer mehr Wissen um die Gefahren geopathogener Zonen. Abhilfe wurde aber kaum geboten. Ein Heer bemühter, aber oft nicht wirklich fähiger „Experten“ verursachte oft aufgrund widersprüchlicher Aussagen eher das Gegenteil dessen, was erhofft wurde: nämlich Hilfe.

Ein weiterer Grund, warum Rutengänger häufig verschiedene Belastungszonen auffinden und sich in ihren Aussagen scheinbar widersprechen, besteht darin, dass es sich beim Rutengehen um ein Resonanzphänomen handelt. Der eine Rutengänger geht nur mit bestimmten Erdstrahlen in Resonanz, ein anderer Rutengänger u. U. mit Erdstrahlen anderer Frequenz.

Ähnlich wie also Messinstrumente auf bestimmte Messbereiche geeicht sind und nur dort zuverlässige Ergebnisse erzielen, verhält es sich mit der Resonanz von Rutengängern. Der gute Rutengänger verfügt über einen möglichst großen Messbereich, den er zuverlässig und reproduzierbar testen kann. Zu diesem Thema gibt es inzwischen interessante wissenschaftliche Studien, die zeigen, dass es tatsächlich Menschen gibt, die verlässliche Ergebnisse erzielen. Viel Vertrauen wurde auch durch den Einsatz ebenso kostspieliger wie wirkungsloser oder sogar gefährlicher Entstrahlungsmittel verspielt.

Wer etwas feinfühlig ist, kann selbst versuchen, einen strahlungsfreien Bettplatz in seinem Schlafzimmer ausfindig zu machen, wo er sich so richtig wohl fühlt, tief und fest schlafen kann und am Morgen gestärkt aufwacht. Federkernmatratzen oder metallene Sprungfederrahmen sollte man meiden, da diese Erdstrahlen und elektromagnetische Felder wie Antennen empfangen und verstärken. Erdstrahlenfelder sind instabil: Sie verändern von Zeit zu Zeit ihre Intensität und Position. Daher hilft es nicht immer, den Schlafplatz zu verlegen, vor allem in einem stark belasteten Haus. In solchen Häusern ist es häufig sehr schwierig, einen unbelasteten Schlafplatz zu finden.

Von den zahllosen Abschirmmethoden haben sich unserer Erfahrung nach die Spezial-Korkmatten besonders gut bewährt, was nicht heißen soll, dass es – neben viel Humbug – auch andere wirkungsvolle Methoden gibt. Die Rinde des Korkbaumes verfügt über eine phantastische Eigenschaft: ein einziger Kubikzentimeter enthält bis zu 20 Millionen Luftblasen. Diese gewaltige Ansammlung an winzigen Zwischenräumen bricht die Erdstrahlen und eliminiert sie. Die Spezial-Korkmatten werden aus einem besonderen Korkgranulat in 16 Fertigungsschritten hergestellt und enthalten keine Klebe- und Bindemittel, die die Wirkung durch *„Überbrückung“* herabsetzen. Die Abschirmmatte wird einfach unters Bett gelegt. Wichtig ist, dass zusätzlich alle reflexverdächtigen Gegenstände aus dem Raum entfernt werden. Dazu gehören Spiegel, Lampen, Elektrogeräte und alle Metallteile. Die Ergebnisse einer preisgekrönten Praxisstudie an 8200 Patienten belegen die Schädlichkeit von negativen Erdstrahlen und die abschirmende Wirkung der Spezial-Kork-Abschirmmatten.

Mit dem sogenannten Duplex hat Frau Dr. Carstens sehr gute Erfahrungen bei Menschen gesammelt, die von Erdstrahlen gesundheitlich schwer belastet sind. Der Duplex II entstört ein ganzes Gebäude, indem er Störzonen und deren Resonanzinterferenzen durch ein positives Biofeld ausgleicht. Kreuzungspunkte von Wasseradern, Verwerfungen sowie zum Teil auch Globalgitterkreuzungen sind stark negativ polarisiert. Daher üben sie einen abbauenden, degenerativen Einfluss auf den menschlichen Organismus aus. Das Gerät erzeugt ein Biofeld von entgegengesetzter Polarität, in dem der Organismus trotz dieser vorhandenen Störungen regulieren und gesund funktionieren kann.

Das Magnetfeld der Erde und andere energetische Strömungen

Der Elektromagnetismus ist ein wesentlicher Bestandteil aller lebenden Zellen. Wir verfügen über zwei natürliche Magnetquellen: Unser Gehirn mit den Nervenbahnen und die Erde. Da Nervenimpulse durch elektrochemische Aktionspotentiale fortgeleitet werden, werden sie immer auch von einem Magnetfeld begleitet. Die Magnetpulsfrequenzmuster des Gehirns scheinen vor allem nachts eine wichtige Rolle bei der Gesunderhaltung und Regeneration, der Reparatur von Geweben und der Funktion des Immunsystems zu spielen. Im Ayurveda wird der Kopf als der Nordpol des Körpers bezeichnet. Es wird empfohlen, nicht mit dem Kopf nach Norden zu schlafen, da gleiche Pole sich abstoßen. Als optimale Schlafrichtung gilt der Osten.

Die zweite Magnetquelle ist die Erde, die ein uns erhaltendes, gleichmäßiges Magnetfeld unterhält, von welchem der Körper zehrt, um seine Molekülreaktionen zu stärken. Die Magnetfelder der Erde und des Körpers wirken zusammen und erzeugen eine Magnetresonanz, welche die chemische Reaktionen im Körper in beachtlicher Weise kräftigt. Während der letzten 165 Jahre haben Wissenschaftler das Erdmagnetfeld gemessen und eine Abnahme seiner Stärke verzeichnet. Heute misst das Erdmagnetfeld 0,5 Gauß. Schätzungen besagen, vor 4.000 Jahren habe es 2,5 Gauß gemessen. Eine Abnahme um 80%.

Wie wichtig das Erdmagnetfeld für alle Lebewesen auf dieser Erde ist, zeigt die Weltraumforschung: Mäuse, die man künstlich vom Erdmagnetfeld abschirmte, wurden innerhalb kurzer Zeit krank. Sie verloren ihr Fell, und gleichzeitig begannen ihre inneren Organe und das Bindegewebe zu wuchern. Russische Astronauten im All wurden anfällig für Osteoporose und Depressionen. Erst als man künstliche Magnetfelder in die Raumschiffe einbaute, konnte die *„Weltraumkrankheit“* gelindert werden.

Die 12 Naturgesetze der Raumenergetik

Der unsichtbare Wind bewegt das Meer, das fließende Meer zermahlt den unbeugsamen Fels. Je feiner ein Naturelement, desto tiefgreifender und verborgener ist oft sein Wirken in der Natur. Auch der Raum, in dem wir leben, unterliegt energetischen Einflüssen, die sich unserer direkten Wahrnehmung entziehen. Mit diesen Einflüssen beschäftigten sich alle alten Kulturen in Ost (Feng Shui, Vastu) und West (Geomantie), wo man die Konstellation der Wohnsituation als mitverantwortlich für Glück und Erfolg, aber auch für Beziehungsprobleme und chronische Krankheiten sah. Interessanterweise gibt es zahlreiche Parallelen zwischen den verschiedenen Schulen. Das indische Vastu hat altes Wissen im Gebiet der Geomantie bewahrt. Dieses Wissenssystem berücksichtigt die Wirkungen des Erdmagnetfeldes, der Erde, der Sonne, des Mondes, der Gravitation und der Naturelemente und hat Korrekturmittel für deren Beeinflussung entwickelt.

Der Physiker Marcus Schmieke hat durch jahrelange Studien östlicher und westlicher geomantischer Schulen ein einfaches, dem europäischen Kulturkreis angepasstes System zur Analyse und Korrektur der raumenergetischen Situation eines Hauses entwickelt, das er Vasati nennt. Laut Schmieke beruht Vasati auf zwölf Naturgesetzen, die die energetischen, geometrischen und kosmischen Einflüsse auf den Raum beschreiben.

Nicht nur das alte Vastu, sondern auch Schauberger und Bovis waren sich der Bedeutung geophysikalischer Energieflüsse bewusst: Demnach fließen auf der Erde die Lebens-Energien aus dem Norden in Richtung Süden und aus dem Osten in Richtung Westen. Diese Energieströme sind physikalisch inzwischen nachweisbare Phänomene, deren Bedeutung für den menschlichen Organismus man erst zu verstehen beginnt. Inzwischen weiß man, dass erhebliche Wechselwirkungen zwischen Sonnenwind und Magnetosphäre entstehen, die man als Birkelandströme, Hall-Ströme und Pedersen-Ströme bezeichnet. Die Wirkungen von Sonnenwinden und Magnetosphäre bekommen übrigens Wetterfühlige am deutlichsten zu spüren. Unser vegetatives Nervensystem, das aus kilometerlangen Nervengeflechten besteht, ist laut dem Physiker Ludwig mit einem großen Antennensystem vergleichbar. Die natürlichen Wetterschwankungen, die Sonnenwinde, insbesondere die Sonnenstürme, das natürliche Magnetfeld der Erde sowie dessen Verzerrung durch geopathische Zonen und auch die Störeinflüsse in Form von künstlichen elektromagnetischen Wellen (Elektrosmog) werden über dieses Nervensystem unterbewusst wahrgenommen.

Praktische Erfahrungen zeigen, dass die Vastu-Grundregeln für die Gesundheit bedeutsam sind. Nicht umsonst beschäftigen sich viele Menschen mit diesem Thema. Nähere Informationen und eine Übersicht über die wichtigsten Defekte und Korrekturmöglichkeiten gibt es beim Verband ganzheitlicher Gesundheitsberater/Innen.

Elektrosmog als Dauerstressor

Hinzu kommt, dass elektromagnetische Frequenzen von außen, die höher und stärker als jene des Gehirns sind, unsere Frequenzmuster überlagern und unterdrücken. Dies führt zu einem Zustand der Erschöpfung, der zur Entstehung chronischer Krankheiten führen kann.

Unmerklich und unsichtbar ist der Dauerstress durch elektrische Geräte, der von der Mikrowelle, dem Radiowecker am Bett, dem Heizkissen, dem Handy und sogar von der Quarzuhr am Handgelenk ausgeht. Auch mangelhafte Elektroinstallationen, Hochspannungsleitungen und Sender (Mobilfunk, Radio, Fernsehgeräte und Radarstationen) führen zu einer elektromagnetischen Belastungen. Hinweise häufen sich, dass ein deutlicher Zusammenhang zwischen der Benutzung von Handys und der Zunahme von Gehirntumoren, Akustikus-Neurinome, Schäden an Auge und Ohr besteht. Jüngste Untersuchungen in Australien, die sogar im Auftrag einer Telefongesellschaft durchgeführt wurden, ergaben einen deutlichen Zusammenhang zwischen Handy-Mikrowellen und Krebs.

Interessant ist in diesem Zusammenhang die Feststellung eines Imkers, der im nördlichen Schwarzwald Bienenkörbe aufstellte und beobachten konnte, wie die Bienen einerseits aggressiver in diesem Bereich waren (vgl. die Parallele im menschlichen Verhalten: psychomotorische Unruhe, Reizbarkeit, Aggressivität), gleichzeitig aber nur die Hälfte des Honigertrages erzeugten (vgl. beim Menschen Unkonzentriertheit, Antriebsschwäche, etc.). Bekannt und belegt ist die Leukämiehäufigkeit in der Nähe von Hochspannungsleitungen.

Typische *„Stresssymptome“* durch Elektrosmog sind: Schlafstörungen, Müdigkeit, Kopfschmerzen, Antriebsarmut, Nervosität, Konzentrations- und Gedächtnisstörungen, Verspannungen. Bei längerer Belastung werden individuelle Schwächen deutlich, wie erhöhter Blutdruck, Sehstörungen, Herzrhythmusstörungen, Ohrgeräusche (Tinnitus), Atembeschwerden usw.

Die vielseitigen negativen Auswirkungen von Elektrosmog sind nicht verwunderlich, wenn wir uns vor Augen führen, dass in unserem Organismus sämtliche Nervenimpulse elektro-chemisch übertragen werden. Die Nervenbahnen sind nichts anderes als ein Leitungssystem, das durch die

Umpolung des Membranpotentials Informationen elektrisch überträgt.

Die wissenschaftlichen Studien von Dr. Lebrecht von Klitzing, Medizinphysiker an der Universität Lübeck, haben ergeben, dass die Mikrowellenstrahlung des D-Netzes deutliche Veränderungen der Gehirnströme im EEG verursacht. Der negative Einfluss von Mikrowellen auf Enzymaktivität, RNA-Translation (=Protein-Biosynthese), die Permeabilität der Blut-Hirnschranke, die Erregung der Nervenleitungen (Calciumionen-Haushalt) und Hormonhaushalt (Reduktion von Melatonin, dem Anti-Stresshormon) sind weitere Begleiterscheinungen von Handys.

Besonders sensibel reagieren Menschen, die schon vorbelastet sind: Schwermetallgeschädigte (eine schwedische Studie bewies, dass Quecksilberionen aus Amalgam unter der Einwirkung schwacher niederfrequenter Felder 6-fach stärker austreten), Allergiker, Menschen mit chronischen Belastungen (Pilze/ Viren/ Bakterien/ Parasiten/ Holzschutzmittel/ Pestizide/ Erdstrahlen).

So vermeiden Sie Elektrosmog!

Einfache Messgeräte helfen Ihnen, Belastungszonen zu ermitteln. Die Strahlung reduziert sich im Quadrat zum Abstand. Sind Sie 2 Meter von der Steckdose entfernt, ist die elektromagnetische Strahlung nur noch 1/4 so hoch. Halten Sie daher Abstand zu Strahlungsquellen. Mindestens 1-1,5 m bei Stromleitungen und Elektrogeräten; bei Fernsehgeräten 6-7 x Bildgröße (Diagonale).

Das Bett aus der Nähe elektrotechnischer Installationen rücken! Es sollte keinesfalls in der Nachbarschaft von elektrisch betriebenen Heißwasserboilern, von Wasch- und Geschirrspülmaschinen, Kühlschränken, Gefriertruhen, Heizungspumpen, Fernsehgeräten, Stromzuführungen und sonstigen Strahlungsquellen (auch hinter der Wand oder unter dem Fußboden) stehen. Federkernmatratzen,

Sprungfederrahmen, Metallbettgestelle sind zu vermeiden; denn sie können das Erdmagnetfeld verzerren. Sie verbreiten das elektrische Feld von nahe gelegenen, unter Spannung stehenden Leitungen, Steckdosen und Geräten, sie wirken für die Hochfrequenzwellen als Empfangsantenne, geben aber einen Teil der aufgenommenen Energie (gerichtet) wieder ab. Im Schlafzimmer ist der Einbau eines Netzfreischalters sinnvoll. Am besten Sie benutzen einen Wecker mit Batterie.

Benutzen Sie Ihr Handy nur, wenn es notwendig ist (notfalls mit Handy-Abschirmtasche oder Freisprecheinrichtung, niemals ohne Freisprecheinrichtung mit Außenantenne im PKW; denn die Strahlung potenziert sich!).

- Halten Sie Abstand zu Sendern (Mobilfunk, Radio, Fernsehen, Radar): Radio-/Fernsehsender (2-3-5 km), Fernsehumsetzer, Mobilfunksender (0,5-1-1,5 km).
- Halten Sie zu Hoch- und Mittelspannungsleitungen folgende Mindestabstände ein: 380 kV – 220 m, 220 kV – 170 m, 110 kV – 140 m, 20 kV – 30 m.
- Halten Sie zu Bahnstrecken Abstand (100-300 m).

7. Ihr Leben fließt – fließen Sie mit

Einstellungsmuster als lähmende Prägungen

Wie wir das Leben sehen und auf Herausforderungen reagieren, hängt in nicht unbeträchtlichem Umfang davon ab, welche Prägungen wir erhalten haben. Obwohl wir eigentlich frei sind, in jedem Augenblick eine neue Sichtweise zu entwickeln, fällt uns oft gerade dies besonders schwer.

Eigentlich ist es paradox: Unser Geist ist wandlungsfähig und schnell. Wir können mit der Aufmerksamkeit augenblicklich auf ein vollständig anderes Thema umschalten, können neue Ideen entwickeln, können uns mit kreativer Phantasie ein ganzes Universum vorstellen und ausmalen, wie es die Science-fiction-Autoren tun. Und trotzdem – scheint gerade die Psyche besonders starr zu sein. Wir halten fest an unbewussten Überzeugungen wie:

- Die anderen wollen mir nur Böses.
- Ich bin nicht liebenswert, wertlos, schlecht usw.

Der Körper verändert sich um Laufe des Lebens. Auf atomarer Ebene werden ständig Atome ausgetauscht, so dass von der ursprünglichen Körpersubstanz nichts gleich bleibt. Aber bestimmte Grundeinstellungen und Sichtweisen bewahren wir, auch wenn noch so viele neue Erfahrungen dazu kommen. Wir vertreten selbstverständlich unsere Überzeugungen und sind verwundert, wenn andere Menschen sie nicht teilen. Diese psychische Kraft, auch gegen äußere Tatsachen bei einer Überzeugung zu bleiben, hat eine Licht- und eine Schattenseite:

- Einerseits gibt sie uns Stabilität und Sicherheit. Wir finden uns in unserem Universum solange zurecht, bis es fundamental erschüttert wird.

- Andererseits ist sie ein Käfig, in den wir uns selbst eingesperrt haben und den wir gerade deshalb nur so schwer verlassen können.

Veränderungen finden in der heutigen Zeit wesentlich schneller statt als in früheren Jahrhunderten. Sicherheiten werden erschüttert; Werte verlieren ihre Gültigkeit, die Orientierung fällt immer schwerer. Damit fertig zu werden, ist eine Herausforderung, für die sich verschiedene Strategien beobachten lassen:
- Manche versuchen krampfhaft, ihre Einstellungsmuster zu bewahren. Hier zeigt sich ein rückwärts ge-

wandtes Bewusstsein, welches ein festes Weltbild mit stabilen Planken zimmert.

- Manche vermeiden die Tiefe der Auseinandersetzung und landen in einem Bereich der Beliebigkeit von Ansichten und Meinungen. Sie trauen sich nicht, die Verunsicherung im eigenen Inneren anzuschauen und bleiben daher an der Oberfläche. Damit verlieren sie aber an Mehrdimensionalität und beschneiden unser persönliches Potential.
- Manche versuchen, das Leben als einen steten Fluss der Veränderung zu verstehen. Sie betrachten sich als einen Teil dieses Prozesses, aber verlieren sich nicht in der Veränderung, weil sie in ihrem Inneren mit etwas Bleibendem verbunden sind.

Es ist sicher deutlich, dass der erste Versuch, mit dieser Problematik umzugehen, in die Erstarrung und damit in die Krankheit führt. Auch die zweite Möglichkeit, die zwar auf der äußeren Ebene wandlungsfähig ist, hat eine innere Stagnation zur Folge. Irgendwann brechen die Fragen und ungelösten Themen auf, was auch mit gesundheitlichen Erschütterungen verbunden sein kann.

Ein großes Hindernis für die Fähigkeit, in den Fluss des Lebens einzutauchen, ist das Gefühl der Verlorenheit und Angst. Erst wenn wir bereit sind, dieses Gefühl anzuschauen und dann loszulassen, können wir das Vertrauen haben, dass es trotz aller Veränderung und trotz aller Krisen und Bedrohungen einen Platz für uns gibt, an dem wir uns geborgen und wohl fühlen und spüren, dass wir die richtigen Aufgaben erfüllen.

Mehr Kontakt mit dem Fluss des Lebens

Regelmäßige Stunden der Muße sind hilfreich, sei es, dass wir allein spazieren gehen, uns in der Natur auf eine Bank setzen und den Sonnenuntergang betrachten oder uns einer künstlerischen Aktivität zuwenden. Auch sportliche Aktivität kann uns manchmal besser in Kontakt mit uns selbst bringen. Es ist sicher auch sinnvoll, eine Entspannungsmethode oder Meditation zu erlernen. Das regelmäßige Aufatmen, was uns die Entspannung bringt, sorgt dafür, dass sich der Stress nicht allzu sehr auftürmt.

Die mediale Umweltverschmutzung sollte reduziert werden. Täglich stürmen über Nachrichten und Filme unzählige Bilder auf uns ein, die oft von Brutalität, Grausamkeit und Gewalt geprägt sind. Auch wenn wir seelisch stabil sind und meinen, das mache uns nichts aus, sollten wir doch wissen, dass alles eine Wirkung hat. Unser Unterbewusstsein, das vegetative Nervensystem und damit der ganze Körper werden beeinflusst. Versuchen Sie, die Mitte zu finden, dass Sie einerseits ausreichend über aktuelle Entwicklungen informiert sind, sich andererseits aber nicht zu vielen negativen Bildern aussetzen. Das Ergebnis von negativen Eindrücken ist die Angststarre.

Biographien von Menschen, die wir persönlich schätzen und vielleicht sogar als Vorbild akzeptieren können, bereichern unseren Horizont; wir lernen, die Ausdrucksmöglichkeiten des Lebensflusses besser zu verstehen. Wir sehen, dass auch herausragende Menschen Aufs und Abs erlebt und bewältigt haben. Andere Kulturen und Lebensentwürfe, auch Reisen können dabei helfen, wenn wir nicht nur unsere eigenen Vorurteile bestätigen wollen. Fremde Kulturen zeigen uns, dass Menschen auch unter völlig anderen Lebensumständen glücklich und zufrieden leben können. Damit klammern wir uns weniger an die äußere Stabilität und beginnen, den Mut für die Verwirklichung unserer Träume zu entwickeln.

Unsere Lebensträume sind wichtige Fährten auf dem Weg zum Lebensfluss. Wir müssen ja nicht gleich alles Bisherige vollständig in Frage stellen, aber wir können beginnen, diesen inneren Wünschen wieder nachzuspüren. Gesundheit ist ein natürliches Ergebnis von Lebenssinn. Krankheit ist ein Versuch, uns diesen Sinn wieder zu eröffnen.

Die Macht der Gewohnheiten

Denken Sie einmal daran, wie es klingt, wenn eine Schallplatte durch einen Kratzer in einer Rille hängen bleibt. In der Regel klingt es nicht sehr schön; und der sich wiederholende Ausschnitt ist so klein, dass wir nicht einmal die Melodie erkennen. Ebenso geht die Lebensmelodie verloren, wenn wir in Gewohnheiten befangen sind.

Gewohnheiten haben ebenso wie unsere Grundeinstellungen eine starke und eine schwache Seite. Wir brauchen Gewohnheiten, weil Sie das Leben erleichtern und lebbar machen. Bei allen Arbeitsabläufen wie z.B. dem Autofahren gibt die Routine Sicherheit. Andererseits schleichen sich schneller, als wir denken, Gewohnheiten ein, die uns blockieren oder sogar schädigen. Eine gesunde Ernährung, regelmäßige Bewegung und Entspannung können wir nur praktizieren, wenn sie zu neuen Gewohnheiten werden und wir alte Gewohnheiten ablegen.

Berühmt geworden ist das Experiment von Pawlow über die bedingten Reflexe: Jedes Mal, wenn einem Hund Futter gegeben wird, läutet eine Glocke. Führt man dies einige Zeit durch und läutet dann nur die Glocke, beginnt der Speichelfluss, obwohl kein Futter da ist. Dies zeigt beeindruckend, dass Gewohnheiten nicht nur psychische Wirklichkeiten sind. Über komplexe Vorgänge innerhalb des Nervensystems und entsprechende Steuerungsprozesse werden Gewohnheiten zu einem Teil der Physiologie.

Wenn wir dies verstehen, wird klar, dass wir neue Gewohnheiten niemals dadurch etablieren können, dass wir sie krampfhaft und mit Druck umsetzen; denn dadurch erhöhen wir nur die Spannung im System und der Kampf beginnt: In diese Kampfarena steigen die alten Gewohnheiten und die neue Gewohnheit. Einer verliert immer und das sind wir, die wir uns in diesem Kampf aufreiben!

Es gibt Situationen im Leben, wo eine Entscheidung von innen gewachsen ist und wir tatsächlich in der Lage sind, von heute auf morgen eine Gewohnheit vollständig umzustellen. Beim Rauchen z.B. kann das sehr gut funktionieren. In der Regel fällt es aber viel leichter, wenn wir schrittweise vorgehen. Bei der Ernährung ist es auch für den Körper nicht gut, wenn die Umstellung zu radikal ist; denn dadurch kann das Gleichgewicht im Stoffwechsel gestört werden.

Praktische Hinweise

Es ist gut, wenn das Ziel nicht zu hoch gesteckt ist. Beginnen wir einfach an einem kleinen Punkt, den wir ändern möchten. Selbst da können sich Widerstände aufbauen; denn die alten Gewohnheiten schlafen nicht. Wichtig ist, dass wir in den Prozess einsteigen, dass wir wieder in den Fluss der Veränderung eintauchen. Die neue Gewohnheit ist keine starre Regel, die wir immer einhalten müssen. Das einzige Ergebnis von starren Regeln ist, dass wir sie irgendwann doch brechen und dann ein schlechtes Gewissen haben. In diesen Teufelskreis sollten wir uns nicht immer wieder neu hineinbegeben.

Die Natur zeigt uns, dass das Leben im Variantenreichtum existiert. Es gibt in vielen Bereichen keine starren Grenzen, sondern fließende Übergänge. Genau so sollte die Etablierung einer neuen Gewohnheit fließend erfolgen. Viele Menschen nehmen zu wenig Flüssigkeit zu sich. Erfahrungsgemäß braucht das Trink-Training zwei bis drei Monate Zeit. Verteilen wir die Veränderung auf einen gewissen Zeitraum, stehen wir nicht vor einem Berg, den wir doch nicht erklimmen können. Interessanterweise entwickelt sich nach einer bestimmten Trainingszeit wieder das natürliche Durstgefühl. Wenn also eine neue Gewohnheit den Bedürfnissen unseres Körpers entspricht, werden wir von der Körperintelligenz wirkungsvoll unterstützt.

Wichtig ist, dass wir in allen Bereichen immer wieder fragen, was wirklich gut für uns ist. *„Ist das stimmig?“*

„Fühle ich mich damit wohl?" „Ist das so in Ordnung?" Fragen und Nachfühlen hilft uns, den Fluss wieder in Gang zu bringen.

Hinschauen – von der großen Kraft der Aufmerksamkeit

Auch wenn man den sanften Weg der Veränderung geht, tauchen Hindernisse auf. Wir nennen diese Hindernisse Autostart-Programme, die sich in der Psyche und im Körper entwickelt haben und den natürlichen Fluss in andere Richtungen lenken. Programme sind es, weil es sich um Reaktionsmuster handelt, die nach einem festgelegten Schema ablaufen. Das bekannteste Beispiel ist sicher der Flucht-Kampf-Reflex, der in Gefahrensituationen aktiviert wird. Ebenso gibt es eine Vielzahl von Reaktionsmustern, die wir im Lauf unseres Lebens erlernt haben, die uns aber in der aktuellen Lebenssituation blockieren und lähmen. Autostart heißen sie deshalb, weil sie sich von selbst aktivieren, und zwar manchmal in den unpassendsten Situationen. Das ist zwar unangenehm, ist aber auch eine Chance, da wir unsere Schwachpunkte näher kennen lernen können.

Keine Angst vor dunklen Schatten

Aufgelöst werden diese Muster, wenn sie angeschaut werden. Stellen Sie sich vor, Sie gehen abends in der Dämmerung einen einsamen Weg entlang. Plötzlich haben Sie das Gefühl, Sie werden verfolgt. Sie beginnen, etwas zügiger zu gehen, aber der Schatten scheint sogar etwas näher zu kommen bzw. größer zu werden. Je mehr Sie das Tempo steigern, desto näher kommt der Schatten. So oder ähnlich könnte ein Angsttraum aussehen, der beschreibt, was passiert, wenn Sie vor den dunklen Seiten Ihrer Persönlichkeit weglaufen wollen. Diesem verfolgenden Schatten entgegen zu gehen, erfordert natürlich etwas Mut. Wenn deutlich wird, dass der Schatten gar nicht gefährlich werden kann, weil er ein Teil von uns ist, haben wir schon einen wesentlichen Schritt getan.

Gefährlich wird der Schatten, wenn wir ihn im Inneren nicht sehen wollen und beginnen, ihn im Äußeren zu bekämpfen. Dies zeigt sich nicht nur individuell, sondern auch gesellschaftlich. Andere sind dann schuld an den Fehlern, zu denen jeder etwas beigetragen hat. Es ist nicht der Schatten, der den Lebensfluss blockiert, sondern das Weglaufen und die Angst vor dem Schatten. Jeder Mensch trägt angenehme und unangenehme Eigenschaften in sich. Gerne zeigen wir uns nach außen von der Schokoladenseite und verstecken unsere Schwächen. Wenn wir das ständig praktizieren, ist das anstrengend und blockiert den Lebensfluss.

Je mehr man bereit ist, zu seinen Fehlern zu stehen, desto liebenswerter werden sie. Das Zugeben von Schwächen bringt uns unseren Mitmenschen näher und erzeugt in diesen ein Gefühl der Nähe und Vertrautheit. Die Fassade, der Anspruch, immer perfekt gestylt zu sein, werden damit unwichtiger. Der Schatten verliert also schrittweise seine drohende Gewalt, wenn er angeschaut wird. Viele Märchen überliefern diese Weisheit. Der Held gelangt nur zur erwünschten Prinzessin, wenn er seine Aufgaben erfüllt und sich mit dunklen und gefährlichen Drachen, Geistern usw. auseinandersetzt. Das ist eine der Aufgaben des Lebens. Wer sich dieser Aufgabe stellt, wird die Unterstützung des Lebensflusses fühlen. Wer wegschaut und wegläuft, den holt der Schatten – gepaart mit der Kraft des Lebensflusses – doch immer wieder ein.

Manchmal kann es in einer solchen Phase der Auseinandersetzung sinnvoll sein, professionelle psychologische Hilfe in Anspruch zu nehmen. Forschungen haben gezeigt, dass der Erfolg einer solchen Beratung ziemlich unabhängig von der Therapierichtung ist. Entscheidend ist vielmehr, dass ein guter Kontakt zwischen dem Therapeuten und dem Hilfesuchenden entsteht. Dies zeigt die Kraft der positiven Aufmerksamkeit, die in dem reibungslosen Fließen der Kommunikation zwischen zwei Menschen gegenwärtig ist.

Daher ist es sehr hilfreich, mit dem Partner / der Partnerin oder ausgewählten Freunden über diese Themen zu sprechen. Beziehungen können erstarren, wenn ihnen die lebendige Tiefe fehlt. Die Macht der Gewohnheit nimmt die Zügel an sich und führt zu einer stereotypen Kommunikation. Oft wird die Vergangenheit mit den schönen Erinnerungen beschworen, wenn in der Gegenwart die Dynamik des Empfindungsflusses fehlt: *„Weißt Du noch, wie schön es war, als ..... ?“* In dieser Frage wird unbewusst ausgedrückt, dass jetzt etwas vermisst wird. Schauen Sie da ruhig hin! Es lohnt sich; denn Sie können die Kraft des Lebensflusses finden. Beziehungen müssen sich immer verändern und weiter entwickeln.

Loslassen – die Chance für ein neues Leben

Im Hinschauen auf das, was in diesem Augenblick gerade geschieht, haben Sie einen wichtigen Schritt getan. Aber manchmal verschlägt einem das, was zu sehen ist, den Atem. Die Erstarrung ist noch nicht gelöst. Muss die Anspannung wie ein kranker Zahn herausgezogen werden, was normalerweise ein mühevoller Prozess ist und viel Kraft erfordert? Ist die Erstarrung des Systems eine Blockade, die mit Gewalt aufgebrochen werden muss?

Je stärker die Blockade sich körperlich verfestigt hat, desto mehr Aktivität ist notwendig, um die Sache wieder in Fluss zu bringen. Eine akute Erkrankung kann durch die richtige Therapie bereits in wenigen Stunden zum Verschwinden gebracht werden. Je länger aber eine chronische Erkrankung besteht, desto mehr hat sich das Muster verfestigt. Mehr Zeit und Geduld wird dann für die Heilung gebraucht.

Manchmal ist tatsächlich ein starker Impuls notwendig, um wieder Bewegung in das System zu bringen. Hier ist aber viel Erfahrung notwendig, da die Folgen einer radikalen Maßnahme abgeschätzt werden müssen. Auch auf der seelischen Ebene gibt es manchmal Situationen, in denen eine grundlegende Veränderung der Ausrichtung gebraucht wird. Grundsätzlich ist es aber nicht der Kampf, der zu einer inneren Veränderung führt, sondern das Loslassen. Das Ergebnis eines Kampfes ist, dass es einen Sieger und einen Verlierer gibt. Das Ergebnis des Loslassens ist, dass es zu neuer Freiheit und Leichtigkeit führt. Das Alte wird nicht negiert, sondern als Teil des Weges begriffen.

Krampfhaftes Verdrängen ist nichts anderes als eine Form des intensiven Festhaltens. Loslassen ist wie ein Umzug. Ein freiwilliger Umzug ist in der Regel ein freudiges Ereignis. Das neue Heim erwartet uns, alles ist frisch gestrichen. Unsere Phantasie ist beflügelt mit der Frage, wie wir uns einrichten werden. Es ist ein Aufbruch aus alten Gewohnheiten; denn nach dem Umzug wird sich ein wesentlicher Teil der Lebenssituation verändert haben.

Wenn wir aber gerade eine Kiste packen, die einzelnen Stücke des Hausrats anschauen und uns fragen, ob wir das noch brauchen oder nicht, dann kommen Erinnerungen an frühere Ereignisse in der alten Wohnung hoch. Fast wehmütig können wir uns fühlen und spüren, dass etwas Altes unwiderruflich zu Ende geht. Denken wir aber erwartungsvoll an die neue Situation, hellt sich die Stimmung sogleich wieder auf. Ebenso ist es mit dem Loslassen. Es hat beide Seiten, die freudige und die traurige. Aber im Kern überwiegt eben die Qualität des Neuanfangs. Und genau diese Kraft sollten und können wir nutzen, um uns von Altem zu lösen.

Loslassen wird dann zu einem leichten natürlichen Prozess, wenn wir vom Neuen eine Vision entwickelt haben. Der Abschied wird oft gar nicht mehr als ein Abschied empfunden, weil kein Mangelgefühl entsteht. Der neue Nichtraucher wird dann frei, wenn er nicht mehr bei jedem Anlass an die *„gemütliche Atmosphäre"* zurückdenkt, die entstand, wenn er mit Freunden zusammen war und rauchte. Eine weiter bestehende Sehnsucht zeigt immer, dass der Prozess des Loslassens noch nicht vollständig vollzogen worden ist. Schauen wir uns den Prozess des Loslassens noch einmal etwas genauer an! Was geschieht dabei eigentlich?

Loslassen und Festhalten sind Ausdruck von Identifikation. Wir halten an dem fest, was wir als zu uns gehörig empfinden, mit dem wir uns identifizieren können, bei dem wir das Gefühl haben, dass es für uns nützlich und hilfreich ist. Nehmen wir einmal an, wir haben mit einer bestimmten Art und Weise, wie wir uns anderen Menschen gegenüber verhalten, Erfolg. In diesem Fall werden wir uns regelmäßig so verhalten und dieses Verhalten sogar als einen Teil unserer Persönlichkeit ansehen. Nun treffen wir einen Menschen, der uns wichtig ist, den wir in seinem Urteil ernst nehmen, und machen die Erfahrung, dass wir mit unserem bisherigen Verhalten überhaupt nicht vorankommen. Wir spüren, diesem Menschen ist unser Stil unangenehm.

Jetzt entscheidet es sich: Sind wir mit unserem bisherigen Verhalten so identifiziert, dass wir uns davon nicht lösen können, werden wir alle möglichen Argumente finden, nichts zu ändern. Wir werden in unseren Gedanken die Person diskreditieren. Wir werden ihre Meinung als augenblickliche Äußerung abmildern oder als Marotte abtun usw.

Gelingt es uns aber, die neue Sichtweise in uns aufzunehmen, werden wir eine ganz neue Seite an uns kennen lernen. Wir werden vielleicht sogar über uns selbst erstaunt sein, und wir werden spüren, dass die alte Verhaltensweise nicht unserem ganzen Wesen entsprochen hatte. Es kann sein, dass wir erkennen, dass das bisherige Sosein nur eine Form der Anpassung gewesen war, die wir über viele Jahre eingeübt hatten, die unserem eigenen Wesen aber gar nicht entspricht. Damit ist die Identifikation endgültig gebrochen.

Auch das kann schmerzhaft sein, weil wir erkennen müssen, vorher unser Inneres verraten zu haben. Aber das ist kein neuer Schmerz, sondern nur das Hervortreten von früherer innerlich aufgebauter Spannung. Das Loslassen selbst tut nicht weh. Es ist nur eine Veränderung der Wahrnehmung, die zwangsläufig zu einer neuen Perspektive führt. Der etwaige Schmerz während des Loslassens entsteht durch das Festhalten. Wenn wir die sanfte Flexibilität zulassen, die dem Lebensstrom eigen ist, dann geschieht der Prozess ganz natürlich. Wir betreten einen neuen Raum. Es braucht Zeit, bis wir uns dort zurecht finden, bis wir in dieser neuen Lebensperspektive heimisch werden. Aber diese Zeit ist ein faszinierender Entdeckungsprozess. Das Leben hat so viel Neues, bisher noch nicht Gesehenes zu bieten. Wir müssen uns nur darauf einlassen. Je stärker die Kraft des Neuen ist, desto leichter fällt es uns.

Aus einer gewissen zeitlichen Distanz entsteht eine Wertschätzung für das alte Verhalten, da es die Vorstufe der jetzigen Erkenntnis war, uns also dorthin geführt hat, wo wir heute stehen. Diese Integration stellt eine Versöhnung der gegensätzlichen Pole dar und führt zu innerer Stärke und Ausgewogenheit.

Loslassen bewertet nicht, sondern ist das Ergebnis von vertiefter Wahrnehmung. Loslassen ist der Sprung in den Fluss des Lebens. Zum Zeitpunkt des Springens ist kein fester Boden unter den Füssen. Es ist ein Wagnis, man weiß noch nicht genau, wo die Landung sein wird. Daher ziehen es viele Menschen vor, nicht zu springen, und bleiben in der Starre. Aber auch diese Entscheidung hat ihren Sinn. Die feste Grundlage wird noch gebraucht. Das Springen würde zu viel Angst erzeugen. Wer erkennt, dass ihn der Fluss jederzeit sanft auffängt und zu neuen Ufern trägt, dem fällt das Springen leicht. Er denkt gar nicht mehr an das alte Ufer und genießt nicht nur den Sprung selbst, sondern auch das Schwimmen im Lebensfluss.

Loslassen ist ein Prozess, der Gefühl und Erkenntnis beinhaltet. Beide beeinflussen sich gegenseitig. Wenn sich das Gefühl noch mit dem Alten identifiziert, fällt es der Erkenntnis schwer, durchzudringen. Wenn die Erkenntnis, d.h. die vertiefte Wahrnehmung noch nicht richtig klar ist, will das Gefühl zwar vorangehen, weiß aber nicht genau wohin und zögert. Umgekehrt werfen natürlich beide Aspekte ihre Leinen aus, um den anderen mitzuziehen.

Verlustängste sind wahrscheinlich die größten Hindernisse für das Loslassen. Wir klammern uns an unseren schlechten Zustand, weil die Veränderung bedeuten könnte, dass es noch schlechter wird. Wir halten fest, weil wir meinen, nichts Besseres verdient zu haben. Wir bleiben wie angewurzelt stehen, weil wir wenigstens etwas haben, nämlich unseren jetzigen Standort. Wir verkrampfen uns, weil wir die Veränderung als bedrohlich empfinden.

Das ist eigentlich paradox; denn wir schädigen uns damit selbst. Innere Spannung ist eine blockierte Energie, die sich gegen uns selbst richtet. Spannung ist eine Realität, die entweder nach außen ausagiert und damit gelöst werden kann oder im Inneren bleibt, wo sie durch Loslassen befreit wird oder als Dauerspannung belastet. Wer andere nicht verletzen will, scheut sich, Spannungen nach außen zu zeigen. Er wird zu einem Menschen, der es anderen recht machen will, aber dabei die eigene Spannung vergisst.

Hinter der Aggression steckt Lebensenergie

Für viele Menschen ist es ein wichtiger Lernprozess, Spannungen authentisch zeigen zu können, ohne in die Aggression abzugleiten. Die Aggression ist die gezeigte Spannung, der das Loslassen fehlt; denn im spannungsvollen Festhalten entsteht ein Druck, der explosive Kraft in sich trägt. Die Entladung des Drucks sucht sich eine Richtung, und oft ist es die erstbeste Person, die mit dem Ganzen gar nichts zu tun hat, die von der Spannungsentladung getroffen wird.

Dies zeigt, dass es in erster Linie um den Spannungsabbau geht. Hinter der Aggression steht eine sich befreien wollende Lebenskraft, die wir bei genauerem Hinschauen entdecken können. Der kreative Zorn, mit dem wir sagen: *„Das schaffe ich jetzt! – Was der kann, kann ich auch! usw.“*, weist auf dieses Potential hin. Wenn wir diese Kraft nicht nutzen, wendet sie sich irgendwann gegen uns selbst und führt zur Dauerblockade.

Jeder, der solche Spannungen in sich trägt, kann sich bewusst machen, dass er sich vor der Energie, die in diesen Spannungen gebunden ist, nicht fürchten muss. Diese Energie ist ein Teil seiner Lebenskraft, die er in schöpferisches Tun umsetzen kann. Wenn wir uns manchmal fragen, warum wir manche Dinge, die gut für uns sind, gerade nicht tun, dann ist die Ursache immer in einer Selbstblockade zu suchen. Wir können es uns aber erlauben, frei zu werden. Nichts spricht dagegen außer den selbst errichteten Blockaden.

Ohne Lebenssinn gibt das Leben keinen Sinn

Das Leben als Fließen zu begreifen, Offenheit zu entwickeln und Loslassen zu kultivieren hilft, die Erstarrungskrankheiten aufzulösen. Irgendwann regt sich jedoch in der Tiefe die Frage nach dem Ziel des Flusses. Die Frage nach dem Ziel ist eine Grundfrage des Lebens, die sich in unterschiedlichen Phasen immer wieder neu stellt. Das ist vielleicht das wichtigste an dem Thema *„Lebenssinn"*, dass die Fragen überhaupt gestellt werden. Denn durch Fragen wird die Erstarrung aufgeweicht, durch Fragen beginnt eine neue Bewegung, durch Fragen entsteht Aufmerksamkeit – und nur durch Fragen werden Antworten gefunden.

Es sind gerade die labilen Übergangsphasen wie die Pubertät, die Familiengründung, die Midlife-Crisis, der Beginn des Ruhestands und die Zeit vor dem Tod, in denen Menschen vertieft auf die Sinnfragen eingehen, ja sogar eingehen müssen, wenn sie nicht in der Sackgasse der Erstarrung landen wollen. Ist der Widerstand gegen diesen Prozess sehr stark, kann sich der Lebensstrom eruptiv Bahn verschaffen, es kommt zu dramatischen Umbrüchen und Neuausrichtungen. Manche steigen aus, manche wechseln den Beruf, bei manchen kommt es zur Scheidung, manche erleben tiefgehende Sinnkrisen und depressive Verstimmungen usw.

In Kontakt mit sich selbst bleiben

Die Neuausrichtung des Lebensschiffes kann sehr sanft geschehen, wenn der Kontakt mit dem Inneren erhalten bleibt und frühzeitig ein Gespür dafür entwickelt wird, was die nächsten Schritte in unserem Entwicklungsprozess sind. Vor allen Dingen ist es wichtig, dass die inneren Fragen ernst genommen werden. Unsere gegenwärtige Zeit unterstützt eine solche Einstellung nicht. Der Zusammenbruch der alten Wertvorstellungen hat ein noch nicht gefülltes Vakuum hinterlassen. Das Leben wird insgesamt von wirtschaftlichen Fragestellungen dominiert, die Sinnfragen als Luxus erscheinen lassen.

Einem gestressten Manager, der stark herzinfarktgefährdet war, wurde von seinem klugen Psychotherapeuten gesagt: *„Reichtum ist, wenn es reicht."* Das Streben nach mehr kann von der Persönlichkeitsmitte wegführen, wenn es nur als ein äußeres Streben begriffen wird. „Mehr" ist vollkommen in Ordnung, wenn es auch ein Mehr an Verständnis, Liebe, Offenherzigkeit und Mitgefühl ist. Seelische und körperliche Gesundheit ist nicht nur eine Frage der eigenen Person, sondern des Verhältnisses zu anderen. Der Mensch ist ein soziales Wesen, dass sich eigentlich nur im Kontext definieren kann. Erfüllung findet sich im sinnvollen Tun für andere.

Ihre persönliche Sinnfrage können Sie sich nur selbst in ihrem eigenen Leben beantworten. Religionen und Philosophien können dabei helfen; sie bieten Erklärungsmodelle an, doch entscheidend ist, was Sie davon leben und umsetzen. Wir möchten Sie anregen, sich vertieft mit Ihrem Lebensweg auseinander zu setzen. Das ist eine fundamentale Grundlage für die Gesundheit. Bei der Ausgestaltung Ihres individuellen Weges können und wollen wir Ihnen aber keine vorgefertigten Antworten geben.

Spätestens durch die Erkenntnisse der Psychoneuroimmunologie ist bewiesen, dass das seelische Befinden einen herausragenden Einfluss auf Ausbruch und Verlauf einer Krankheit hat. Die körpereigene Abwehr ist kein isoliertes System, sondern hängt in entscheidendem Maße vom vegetativen Befinden und von der Psyche ab. Wer Gutes zu denken, zu fühlen und zu tun versucht, wird Sinn und Zufriedenheit im Leben finden und selbst schwerwiegende Krankheiten überstehen können. Eine schwere Krankheit kann in diesem Sinne zu einem Segen werden, wenn wir diese Gelegenheit wahrnehmen, unser Leben durch eine veränderte innere Einstellung zu wandeln.

Es gibt unterschiedliche Möglichkeiten, sich gegenüber einem gesundheitlichen Problem zu verhalten:

- Krankheit als Wegweiser, der wieder zurück zur Harmonie und Erfüllung führt.
- Krankheit als sinnloses Leiden, das von einem blindem Schicksal aufgezwungen wird.

Wer die tieferen Ursachen der Krankheit, die im Charakter mit vielleicht krankmachenden Verhaltensmustern und mit negativen Wünschen und Emotionen verborgen sind, erkennt, tut einen ersten wesentlichen Schritt aus der Krankheit. Manche Menschen erkranken gerade deshalb, weil sie ihr Inneres verleugnen, andere, weil sie einen falschen Weg eingeschlagen haben, wieder andere, weil sie sich von Traumata und tiefen seelischen Projektionen nicht lösen konnten.

Die Kraft des inneren Dialogs

In der Komplexität des Lebens mit seinen zahllosen Wegen und Irrwegen ist es nicht möglich, den richtigen Weg vorauszusehen. Man kann aber in jedem Augenblick neu nachspüren, was wirklich richtig ist. Die Stimme der Intuition wird oft durch andere laute Stimmen übertönt.

Aus Sicht der Gesunderhaltung kommt es darauf an, den inneren Bezug zu finden, den Dialog mit sich selbst lebendig zu halten. Man kann diese innere Instanz das Selbst nennen, wie es die Tiefenpsychologie tut. Man kann auch vom Schutzengel, von einer göttlichen Kraft im Inneren sprechen oder sonst eine Bezeichnung wählen. Das ist alles nicht entscheidend. Aus tiefenpsychologischer Sicht sind die Tiefen des Unbewussten nicht einfach ein Müllabladeplatz für Unverarbeitetes, sondern Quelle von Kreativität und der Motor der Ganzwerdung. Man kann den Prozess des inneren Dialogs auch Beten nennen, wobei viele Menschen falsche Vorstellungen damit verbinden. Oft wird gemeint, Beten heißt, Gott um etwas bitten. Das ist eine sehr begrenzte Vorstellung von sehr vielfältigen inneren Vorgängen, die für die seelische Gesundheit bedeutsam sind. Das lateinische Wort religio bedeutet *„Rückbindung“*. Diese Rückbindung und der Dialog mit einem höchsten Du, das in allem weilt und alle Wesen verbindet, kann Trost, Kraft und Geborgenheit schenken.

Inzwischen liegen Ergebnisse verschiedener Doppelblind-Studien vor, die die Kraft des Gebets wissenschaftlich beweisen und dokumentieren. Menschen, die beten und für die gebetet wird und die eine lebendige, echte (nicht fanatische) Beziehung zu Gott haben, können Schicksalsschläge besser verarbeiten, leben gesünder und länger und haben im Krankheitsfall deutlich bessere Genesungsaussichten.

Die renommierte Harvard Medical School ist nun dazu übergegangen, Kurse über Religiosität und Medizin anzubieten. Die künftigen Ärzte sollen lernen, die religiöse Haltung des Patienten sowie die eigene Spiritualität in den Heilungsprozess mit einzubeziehen. Laut Aussage amerikanischer Mediziner könne man den Patienten viele Komplikationen und belastende Behandlungen ersparen, würde man das Zusammenspiel von Körper und Geist besser verstehen und nutzen. Bei dieser Aussage stützen sie sich auf eine Liste von 212 Studien, die den Einfluss religiöser Faktoren auf die Gesundheit zum Thema hatten. 197 dieser Studien bescheinigen dem Glauben eine sehr günstige Wirkung auf den Krankheitsverlauf und auf die Lebenserwartung insgesamt.

Der Harvard-Mediziner Herben Benson konnte zeigen, dass bestimmte Gebets- oder Meditationsformen (Ave Maria, Mantra Meditation) Depressionen und Ängste reduzieren. Die Atemfrequenz wird gesenkt und harmonisiert. Der Blutdruck sinkt, und die entspannenden Gehirnwellen nehmen zu. Als Folge werden weniger Stresshormone freigesetzt, die das Kreislauf- und das Immunsystem schädigen und schwächen. Benson weist aber darauf hin, dass verklemmte, einengende oder fanatische Frömmigkeit eher negativ wirken kann. Hilfreich seien nur der gelebte Glaube, das praktizierte Gebet und der Zusammenhalt in der Gemeinde.

Die wunderbarste Linderung der eigenen Sorgen und Nöte erfahren häufig Menschen, die sich um andere, die in noch größerer Not sind, kümmern und sie in die eigenen Gebete einschließen; denn die Liebe heilt – uns selbst und andere.

Eine schwere, ja selbst eine zum Tode führende Krankheit kann zu einem Segen werden, wenn sie als Möglichkeit wahrgenommen wird, das Leben grundlegend zu verändern. Daraus kann Heilung entstehen. Oder ein Mensch geht mit gewandeltem, geläutertem Bewusstsein auf den Tod zu, der dann nicht mehr Furcht erzeugt, sondern Ausdruck eines sich schließenden Lebenskreises ist – oder sogar von der Freude erfüllt ist, durch den Tod in ein neues Leben einzutreten.

In einem alten Weisheitstext wird gefragt, was das größte Wunder sei. Die Antwort: *„In jedem Augenblick entstehen und vergehen in diesem Universum unzählige Lebewesen. Und obwohl das so ist, tun wir so, als würden wir ewig leben und nisten uns in festen Strukturen ein."* Wenn die Vergänglichkeit nicht mehr als Ausdruck der Bedrohung erlebt wird, sondern erahnt wird, wie der Lebensstrom darin wirkt, wie sich der Kreislauf der Generationenfolgen darin ausdrückt, entsteht eine andere Einstellung. Vieles, was so bedeutsam erscheint, verliert an Wichtigkeit. Das Loslassen fällt leichter und ein Erlebnis der Eingebundenheit in das Ganze entwickelt sich.

IV. Dynamische Therapien

Regulationstherapien

Man sollte Therapien nicht nur hinsichtlich ihrer kurzfristigen Wirkung beurteilen. Es ist zwar sehr angenehm, wenn störende Symptome und Schmerzen schnell verschwinden; doch die Frage ist immer, um welchen Preis wird dieser Effekt erkauft. Arzneimittelnebenwirkungen sollten nicht unterschätzt werden. Der Eingriff in die körperlichen Regulationssysteme – ohne vollständige Kenntnis der Zusammenhänge – birgt immer Risiken in sich.

Therapieformen, die die Selbstheilungskräfte positiv unterstützen, die dem Körper helfen, aus der Erstarrung herauszukommen, fördern langfristig das Gleichgewicht und die Stabilität. Chronische Krankheiten können ausgeheilt werden. Verdrängte Erkrankungen zeigen sich nicht in noch schlimmeren Folgekrankheiten. Die Gesundheit bleibt länger erhalten, die Lebenserwartung wächst.

Wichtig ist auch bei naturheilkundlichen Therapien die Qualifikation des Therapeuten, der nicht nur über viel Wissen, sondern auch über praktische Erfahrungen verfügen sollte. Seien Sie diesbezüglich ruhig etwas kritisch im Sinne eines mündigen Patienten und Partners des Arztes. Ganzheitliche Therapien berücksichtigen den ganzen Menschen und nicht nur das aktuelle lokale Problem. Sie werden in der Regel individuell angepasst und eingesetzt. Dazu gehört viel Einfühlungsvermögen.

Durch einen an die Situation angepassten Reiz (weder zu stark noch zu schwach) wird der Körper angeregt, seine Regelkreise wieder in die normale Funktion zu bringen. Dabei nutzen wir – wie bei der gesunden Lebensführung auch – die Kräfte der Natur:

- **Ernährung:** Schonkost, Fasten, Entgiftung, Vitamine, Spurenelemente, Mineralstoffe, Pflanzenstoffe, usw.

- **Wärme/Kälte:** Wärme- und Fiebertherapie, Kneipp-Anwendungen, Ayurveda-Kur, usw.
- **Wasser:** Wasserkuren in allen Variationen, innerlich und äußerlich, Kneipp, usw.
- **Luft:** Sauerstofftherapie, Inhalation, usw.
- **Licht:** Vollspektrumlicht, Farbtherapie, usw.
- **Erde:** Moor-Anwendungen, Heilerde, Einsatz von Salzen und Mineralstoffen, usw.
- **Bewegung:** Ordnungstherapie (Rhythmus), Bewegungs- und Physiotherapie, Massage, usw.
- **Energetische Anwendungen:** Frequenztherapie, Magnettherapie, Reflexzonen, Akupunktur, Neuraltherapie
- **Heilpflanzen:** Phytotherapie, Tees, Umschläge, usw.
- **Ordnungstherapie:** Literatur, Musik, usw.
- **Entgiftung:** Ernährung, Wärme, Darmsanierung, klassische Ausleitungsverfahren, Kurmaßnahmen

Dabei wirken viele dieser Therapien gleichzeitig in mehreren Bereichen, z.B. Kneipp-Anwendungen durch das Wasser und durch Wärme/Kälte-Reize, Infrarot-A-Tiefenwärme durch Licht und durch Wärme, Kurmaßnahmen wie z.B. Ayurveda durch Wärme, Massage, Entgiftung, Ernährung, usw..

Eine besondere Erwähnung verdient die Homöopathie, bei der über unterschiedlichste Substanzen (pflanzliche, mineralische u.a.) ein Informationsimpuls gesetzt wird, der die Selbstheilungskräfte aktiviert. Dabei sind die Heilinformationen häufig chemisch nicht mehr vorhanden, wohl aber als physikalische Schwingungsmuster, wie u. a. der Physiker Prof. C. Smith nachgewiesen hat. Die Praxis seit über 200 Jahren zeigt, dass die Homöopathie äußerst effektiv ihre Wirkung entfalten kann, wenn das richtige Medikament gewählt wird. Wenig bekannt ist der wachsende Einsatz der Homöopathie in der Tierheilkunde, wo der Placebo-Effekt ausgeschlossen werden kann. Die Feststellung vieler Homöopathen, dass die Mittel heute nicht mehr so gut wirken wie früher, ist nachvollziehbar. Je mehr ein Organismus erstarrt, verschlackt und aus dem Gleichgewicht geworfen ist, desto weniger wirksam ist eine Informationstherapie. Daher kann die Wirkung einer homöopathischen Behandlung deutlich verbessert werden, wenn zuvor der Organismus durch Entgiftungs- und Regulationstherapien aus seiner Starre befreit wird.

Auch traditionelle Medizinsysteme wie die chinesische Medizin (TCM), die indische (Ayurveda) oder die überlieferte mittelalterliche Medizin eines Paracelsus oder einer Hildegard von Bingen bieten wertvolle Therapien, die den Körper wieder aktivieren.

Bedenken Sie im Krankheitsfall, dass die Heilung letztendlich nicht von außen kommt. Die Erkrankung ist ein Signal, dass im körperlichen und/oder seelischen Gleichgewicht etwas nicht mehr stimmt. Die Suche nach jemandem, der Sie heilt, ohne dass Sie selbst etwas tun, ist Ausdruck einer kindlich-passiven Erwartungshaltung. Wenn Sie bereit sind, selbst aktiv mitzuwirken, ist das der erste wesentliche Schritt zur Heilung.

Vitalstoffe und Mikronährstoffe bringen Sie in Schwung

Unsere Nahrung liefert neben Kalorien vor allem auch Vitalstoffe, ohne die unser Körper seine Aufgaben nicht erfüllen kann. Man nennt solche Substanzen essentiell, wenn sie unbedingt von außen zugeführt werden müssen und ein Mangel zu gravierenden Gesundheitsproblemen führt. Diese Stoffe sind inzwischen allgemein bekannt, jeder weiß zu mindestens etwas von der Wirkung von Vitaminen, Mineralstoffen, Spurenelementen und anderer solcher Substanzen. Weniger bekannt ist, dass sie in spezieller Kombination und Dosierung auch Heilwirkungen entfalten können. Der Nobelpreisträger Linus Pauling, der diesen Bereich intensiv erforscht hat, schreibt:

„Orthomolekulare Medizin ist die Erhaltung der Gesundheit und die Behandlung von Krankheiten durch Veränderung der Konzentration von Substanzen im menschlichen Körper, die normalerweise im Körper vorhanden und für die Gesundheit erforderlich sind.“

Auch wenn in diesem Bereich weniger Nebenwirkungen zu erwarten sind als bei herkömmlichen Medikamenten, ist trotzdem auf die richtige Anwendung zu achten. Nicht immer hilft viel auch viel. Besonders hohe Dosierungen sollten nicht ohne Absprache mit einem erfahrenen Therapeuten eingenommen werden. Auch stören sich einige Substanzen gegenseitig in ihrer Wirkung: Zink, Calcium und Eisen stören sich gegenseitig in ihrer Aufnahme. Manche Stoffe unterstützen sich auch gegenseitig: z.B. Eisen + Vitamin C, die B-Vitamine untereinander, usw.

Inzwischen befasst sich ein ganzer Forschungszweig mit diesen Stoffen, die komplexe Funktionen im Körper erfüllen und biochemisch eine große Bedeutung für das Funktionieren der Regelkreise besitzen. Jährlich werden mehr als 10.000 Forschungsarbeiten zu diesem Themengebiet veröffentlicht. Manche der Ergebnisse sind widersprüchlich. Hier wird erst die Zukunft gesicherte Erkenntnisse bringen. Als sicher können wir davon ausgehen, dass die regelmäßige Einnahme von sinnvollen Kombinationen für die Vorbeugung von Krankheiten bedeutsam ist. Dies bestätigen Mediziner der Harvard-Universität im renommierten Medizinjournal JAMA: *„Die meisten Menschen nehmen über die Ernährung nicht genügend Vitamine auf. Es gibt starke Beweise aus randomisierten Studien, dass es für alle Erwachsenen effektiv ist, Vitamine in Form von Nahrungsergänzungen zu sich zu nehmen.“* Viele Störungen bessern sich erfahrungsgemäß, wenn die Versorgung mit Mikronährstoffen verbessert wird.

Freie Radikale machen uns alt!

Freie Radikale gelten als die Hauptverantwortlichen für den Alterungsprozess. Sie sind maßgeblich an der Entstehung chronischer Krankheiten wie Arteriosklerose, Rheuma, Diabetes, Allergien, Parkinson, Multiple Sklerose, Alzheimer, Immunschwäche, grauer Star oder Bluthochdruck beteiligt.

Freie Radikale entstehen durch Zigarettenrauch, Gifte, Schwermetalle, Röntgenstrahlen, die UV-Strahlen der Sonne und durch Nitrit- oder Nitratrückstände in Nahrungsmitteln. Sie sind andererseits aber auch unvermeidbare Abfallprodukte, die während der Zellatmung im Körper gebildet werden. Auch die körpereigene Abwehr arbeitet bei der Bekämpfung von Krankheitserregern mit freien Sauerstoffradikalen. Ein saures Milieu begünstigt die Entstehung von freien Radikalen. Auch seelische Aspekte, wie Stress und Kummer, haben einen Einfluss.

Bei zu vielen freien Radikalen braucht der Körper Hilfe von außen in Form von Anti-Oxidantien, d.h. Mitteln, die den Oxidationsprozessen entgegenwirken. Zu ihnen gehören vor allem Enzyme, die Vitamine C, E und Beta-Carotin, Selen, Glutathion und vor allem OPC.

OPC – das Super-Antioxidans für gesunde Blutgefäße, straffes Bindegewebe und junge Haut

Vor rund 50 Jahren machte Prof. Jacques Masquelier eine Entdeckung, die weitreichende Folgen für die Vorbeugung von Herz-Kreislauf-Erkrankungen haben sollte. Er entdeckte OPC, an dem er den Rest seines Lebens forschte. Zahlreiche Studien untermauern das Lebenswerk des Franzosen. OPC ist ein in vielen Pflanzen, vor allem aber in Traubenkernen und Pinienrinde vorkommendes Anti-Oxidans, das ca. 20 mal so effektiv wie Vitamin C und ca. 50 mal so effektiv wie das Zellschutz-Vitamin E wirkt.

Die Sonderstellung von OPC unter den Antioxidantien

- OPC wird zügig vom Körper aufgenommen und überall im Körper verteilt. Es macht überall freie Radikale besonders schnell unschädlich.
- OPC ist ein sowohl fettlösliches als auch wasserlösliches Anti-Oxidans und kann daher viele verschiedene Arten von freien Radikalen neutralisieren.
- 20-mal stärker als Vitamin C neutralisiert OPC freie Radikale im Körper, verstärkt die Wirkung von Vitamin C und hält es bis zu zehnmal so lange aktiv. OPC ist 40-mal effektiver als Vitamin E, da es mehr (verschiedene) freie Radikale bekämpft.
- Diese Vielseitigkeit macht OPC zum stärksten, natürlichen »Radikalfänger«.
- OPC schützt besonders wirkungsvoll das Bindegewebe.

OPC (Oligomere Procyanidine) ist der wohl wirkungsvollste bekannte Schutz für das Herz-Kreislauf-System. Es wird rasch ins Blut aufgenommen und bleibt bis zu 3 Tage als Radikalfänger wirksam. Es wirkt als wasser- und fettlösliches Anti-Oxidans und steigert die Wirkung von Vitamin C um das bis zu 10-fache. Es überwindet sogar die Blut-Hirnschranke, verbessert dort die Zirkulation und schützt vor freien Radikalen. OPC sorgt für stabiles Kollagen und Elastin im Bindegewebe und in den Blutgefäßen, schützt die Gefäße und hilft schädliches Cholesterin aus dem Körper auszuschwemmen. Es lindert Rheumatismus, Ödeme, Krampfadern, Faltenbildung. Für ein gesundes Herz-Kreislauf-System ist auch die ausreichende Zufuhr der Vitamine E und C lebenswichtig, die in ihrer Wirkung durch OPC deutlich verstärkt, aber nicht ersetzt werden.

Da Kollagen auch der Hauptbestandteil der Haut ist, und straffes Kollagen die Haut schön, straff und faltenfrei erscheinen lässt, beugt OPC auch der Faltenbildung vor. Vor allem im Sommer ist es ein sehr guter Schutz gegen freie Radikale, die bei Sonnenbränden massiv freigesetzt werden und die Entstehung von Hautkrebs begünstigen. OPC schützt die Haut vor Alterung und Krebs.

Wie eine Studie von Zhao, Wang, Chen und Agarwal gezeigt hat, weisen die Traubenkern-Polyphenole eine hohe krebsschützende Wirkung auf. Mit 1,5 mg Traubenkern-Extrakt, die auf die Haut aufgetragen wurden, wurde bei Mäusen das Auftreten von Haut-Tumoren um 60% vermindert, die Tumor-Ausbreitung um 83% und die Tumor-Größe um 87%. Dank der außergewöhnlich starken antioxidativen Wirkung ist die Verwendung von Traubenkernextrakt auch bei anderen Tumorarten vielversprechend.

Im Handel befinden sich die unterschiedlichsten Qualitäten an OPC. Am preisgünstigsten und von niedrigster Qualität und Wirkung sind die Rotwein-Extrakte, wobei ein Extrakt aus den Resten der Weinherstellung hergestellt wird. Das Original OPC nach Masquelier ist von hoher Qualität, aber unangemessen teuer. Achten Sie bei dem Produkt darauf, dass es einen hohen Gehalt von OPC und anderen Polyphenolen enthält und – wie das Orginial-Masquelier-OPC – aus der ganzen, *frischen* Weintraube, nicht aus Trester gewonnen ist.

In höherer Dosierung zeigen sich Wirkungen in vielen Bereichen:

Gefäße	**Beine:** Venenprobleme, Krampfadern, offenen Beine, schweren Beine, schmerzende Beine, Stau in den Beinen und Kribbeln in den Beinen. **Blutkreislauf:** Regulierung und Stärkung von Herz-Kreislauf-System und peripherer Durchblutung, Vorbeugung von Schlaganfall, Herzinfarkt und Arteriosklerose, Vorbeugung/ Verlangsamung/ Behandlung von Lymphstau, Hämorrhoiden, Thrombose, Wetterfühligkeit und Ödeme.

Allergien	Heuschnupfen (Pollen, Gräser, Bäume), Pilzsporenallergie, Hausstaubmilbenallergie, Schimmelpilzallergie, Lebensmittelallergie, Sonnenallergie, Textilienallergie, Tierhaarallergie, Insektenallergie (Milderung bei Bienen, Wespen), Kontaktallergie, Nickel-Allergie.
Augen	Grauer Star, Makula-Degeneration, altersbedingte Sehschwäche, Lichtempfindlichkeit, Nachtblindheit, trockene Augen, Bindehautentzündung, Grüner Star
Gelenke	Rheumatischer Formenkreis, Arthritis, Gicht
Haut/Kollagen	Vorzeitige Hautfaltenbildung, Gewebefalten in Organen, Verbrennungen, Sonnenbrand, Akne, Ekzeme, Neurodermitis, Psoriasis, Zellulitis, Dehnungsstreifen (Schwangerschaft), Regulierung und Stärkung von Hautelastizität, Elastizität von Fuß- und Fingernägeln, Wundheilung (Beschleunigung), trockener Haut, Narbenbildung, Kollagen-Reparatur.
Freie Radikale	Antioxidierende Wirkung innen und außen, Steigerung der Ausdauerleistungen (Amateur- und Spitzensport) .
Vorzeitige Alterung	Alzheimer, Parkinson, MS, Senilität, Stärkung der Gedächtnisleistung.
Atemwege	Schnupfen, Bronchitis, Asthma.
Verletzungen und nach Operationen	Entgiftung und schnellere Heilung von: Brüchen, Zerrungen, Sehnen, Muskelverletzungen, Wunden.
Diabetes	Stärkung von schwachem Gewebe Vitalisierung bei Müdigkeit .
Blutfette	LDL-Cholesterin (Senkung), HDL-Cholesterin (Steigerung), Triglyzeride (Senkung).
Stimmung	Depression, Winterverstimmung, PMS (prämenstruelles Syndrom).
CFS (Chron. Müdigkeitssyndrom)	Vitalisierung und Stärkung bei Müdigkeit.

Konzentration	Hyperaktivität, Lernschwierigkeiten, Konzentrationsschwäche, verlangsamte Reaktionsfähigkeit.
Vitamin-Verstärker	Verstärkt Wirkung von Vitaminen (A,C, E), Mineralstoffen, Spurenelementen.
Frauenleiden	Reguliert Dauer und Regelmäßigkeit der Periode, Menstruationsbeschwerden, Beschwerden in den Wechseljahre.
Immunsystem	Stärkung der Immunabwehr, während der Schwangerschaft, auch Stärkung der Resistenz des Babys.
Osteoporose	Festigung des Kollagengitters, verbesserte Kalziumsynthese.
Ödeme	Venenödeme, Lymphödeme (aufgrund von Hyperpermeabilität der Gefäßwände).
Entzündungen	Positive Wirkung bei allen entzündlichen Erkrankungen, wie Arthritis (Gelenkentzündung), Gastritis (Magenschleimhautentzündung), Hepatitis (Leberentzündung), Meningitis (Hirnhautentzündung), Zahnfleischentzündung, Nasennebenhöhlen- und Stirnhöhlenentzündung

Warum entfaltet OPC so vielfältige Wirkungen im gesamten Organismus? Als eines der wirkungsvollsten Antioxidantien schützt es die Zelle und vor allem das Kollagen vor freien Radikalen!

Warum ist der Schutz von Bindegewebe so wichtig?

Nach dem Wasser sind Proteine der Hauptbestandteil unseres Körpers. Kollagen ist das vorherrschendste Körperprotein. Zusammen mit Elastin ist es der Hauptbestandteil des Bindegewebes und der Blutgefäße. OPC bindet sich an Proteine, wie Kollagen und Elastin und kann bereits innerhalb von 24 Stunden die Widerstandsfähigkeit der Blut- und Lymphgefäße verdoppeln und verhindert so Herz- und Kreislauferkrankungen.

Warum schützt OPC vor allem Kollagen so effektiv vor Schäden? Wenn wir die Seitenteile einer Leiter mit den

Kollagenfasern vergleichen, gleicht OPC den Sprossen, die sich zwischen die Seitenteile der Leiter einpassen lassen. OPC verfügt zufällig über die ideale molekulare Größe, um Kollagen als „Quersprosse“ zu stabilisieren und reparieren – eine Wirkung, die experimentell einfach nachweisbar ist.

Kollagen und Elastin sind auch die Hauptbestandteile unserer Blutgefäße. Zur Bildung von stabilem Kollagen ist Vitamin C unbedingt erforderlich. Eine unzureichende Zufuhr und ein Übermaß an freien Radikalen führt zu instabilem Kollagen, das wiederum verwundbare Gefäße zur Folge hat. Es bilden sich feine Risse in den Blut- und Lymphgefäßen, die von Fett- und Kalkablagerungen notdürftig gestopft werden. Die Mischung aus oxidierten Fetten und Kalk wird von Bakterien besiedelt, wie Chlamydien. Abwehrzellen (Makrophagen) versuchen dann, Fett und Bakterien unschädlich zu machen, vergrößern dabei aber nur noch mehr den Schaden, da sie selbst große Menge freie Radikale produzieren. Bei diesem Prozess entsteht die Arteriosklerose und deren Folgen: Herzinfarkt, Bluthochdruck, Schlaganfall . . .

Wenn wir den Körper mit OPC und Vitamin C versorgen, werden die feinen Risse in den Gefäßen repariert oder entstehen erst gar nicht. Auch werden die freien Radikale, die von den Makrophagen produziert werden, neutralisiert. Zudem hilft OPC den Cholesterinspiegel im Blut regulieren, denn unter dem Einfluß von OPC und Vitamin C lagert sich weniger Cholesterin an der Innenwand der Blutgefäße ab und überflüssiges Cholesterin wird mehr ausgeschieden. Wer noch zusätzlich ausreichend Vitamin E, B12, B6 und Folsäure zu sich nimmt, beugt optimal Herz-Kreislauf-Erkrankungen vor.

Dosierung: Zur Nahrungsergänzung 50 mg OPC/Tag. Zur Behandlung bestehender Probleme sollte auch deutlich höher dosiert werden. Eine häufige Empfehlung als „Therapieergänzungsmittel“ lautet 2 mg/kg Körpergewicht. Auch eine sehr hohe Dosierung ist völlig untoxisch. Bei empfindlichem Magen sollte man OPC während oder nach der Mahlzeit einnehmen. Es kann gelegentlich zu Beginn zu einer vermehrten Ausleitung von Giftstoffen kommen, was ein anfängliches Unwohlgefühl bewirken kann.

Vitamin C – das wichtigste Vitamin

Vitamin C wird häufig als das wichtigste Vitamin bezeichnet. Wir brauchen davon relativ hohe Dosen. Wussten Sie, dass jeder Hund täglich rund 10.000 mg Vitamin C produziert? Ihnen gesteht die Deutsche Gesellschaft für Ernährung nur 100 mg pro Tag zu. Das ist sicherlich ausreichend, um nicht an Skorbut zu erkranken, doch zu wenig, um in den Genuss der vielseitigen gesundheitsfördernden Wirkungen von Vitamin C zu kommen. Das Vitamin ist essentiell für Blutgefäße, Bindegewebe, Entgiftung, Immunabwehr und zur Abwehr von freien Radikalen. Entgegen der aus alten Studien stammenden Aussage führt eine hohe Vitamin C Zufuhr nicht zu Nierensteinen.

Was Vitamin C alles kann:

- Es ist der wichtigste wasserlösliche „Radikalfänger“.
- Es beugt zahlreichen Krebsarten vor und wirkt zusammen mit Lysin der Ausbreitung von Tumoren entgegen.
- Es verringert die Aufnahme von Schwermetallen.
- Es ist essentiell für die Bildung von Kollagen und Elastin (Grundsubstanz des Bindegewebes und der Blutgefäße) und damit für gesunde Gefäße.
- Es senkt schädigende Blutfette und beugt auf diese Weise Arteriosklerose vor.
- Es verhindert die Bildung von krebserregenden Nitrosaminen in Magen und Darm.
- Es ist wichtig für die Bildung der Steuerungshormone des Hypothalamus (Gehirn).

- Es ist essentiell für die Eisen-Aufnahme, denn es reduziert Eisen III zu Eisen II.
- Es regeneriert *„verbrauchtes"* Vitamin E.
- Vitamin C wird äußerst schnell oxidiert und damit verbraucht, was sich eindrucksvoll an der Braunfärbung eines angeschnittenen Apfels zeigen lässt. Es sollte deshalb ständig verfügbar sein und mind. 2 x täglich eingenommen werden.
- Laut Dr. Clark sei das gängige Vitamin C (aus China) mit Thulium belastet. Hoffmann La Roche sei laut Clark in der Qualität am besten.
- Natürliches Vitamin C z.B. aus der Acerola-Kirsche ist am besten bio-verfügar, doch ist es nicht immer leicht in ausreichenden Mengen, z. B. im Krankheitsfall, einzunehmen. Hochwertiges, synthetisches Vitamin C wird durch die Kombination mit Bioflavonoiden und OPC gut bioverfügbar und in Kombination mit Magnesiumcarbonat gut magenverträglich. Magnesium verbessert auch die Vitamin-C-Aufnahme.

Dosierung und Einnahme: Gesunder (morgens 500 mg, abends 500 mg), Kranker (morgens, mittags, abends 1.000 mg). Diese Empfehlungen liegen bereits im therapeutischen Bereich und sollten nur umgesetzt werden, wenn eine gute Verträglichkeit gegeben ist. Um 600 mg natürliches Vitamin C zu sich zu nehmen, benötigen Sie 5 große rote Paprika, 10 Orangen oder 22 Zitronen.

Vitamin E stärkt auch das Herz

Nach Untersuchungen der WHO haben Menschen mit einem niedrigen Vitamin E-Spiegel ein vierfaches Risiko, an einer koronaren Herzkrankheit zu sterben. Fehlt zusätzlich Vitamin A, steigt das Risiko auf 73%. Fehlen auch noch Vitamin C und Beta Carotin, steigt das Risiko auf 89%. 6 gute Gründe für die Vitamin-E-Einnahme:

- Vitamin E schützt vor Herz- und Gefäßerkrankungen.
- Vitamin E schützt Zuckerpatienten, die schneller an Herz- und Gefäßleiden erkranken würden, vor Blutgefäßschäden.
- Sehr wahrscheinlich verhindert Vitamin E bei Asthmapatienten Lungenschäden, die durch freie Radikale entstehen.
- Das Fortschreiten von Alzheimer und Parkinson wird verlangsamt, da Vitamin E das Nervensystem aktiviert.
- Vitamin E aktiviert das Immunsystem. Ganz besonders ältere Menschen bauen so eine bessere Abwehr auf.
- Eine hohe Vitamin-E-Konzentration im Blut schützt besser vor Krebs als eine niedrigere Konzentration von diesem antioxidierenden Vitamin.

Vitamin E ist das wichtigste fettlösliche Anti-Oxidans. Bei rheumatischen Erkrankungen findet man im entzündeten Gewebe niedrige Vitamin E Spiegel. In solchen Situationen ist es sinnvoll, höhere Dosierungen (ca. 600 – 1200 IE pro Tag) einzusetzen. Im Gegensatz zu üblichen Rheumamitteln ist Vitamin E ohne toxische Nebenwirkungen. Beim Vitamin E hat das natürliche gegenüber dem synthetischen eine doppelte Wirksamkeit.

Vitamin „K“ – wie „Knochengesundheit“

Vitamin K regt den Knochenstoffwechsel zu verstärkter Aktivität an. Außerdem spielt Vitamin K eine zentrale Rolle bei der Gerinnung des Blutes. In der Natur besonders in Sauerkraut, Broccoli, Blattsalat, Gurke, Pfefferschoten, Artischocke und anderem Grüngemüse vorhanden – spielt es für die Produktion von Osteocalcin eine wichtige Rolle. Osteocalcin ist ein körpereigener Eiweißstoff (Protein) bei der Knochenbildung, der die Knochenfestigkeit wesentlich zu erhöhen vermag. Vitamin K übernimmt eine wichtige Funktion beim Einbau von Calcium in den Knochen. Patienten mit Osteoporose weisen häufig erniedrigte Vitamin-

K-Spiegel auf. Calciumräuber wie Koffein tragen dazu bei. Erhöhte Konzentrationen von Vitamin K sind mit einer höheren Knochendichte assoziiert und verringern daher das Risiko von Oberschenkelfrakturen. Neben Vitamin K tragen Calcium, Magnesium, Mangan und Vitamin D3 zu Festigung und Erhalt der Knochenqualität bei. Vitamin D3 bildet der Körper bei genügend Sonnenlicht selbst.

Der Vitamin-B-Komplex

B-Vitamine sind von höchster Bedeutung für Nerven und Gedächtnis – aber auch für die Schönheit von Haut und Haaren. In den Wechseljahren gleichen sie Hormonschwankungen aus. Zudem bauen sie Homocystein ab, das ein Hauptrisikofaktor für Herz-Kreislauf-Erkrankungen und Altersdemenz ist.

B-Komplex	**Ausgleich von Hormonschwankungen, gesunde Nerven- und Hirnfunktion, schöne Haut und Haare**
Vitamin B1	Wichtig für Energieproduktion, Kohlenhydratstoffwechsel und die gesunde Funktion von Nerven und Gehirn (beteiligt am Stoffwechsel der Neurotransmitter Acetylcholin und Serotonin), lindert Angstzustände, Konzentrationsstörungen und neurologische Störungen. Vorkommen z. B. in Vollkorngetreide.
Vitamin B2 Riboflavin	Antioxidans, Energieproduktion in der Zelle, Regeneration von Glutathion, Wachstum, Entgiftung, sorgt für gesunde Haut, Haare und feste Fingernägel, wichtig für Blutbildung und Schilddrüsenfunktion. Vorkommen z. B. in Milch, Nüssen, Vollkorngetreide, Samen.

Vitamin B3 Niacinamid	Antioxidans, essentiell für unzählige Stoffwechselreaktionen, Blutzucker-Regulation und gesunde Nerven, regt den Kreislauf an und erweitert Gefäße, senkt Cholesterin und Blutfette, harmonisiert Verdauung. Vorkommen z. B. in Gemüse, Samen
Vitamin B5 Pantothensäure	Anti-Stress-Vitamin (baut aus Lecithin Acetylcholin auf, essentiell bei der Herstellung von Anti-Stress-Hormonen), Energieproduktion, essentiell für Fettstoffwechsel & Fettabbau, wichtig für gesunde Haare & Haut. Vorkommen z.B. in Hülsenfrüchten, Milchprodukten, Vollkorn.
Vitamin B6	Aufbau der Neurotransmitter Serotonin, Dopamin & Norepinephrin, Kollagen, essentiell für Proteinstoffwechsel, Blutzuckerspiegel, Immunsystem, gesunde Nerven; baut Homocystein ab. Vorkommen z. B. in Vollkorn, Bananen.
Biotin B7	Essentiell für gesunde Haut, Haare, Fingernägel, Darmflora und Nerven, Glukose-Synthese, Fett-Stoffwechsel, bei Diabetes. Vorkommen z. B. in Soja
Vitamin B12	Blutbildung, Nervenfunktion und Gedächtnis, Eisenverwertung, Muskelfunktion, Fettsäure-Stoffwechsel, Synthese von Myelin (Schutzschicht der peripheren Nervenstränge), Homocystein-Abbau, gute Stimmung & geistige Frische. Vorkommen z. B. in AFA-Alge, Spirulina, Milchprodukten.
Folsäure	Nervenfunktion und Gedächtnis, Zellregeneration, Wachstum, Blutbildung, Leberfunktion, Magen-Darm-Tätigkeit, Proteinstoffwechsel, baut Homocystein ab, Dynamik, Zufriedenheit. Vorkommen z. B. in dunkelgrünem Blattgemüse. **Für Schwangere ein Muss!**

Mineralstoffe

Sie erfüllen eine Vielzahl von Funktionen im Körper. Calcium, Magnesium und Kalium sind essentiell für das Säure-Basen-Gleichgewicht. Natrium ist einer der wenigen Stoffe, von denen wir über Kochsalz regelmäßig zu viel aufnehmen, nämlich ca. 10g Kochsalz täglich – empfohlen werden 5-6g.

Calcium befindet sich zu 99% in den Knochen und sorgt für deren stabile Struktur. Zusätzlich wirkt es innerhalb des Blutgerinnungssystems, bei der Muskelfunktion (auch des Herzmuskels) und bei der Regulation der Reizleitung zwischen den Nervenzellen mit. Es lindert Allergien.

Magnesium ist für die Aktivierung von etwa 300 verschiedenen Enzymen verantwortlich. Es entspannt die glatte Muskulatur und die Gefäße. Auf zellulärer Ebene verhindert Magnesium eine überhöhte Freisetzung von Stresshormonen (Adrenalin) und senkt auch eine krankhaft erhöhte Erregbarkeit der Zellen auf diese Stresshormone. Besonders am Herzmuskel verhindert Magnesium einen überschießenden Calciumeinstrom in die Zelle und schützt damit die Herzmuskelzelle vor Stress, senkt den kardialen Sauerstoffverbrauch und sorgt für einen gleichmäßigen Herzrhythmus, auch zur Blutdrucksenkung trägt es bei. Viele Menschen leiden an Magnesiummangel: Man fühlt sich nervös und unruhig, leidet manchmal an Muskelkrämpfen (die durch Magnesiumgabe schnell verschwinden) und an Schlafstörungen. Es ist das wichtigste Mangelmineral in der heutigen Zeit. In hoher Dosierung hat es eine abführende Wirkung.

Kalium befindet sich zu 98% im Innern der stoffwechselaktiven Zellen. Es reguliert nicht nur im Zusammenspiel mit dem extrazellulären Natrium den Wasserhaushalt, sondern ist für die elektrische Spannung (Membranpotential) an der Zellmembran verantwortlich. Bei Kaliummangel kommt es zur Funktionsschwäche und Rhythmusstörungen des Herzens. Kalium wirkt bei vielen zellulären Enzymsystemen mit. Es kommt reichlich in Obst und Gemüse vor. Bei chronischer Übersäuerung wird das Kalium in den Zellen von Protonen (Säure) verdrängt. Daher ist hier eine Substitution mit einer vorwiegend Kaliumcitrat haltigen Basenmischung anzuraten, um die Protonen aus den Zellen zu verdrängen und zu eliminieren.

Spurenelemente

Zu diesen Stoffen, von denen wir nur sehr geringe Mengen benötigen, gehören: Zink, Eisen, Chrom, Molybdän, Mangan, Jod, Selen und Kupfer. Besonders wichtig für die Nahrungsergänzung sind Zink, Selen und Eisen.

Zink ist essentiell für die Wundheilung, das Immunsystem, die Schwermetall-Entgiftung und die Bildung von Insulin. Es reguliert im menschlichen Körper die Produktion von Eiweißbausteinen, Fettsäuren, Enzymen und der DNA. Ein Zinkmangel ist häufig bei Alkoholikern, Schwangeren, Jugendlichen, Senioren und Patienten, die sich einer Chemotherapie unterziehen oder unter einer chronisch entzündlichen Darmerkrankung leiden, und bei Menschen, die sich einseitig ernähren. Zinkmangel kann sich in geschwächter Immunabwehr, schlechter Wundheilung, Haarausfall, trockener Haut, Dermatitis, Appetitlosigkeit und Prostataproblemen äußern.

Zink sorgt dafür, dass das Immunsystem Krebszellen erkennt und abtötet. Es steuert die Melatonin-Synthese, ein Hormon, welches das Einschlafen fördert. Wenn Sie nachts nicht einschlafen können und tagsüber müde sind, sollten Sie es einmal mit Zink versuchen. Zink ermöglicht es, Cadmium und Quecksilber aus dem Körper auszuleiten. Zusammen mit Selen und Vitamin C wird es daher nach der Entfernung von Amalgamfüllungen zur Ausleitung benutzt. Bei vorhandenen Amalgamfüllungen bewirkt das enthaltene Quecksilber, dass das Dentin Zink verliert.

Selen (100-200 Mikrogramm täglich) ist essentiell für ein gesundes Immunsystem, für die Krebstherapie und -vorbeugung und zur Entgiftung von Schwermetallen. Deutschland ist Selen-Mangelgebiet. Selen senkt das Krebsrisiko. Ein lebenswichtiger Bestandteil der antioxidativen Enzymsysteme, die Zellen und DNS vor Oxidationsschäden schützen können. Schlüsselsubstanz im Schilddrüsenstoffwechsel.

Die Forschung hat in den vergangenen Jahren eine Vielzahl von Erkrankungen erkannt, die häufig mit niedrigen Selenserumwerten verbunden sind: bösartige Tumore, Muskelschwäche, Herz-Kreislauf-Erkrankungen, Leberzirrhose (auch alkoholbedingt), Patienten mit künstlicher Blutwäsche, rheumatische Gelenkserkrankungen, verschiedene Hauterkrankungen, Lungenerkrankungen (zystische Fibrose), Bluterkrankungen (Sichelzellanämie), Lymphödeme, Schilddrüsenerkrankungen.

Einnahme: Gesunder 100 mcg, Kranker mit Selenmangel: morgens 400 mcg, nach 4 Wochen Dosis auf 200 mcg senken. Kokosnuß hat einen sehr hohen Selengehalt.

Eisen ist essentiell für die Bildung von Hämoglobin und für den Sauerstofftransport. Täglich können unsere Transportsysteme nicht mehr als 15 mg aufnehmen. Wer mehr supplementiert, erhöht nur sein Risiko, an Darmkrebs zu erkranken. Denn erhöhte Eisenwerte führen zu einem erhöhten Krebs und Arterioskleroserisiko. Junge Frauen, die blasse Haut haben und sich energiearm fühlen, haben häufig erniedrigte Eisenwerte und sollten Eisen in Form von Eisengluconat, -fumarat etc. einnehmen. Eisen kann nur als reduziertes Eisen II, also in Zusammenhang mit Vitamin C resorbiert werden. Nehmen Sie Eisen immer separat von anderen Ergänzungsmitteln ein, da es die Aufnahme der anderen Spurenelemente verschlechtert.

MSM (Methyl-Sulfonyl-Methan) Diese organische Schwefelverbindung leistet wirkungsvolle, nebenwirkungsfreie natürliche Hilfe bei Entzündung und Schmerz: Degenerative Gelenkerkrankungen, Arthrose, Schleimbeutel-, Sehnen- und Sehnenscheidenentzündungen, Rheuma, Sportverletzungen, Harnwegserkrankungen, Autoimmunerkrankungen, Kopfschmerzen. Auch Allergien lassen sich mit MSM verbessern.

Sekundäre Pflanzenstoffe

Zu dieser Gruppe gehören Hunderte von Substanzen, deren Bedeutung erst in den letzten zwei Jahrzehnten erkannt worden ist. Viele dieser Stoffe, die den Pflanzen ihre Farbe, ihren Geruch und ihren Geschmack verleihen, haben krebshemmende und anti-oxidative Wirkungen. Daher ist es sehr sinnvoll, wenn Nahrungsergänzungen nicht nur Vitamine und Mineralstoffe, sondern auch Pflanzenextrakte enthalten. Auf diese Weise können synergistische Wirkungen erzielt werden.

Sekundäre Pflanzenstoffe wirken auch entgiftend und entzündungshemmend. Sie stärken das Immunsystem und töten Keime ab. Sie regulieren den Blutdruck und Blutzuckerspiegel. Sie senken den Cholesterinspiegel und fördern eine gesunde Verdauung. Zu ihnen zählen z. B. Lycopin, Carotinoide, Polyphenole, Flavonoide, Saponine, Sulfide, Phytinsäure, Glucosinolate, Phytoöstrogene und Phytosterine.

Weihrauch – das Cortison der Natur

Weihrauch ist ein altes ayurvedisches Heilmittel aus dem Harz der Weihrauchpflanze Boswellia serrata. Das komplexe Wirkstoffgefüge besitzt nachweislich antientzündliche, schmerzstillende, antirheumatische und schleimlösende Eigenschaften. Die darin enthaltenen Boswelliasäuren hemmen selektiv und hochspezifisch die Schlüsselmechanismen für die Entstehung entzündlicher Körperreaktionen (Leucotriensynthese und die Synthese entzündlicher Interleukine).

Anwendungsgebiete: Rheuma, Arthritis, Polyarthritis, alle Krankheiten des rheumatischen Formenkreises, Rückenschmerzen, Osteo-Arthritis, Asthma, Allergien, Modulation des Immunsystems, chronischen Schmerzen, Entzündungen an Haut, Magen, Zahnfleischprobleme, Gehirnödeme, Gehirntumor, Schuppenflechte, MS, Colititis ulcerosa, Morbus Crohn, Darmentzündungen. In vielen Fällen ist es möglich, die Cortison-Therapie zu reduzieren.

Weitere Substanzen

Auch spezielle **Amino- oder Fettsäuren** können gesundheitsfördernde Wirkungen entfalten. So fördert die Aminosäure **L-Arginin** die körpereigene Synthese des wichtigsten Gefäßerweiterers (Vasodilatator NO). Dies ist für Bluthochdruckkranke wichtig. Über die Bedeutung der **Omega-3-Fettsäuren** haben wir auf Seite 144 berichtet.

Enzyme – Alleskönner im Stoffwechsel

Die Steuerungsprozesse im Körper laufen nicht von allein ab, sondern werden von Eiweißmolekülen, den Enzymen, in Gang gesetzt, beschleunigt und gelenkt. Damit sie wirksam werden können, benötigen sie z.B. Metall-Ionen oder ein Co-Enzym wie z.B. das bekannte Q10. Vitamine und Spurenelemente wirken in vielen Fällen als Co-Enzyme bei biochemischen Reaktionen mit; daher führt ein Mangel zu entsprechenden Störungen im Stoffwechselgeschehen. So sind z.B. über 300 verschiedene Enzymsysteme bekannt, bei deren Funktion Zink eine Rolle spielt.

Jedes Enzym kann den Stoff erkennen, für dessen Steuerung es vorgesehen ist. In den Organen sind die Enzyme unterschiedlich verteilt, je nachdem welche Aufgaben erfüllt werden müssen. Lebensvorgänge nicht nur beim Menschen, sondern bei allen Lebewesen bis hin zu den Bakterien, können ohne Enzyme nicht ablaufen. Enzyme sind verantwortlich für den Abbau von freien Radikalen, Giften und Ablagerungen. Sie sind essentiell für die Verdauung, für Heilungsprozesse und für das Immunsystem.

Coenzym Q10– das essentielle Coenzym

Q10 spielt eine zentrale Rolle bei der Energiegewinnung innerhalb der Zelle und wird daher bei Herzschwäche empfohlen, da die Herzzellen einen erhöhten Energiebedarf und oft einen Mangel an Q10 haben. Es verbessert beim Herzen die Koronardurchblutung, wirkt gegen Rhythmusstörungen und steigert das Schlagvolumen. Es ist das stärkste fettlösliche, membrangebundene Anti-Oxidans und dient dem Zellschutz, schützt LDL-Cholesterin-Partikel vor Oxidationsschäden und beugt so Arteriosklerose vor. Die Wirkung von Vitamin E wird gesteigert. Zu gefährlichen Q10-Mangel-Zuständen kann es bei der Einnahme von Cholesterin-Senkern (HMG CoA Cholesterinreduktasehemmern) und bei Chemotherapie (Adriamycin) kommen.

Einige Studien weisen darauf hin, dass Q10 Brusttumoren entgegenwirkt. Auch zur ergänzenden Behandlung von AIDS, Diabetes, Schilddrüsenüberfunktion, Muskeldystrophien, rheumatischen Erkrankungen, Parkinson, MS, Tinnitus sowie Grauem Star wird Q10 erfolgreich eingesetzt. Die Einnahme von sofort bio-verfügbarem, flüssigem Q 10 (muss frei von chemischen Emulgatoren sein) behebt akute Q10-Mangelzustände und schützt vor Schäden nach Herzinfarkt und Schlaganfall. Flüssiges Q10 hat sich bestens auch bei Parodontose und Paradontitis bewährt.

Dosierung und Einnahme: bei Krankheit morgens 400 mg. Ab 40-45 Jahren ist bei starker körperlicher oder seelischer Belastung und bei Krankheit keine ausreichende Q10 Versorgung mehr gewährleistet und es sollte ergänzt werden (ca. 60 mg). Q10 wird zusammen mit Leinöl besonders gut vom Körper aufgenommen. Man kann hierzu das Pflanzenöl mit Q10-Pulver vermischen und einnehmen.

Laktase – essentiell für die Milchverdauung

Die Verdauungsenzyme werden zum großen Teil in der Bauchspeicheldrüse gebildet und zerlegen die Nahrung in ihre Bestandteile. Für die Aufspaltung des Milchzuckers (Laktose) sorgt die Laktase. Wenn ein Mangel oder eine verringerte Aktivität der Laktase vorliegt, kommt es nach Milchgenuss zu Durchfällen, Blähungen und Bauchschmerzen. Der Betroffene muss auf gesäuerte Milchprodukte ausweichen oder das Enzym von außen zuführen.

Eiweißspaltende Enzyme aus Papaya und co.

Eiweißspaltende Enzyme haben in der heutigen Zeit eine besondere Bedeutung erlangt. Der Verzehr von großen Mengen tierischer Proteine führt bei vielen Menschen zu Eiweißablagerungen im Bindegewebe, zu zähflüssiger, gestauter Lymphflüssigkeit und zu dickem Blut. Daher sind proteolytische Enzyme bei der Vorbeugung von Herz-Kreislauf-Erkrankungen und Krebs wichtig. Durch den hohen Eiweißverzehr leiden viele Menschen an einem Mangel der eiweißspaltenden Enzyme, die im Verdauungsprozess verbraucht werden. Die eiweißspaltenden Enzyme scheinen auch bei der Krebsvorbeugung und Krebstherapie – wie Prof. Beard als erster demonstiert hat – eine Rolle zu spielen.

Eiweißspaltende Enzyme haben folgende wissenschaftlich nachgewiesene Wirkungen, sie:

- verringern Wassereinlagerungen, weil sie das Bindegewebe von Eiweißschlacken befreien
- lindern Entzündungen und Autoimmunerkrankungen
- lindern Schmerzen
- verbessern die Fließeigenschaften des Blutes, indem sie überschüssige Eiweißkörper im Blut abbauen.
- bauen Fibrinogen und Fibrin ab und vermindern das Risiko von Herzinfarkt, Hirnschlag, Lungenembolie.

- senken die Blutfette
- hemmen die Ausbreitung von Tumoren
- enttarnen Tumore und machen sie so dem Immunsystem zugänglich
- modulieren das Immunsystem durch die Regulation der Zytokine und die Aktivierung von Immunzellen
- vermindern die Ablagerung krankhafter Immunkomplexe
- wirken erfolgreich gegen Viruserkrankungen
- bauen Eiter ab und fördern die Wundheilung

Die grüne Papaya ist reich an den eiweißspaltenden Enzymen Papain und Chymopapain. Daneben enthält sie auch große Mengen Mineralstoffe, Vitamine und keimtötende sekundäre Pflanzenstoffe. Papain ist dem tierischen Pepsin oder Pankreatin in zweifacher Hinsicht überlegen: Papain hat eine überlegene eiweißspaltende Wirkung, und es bleibt auch sowohl im sauren Magen-pH-Milieu als auch im basischen Zwölffingerdarm wirksam. Papain zerschneidet Proteine vorwiegend an Arginin- und Lysin-Bindungsstellen, wodurch diese besonders wichtigen Aminosäuren für den Körper frei verfügbar werden. Aus Arginin wird NO erzeugt, ein wichtiges Molekül zur Blutdrucksenkung und Durchblutungsförderung.

Die Samen der unreifen Frucht töten Bakterien (grampositive und gram-negative!), Pilze und Parasiten ab, wie Untersuchungen der University of Nigeria gezeigt haben. Bekannt und gerne verwendet wird auch das eiweißspaltende Bromelain der Ananas.

Die fermentierte Papaya ist ein besonders wirkungsvoller Fänger freier Radikaler. Der HIV-Entdecker Luc Montagnier empfiehlt diese Papayaform insbesondere bei Parkinson und degenerativen Erkrankungen des Nervensystems.

Die Noni-Frucht

Seit über 2000 Jahren ist die Wildpflanze Noni bekannt und wird u.a. in Australien, Fidschi, Hawaii, Indien, Neuseeland, Malaysia, Tahiti und Vietnam als vitalstoffreiche Frucht und wirkungsvolles Haus- und Heilmittel verzehrt. Ihr botanischer Name lautet: Morinda citrifolia. Noni soll Coenzyme enthalten, die bei der Regulierung und Aktivierung von Proteinen eine entscheidende Rolle spielen und auch als körpereigener Neuromodulator fungieren. Zudem enthält die Noni-Frucht eine Vielzahl von weiteren aktiven Substanzen u.a. Scopoletin (reguliert Blutdruck), Serotonin (antidepressiver Neurotransmitter), Polysaccharide, Spurenelemente und Vitamine. Als Hauptwirkungen gelten:

- Stärkung des Immunsystems durch Stimulation der Makrophagen, Lymphozyten und T-Zellen
- Harmonisierung des Zellstoffwechsels, des Gesamtstoffwechsels und des Nervensystems
- Zellregeneration
- Krebshemmung
- Blutreinigung
- Stimmungshebung und Schmerzlinderung

Viele Enzyme – auch die von Noni – enthalten eine SH-Gruppe als aktives Zentrum. Diese Sulfhydrylgruppen sind stark oxidationsempfindlich. Daher ist es sinnvoll, Noni synergetisch mit Anti-Oxidantien zu ergänzen. Heidelbeere ist reich an Anthocyanen, die eine stark anti-oxidative Wirkung haben. Vitamin C und das pflanzliche OPC sind weitere exzellente Anti-Oxidantien, die den empfindlichen SH-Gruppen einen hervorragenden Schutz bieten. Auch die Ananas ist ein wertvoller Partner von Noni; denn die Wirkung des Ananas-Enzyms Bromelain wird durch die Noni-Enzyme verstärkt.

Zu erwähnen ist noch, dass gegen Noni in seltenen Fällen leichte allergische Reaktionen auftreten, vor allem bei

Personen mit Citrusfrucht-Allergien. Noni lässt sich gut mit Medikamenten kombinieren und zeigt häufig Synergieeffekte. So lindert es bei der Kombination mit der Chemotherapie die Nebenwirkungen und erhöht die krebsabtötende Wirkung.

Einnahme: Es wird empfohlen, Noni stets auf nüchternen Magen einzunehmen. Es sollte nie mit Nikotin und Koffein zusammen eingenommen werden. Diese wirken wie Xeronin-Ersatzstoffe und verhindern die Aufnahme von Xeronin (kompetitive Hemmung). Am besten kombiniert man die Einnahme mit Anti-Oxidantien (z. B. bio-verfügbares Vitamin C): Wirkung und Aufnahme werden spürbar verbessert.

Die Dosierung hängt stark von dem gewählten Noni ab. So entspricht ein gehäufter Teelöffel (6-7g) gefriergetrocknetes Noni-Pulver ungefähr 4 EL (65ml) Noni-Misch-Saft. Beginnen Sie mit 2 EL Saft oder 1 gestrichenen TL Pulver vor dem Frühstück und vor dem Abendessen. Steigern Sie dann auf 4 EL Noni-Saft oder 1 gehäuften TL Noni-Pulver vor dem Frühstück und 4 EL Noni-Saft oder 1 TL Pulver vor dem Abendessen.

Die Qualitätsunterschiede sind enorm. Bei dem Saft muss darauf geachtet werden, dass er noch keine bräunliche Farbe hat. Dies bedeutet nämlich, dass durch Oxidation die Enzyme weitgehend zerstört sind. Wählen Sie keine durch Hitze sprühgetrocknete, sondern nur schonend gefriergetrocknete Ware.

Aloe Vera – ein Schatz der Natur

Die Aloe Vera ist von jeher wegen ihrer geheimnisvollen Schönheit, ihrer natürlichen Eleganz und ihrer Heilkraft bekannt. In einigen Zivilisationen galt sie als eine heilige Pflanze. Im alten Ägypten war die Aloe die Pflanze, deren *„Blut“* Schönheit, Gesundheit und Unvergänglichkeit verleiht. Von den 300 Aloe-Arten hat die Aloe barbadensis miller nachweislich die beste Wirkung auf die Haut und den menschlichen Organismus.

Viele Monate kann eine Aloe ohne Regen auskommen. Sie speichert Wasser in ihren fleischigen Blättern, schließt die Poren und trocknet deshalb nicht aus. Ihre Wasserspeicherkapazität verleiht auch unserer Haut ein Feuchtigkeitsdepot. Äußerlich angewandt hilft das aus dem Mark der Blätter stammende Gel bei vielen kleinen Leiden des täglichen Lebens wie Insektenstichen, Brand- und Schnittwunden, Verdauungsstörungen, Hautausschlägen. Frauen benutzen das Gel für Schönheitsmasken, in Gesichtcremes, in Haarwaschmitteln und in Haarwasser.

Als Saft innerlich genommen wirkt sie stärkend und belebend und ergänzt die tägliche Ernährung. In manchen Fällen wird Aloe Vera auch als unterstützendes Mittel bei Hepatitis, Asthma und Hautkrankheiten wie Akne und Schuppenflechte angewandt. Viele Ärzte und Heilpraktiker setzen Aloe zur Pilzbehandlung, bei Giftbelastungen sowie bei Schäden des Darmes nach einer Strahlentherapie ein.

Ihre besonderen Wirkungen verdankt die Aloe Vera einem hohen Anteil an aktiven Wirkstoffen, in erster Linie das Mucopolysacharid Acemannan, einer langkettigen Zuckerform. Acemannan wird in alle Zellmembranen eingebaut, sorgt für ausreichend Gelenkschmiere, kann Arthritis vorbeugen oder – wenn sie schon akut ist – lindern. Acemannan wirkt auch der Ausbreitung von Candida-Pilz entgegen und unterstützt die natürliche Bakterienflora der Verdauungsorgane. Eine ganzheitliche Mykosebehandlung benötigt Zeit und eigene Bemühung. Neben Aloe-Vera-Saft, Vitabiosa, Grapefruitkernextrakt und Schwermetallentgiftung hilft eine zucker- und kohlenhydratarme Diät mit hohem Frischkostanteil.

Die langkettigen Glukomannane wie Acemannan aktivieren das Immunsystem (Granulozyten, Killerzellen, Tumor-Nekrose-Faktor Alpha, Gamma-Interferon, IL-1, etc.).

Worauf Sie bei Aloe achten sollten!

Bei den verschiedenen Säften gibt es erhebliche Unterschiede im Wirkstoff-Gehalt. Bei einer besonders empfehlenswerten, neuartigen Methode werden die Aloe-Blätter arbeitsaufwendig manuell filetiert. Anschließend werden die besonders vitalstoffreiche grüne Rinde und die Schleimschicht schonend weiterverarbeitet. Eine Kombination der aus diesen zwei Prozeduren gewonnenen Produkte bringt ein neues Aloe-Produkt mit einer hohen Konzentration an wünschenswerten Inhaltsstoffen, die so gut wie frei von unerwünschten abführenden Anthrachinonen sind. Ein guter Aloe-Saft sollte möglichst frei von chemischen Konservierungsmitteln und nicht pasteurisiert sein; denn die Hitze zerstört wesentliche Vitalstoffe.

Natürliche Mittel für Ihre Gesundheit

Darmsanierung

Der Darm ist Hauptsitz des Immunsystems, die Darmsanierung ist essentiell bei vielen chronischen Krankheiten, Allergien, Verdauungsbeschwerden und chronischer Müdigkeit etc.

Unsere 2 qm Haut pflegen wir regelmäßig, da wir nicht durch Körpergerüche unangenehm auffallen wollen. Mit unserer Lunge gehen wir schon weniger pfleglich um, obwohl sie bei einer Gesamtoberfläche von 80 qm mit Umwelt und Umweltschmutz ständig in Kontakt steht. Aber wer kümmert sich schon um seinen Darm! Und das, obwohl es allen Grund dazu gäbe: Der gesunde Darm steht mit einer Gesamtoberfäche von 400 qm (dank der durch Darmzotten und Mikrovillisaum vergrößerten Oberfläche) in ständigem Kontakt mit der Nahrung und allem, was wir zu uns nehmen. Der Darm wird durch die moderne vitalstoffarme Kost immer mehr geschädigt. Es kommt dann zu einer mangelhaften Resorption von lebenswichtigen Vitalstoffen, zu Verstopfung und entzündlichen Prozessen, die Darmflora verändert sich. Darmreinigungen mit Kräutern und Quellstoffen können alte Schlacken lösen und so die Darmschleimhaut *„reinigen"*. Hierauf sollte der Aufbau einer gesunden Darmflora folgen.

Der Japaner Prof. Higa entwickelte eine Mischung effektiver Mikroorganismen, mit denen er sensationelle Erfolge bei der Bodenverbesserung hatte. Inzwischen hat ein Däne, der viele Jahre lang mit Prof. Higa und seinen Mitarbeitern zusammengearbeitet hat, die wichtigsten effektiven Mikroorganismen, die eine gesunde Darmflora fördern, mit anti-oxidativen Kräutern und Zuckerrohrmelasse in einer Mischung vereint. Bei den Bakterien handelt es sich um eine synergetische Mischung von 7 erprobten physiologischen Darmbakterien. Die durch die Bakterien erzeugte Milchsäure übt einen regulierenden Effekt auf den pH-Wert des Darmsystems aus. Sie fördert eine gesunde Darmflora, die wiederum Fäulnisbakterien, Parasiten und andere unerwünschte Bakterien wie Salmonellen hemmt. Dadurch vermehren sich die nützlichen Bakterien und tragen zu einem gesunden Milieu im Darmsystem bei, in welchem die Nahrung gut aufgeschlossen wird. Die Ausscheidung der Rest- und Schlackenstoffe wird aktiviert.

Die Kräutermischung besteht aus Pfefferminze, Petersilie, Oregano, Dill, Süßholz, Brennnessel, Rosmarin, Hagebutten, Minze, Thymian, Basilikum, Majoran, Roter Sonnenhut, Bockshornkleesamen, Seegras und Traubenkernen. Diese werden seit Jahrhunderten als Mittel zur Gesundheitspflege angesehen und verwendet. Die Kräuter haben alle eine stärkende Wirkung auf die Verdauung und versorgen den Körper mit nützlichen Anti-Oxidantien.

Diese Mischung baut die Darmflora auch nach einer antibiotischen Behandlung wieder auf. Von sehr guten Ergebnissen wird berichtet bei: entzündlichen Darmerkrankungen, Magengeschwüre, Leberkrankheiten, Ekzeme, Neurodermitis, Allergien, Rheuma, Asthma, Krebs, u.v.m. Menschen mit Amalgamvergiftungen und bei laufenden Therapien (auch bei Chemo- und Strahlentherapien) unterstützt das Getränk die Pflege der Darmflora und die Entgiftung. All diese *„Behandlungserfolge“* sind eine indirekte Folge einer verbesserten Darmflora.

Leberreinigung

Die Leber ist das Chemielabor und zentrale Stoffwechselorgan unseres Körpers. Hier wird 24 Stunden verdaut, synthetisiert und entgiftet. Die Leber stellt täglich etwa einen Liter Galle her. Sie ist von feinen Kanälchen durchzogen, die sich zum galleführenden Gang vereinigen. Die Gallenblase ist mit diesem Gang verbunden und speichert Gallenflüssigkeit. Wenn man Fette oder Eiweiß zu sich nimmt, entleert sich die Gallenblase in den Dünndarm. Bei vielen Menschen sind diese Kanälchen mit Cholesterinablagerungen verstopft. Bei manchen treten dann Allergien auf, während andere symptomfrei bleiben und nur unter einer verschlechterten Fettverdauung und erhöhten Cholesterinwerten leiden.

Wenn die Gallenblase mit Ultraschall oder Röntgen untersucht wird, wird kein auffälliger Befund entdeckt. Typischerweise befinden sich die Ablagerungen nicht in der Gallenblase, sondern in den Gallengängen der Leber. Darüber hinaus sind sie meist zu klein und nicht verkalkt, was die Voraussetzung dafür wäre, dass sie auf dem Röntgenbildschirm sichtbar werden. Im Bildteil sehen Sie die Resultate solcher Leberreinigungen. Die Ablagerungen bieten auch Bakterien und Parasiten eine Brutstätte. Daher empfiehlt Dr. Clark, die Leberreinigung immer nach einwöchiger, täglicher Anwendung einer Frequenztherapie und einer Parasitenreinigung durchzuführen. Auch das Gebiss sollte von Zahnherden und Amalgam befreit sein. Clark empfiehlt, zweimal pro Jahr eine Leberreinigung durchzuführen. Tatsächlich berichten viele Anwender von durchgreifenden Verbesserungen ihrer Gesundheit: Die Fettverdauung wird erheblich verbessert, Cholesterinwerte sinken, Allergien, insbesondere Nahrungsmittelallergien, werden gelindert oder verschwinden sogar ganz.

Zur Durchführung der Leberreinigung müssen Sie nach einem bestimmten Schema Bittersalz, L-Ornithin, Olivenöl und Grapefruitsaft zu sich nehmen. Am nächsten Morgen können Sie dann die Cholesterinablagerungen aus Ihren Gallengängen oder aus der Gallenblase in der Toilette bewundern. Das genaue Schema sowie Tipps über Durchführung und mögliche Nebenwirkungen erhalten Sie beim Verband ganzheitlicher Gesundheitsberater/innen.

Ergänzend noch einige sanftere Formen der Leberreinigung: 1 Woche lang täglich 1 l frischen naturtrüben Apfelsaft, nach einer Woche 1 l Apfelsaft zusammen mit einer 1 Tasse Olivenöl.

Auch mit Apfelessig kann man Gallensteine auflösen. In Süditalien nimmt man für eine Drei-Tage-Kur eine Mischung aus 1 Liter frischer Apfelsaft, 1/2 Liter Olivenöl und 1/4 Liter Apfelessig. Alles kommt in eine Flasche und wird gut verschüttelt.

- Am ersten Tag wird viermal am Tag ein Glas dieser Mischung getrunken, zusammen etwas mehr als ein halber Liter. Vor jedem Eingießen muss die Mischung aber kräftig geschüttelt werden, damit sich das Öl nicht absetzen kann. Drei Äpfel sind die gesamte Nahrung an diesem ersten Tag, getrunken werden dürfen 2 bis 3 Liter naturreiner Apfelsaft.
- Am zweiten Tag wird das zweite Drittel der Mischung zwei- oder dreimal über den Tag verteilt getrunken, dazu wieder Äpfel und Apfelsaft.

  Am dritten Tag wird der verbliebene Teil der Mischung, wieder auf zwei- oder dreimal verteil, getrunken und dazu dann mittags ein großer Rohkostsalat gegessen. Am Abend kommt dann meist ein Gemüsegericht auf den Tisch.

Nierenreinigung

Die Nieren sind unser wichtigstes Entgiftungsorgan. Sie entsorgen überschüssige Säuren, Stoffwechselendprodukte und Gifte. Wer seine Nieren nicht täglich durch ausreichend Wasser gut durchspült, zwingt seine Nieren, den Harn stark zu konzentrieren. Das bedeutet Schwerstarbeit bei gleichzeitig hoher Giftkonzentration. Kein Wunder, dass die Nieren der meisten Menschen die Hälfte ihrer Funktion im Laufe des Lebens verlieren. Ihre Nieren pflegen und reinigen Sie durch basische Citrate, die Nierensteine und -kristalle auflösen, Nierentees, reichlich reines Wasser (am besten Osmose-Wasser). Die Nierenkur nach Dr. Clark (Hortensie, Wasserhanf, Eibischwurzel, Petersilie, Goldrute, Ingwer, Bärentraube, Vitamin B6, Magnesiumoxid) ist sehr wirkungsvoll bei Nierensteinen, sie löst aber auch viele Säuredepots im ganzen Körper. Das kann zu sehr heftigen Übersäuerungsreaktionen führen. Daher ist es empfehlenswert, vor der Durchführung immer erst mindestens 1 Monat lang mit Citrat-Basenmitteln zu entsäuern.

Naturmittel gegen Krankheitserreger

Natürliche Antibiotika

In der heutigen Zeit werden Krankheitserreger in ihrer Bedeutung immer besser erkannt. Chlamydien sind an der Entstehung von Arteriosklerose beteiligt. Der Helicobacter pylori ist hauptsächlich für die Entstehung von Gastritis und Magenkrebs verantwortlich. Viren, Bakterien und Parasiten sind – wie die Forschungen von Dr. Clark und anderen Wissenschaftlern zeigen – entscheidend am Krebsgeschehen beteiligt. Hinter der allgemeinen Zunahme von Viren-, Bakterien- und Parasitenbefall steht die Verschlechterung des inneren und äußeren Milieus. Die vom Menschen veränderte, erkrankte Umwelt bildet den Nährboden für die Zunahme pathogener Keime. Das kranke Milieu schwächt die eigene Abwehr und fördert die Krankheitserreger. Ein ganzheitlicher therapeutischer Ansatz bekämpft also nicht nur Erreger, sondern schafft vor allem auch ein gesundes Milieu.

Auch auf Borrelien sei verwiesen, die durch Zeckenbisse übertragen werden. Sie verursachen zunächst einen sich ausbreitenden roten Fleck um den Zeckenbiss (Erythema chronicum migrans) und Gliederschmerzen. Hier sollten Sie sofort handeln: Frequenztherapie 380 KHz mit Silberkolloiden und Zapper (vgl. dazu das Kapitel über Frequenztherapien). Sollte der Fleck nicht rasch verschwinden: Bitten Sie Ihren Arzt um die Verschreibung von Amoxicillin (nicht das nebenwirkungsreichere Doxycyclin) als Antibiotikum. Die Folgen eines chronischen Borrellienbefalls: Lyme-Arthritis, Nervenschäden, Entzündung von Hirn und/oder Herz. Der Borellien-Titer im Blut korreliert nicht mit dem Grad der Borrelliose, da sich Borrelien auch in den Zellen vor dem Immunsystem verstecken. Eine verschleppte Borreliose ist sehr schwer in den Griff zu bekommen. Handeln Sie daher bei den ersten Anzeichen.

An der Entstehung des chronischen Müdigkeitkeitssyndroms sind häufig der Epstein-Barr-Virus, Coxsackie B-, HTLV-II- und Herpes-Viren beteiligt. Im Zusammenhang mit dem Burn-Out-Syndrom spricht man auch von sogenannten Tarn-Viren (Stealth-Viren), da sie sich in den Zellen dauerhaft vor dem Immunsystem verstecken und immer aktiv werden, wenn das Immunsystem geschwächt ist. Auch hier helfen Silberkolloide und Frequenztherapie. Allerdings wird das Virus den Körper nie wieder verlassen. Man kann es also nur in Schach halten und gleichzeitig das Immunsystem stärken.

Antibiotika – für und wider

Warum brauchen wir überhaupt natürliche Antibiotika, wenn die traditionellen so gut funktionieren. Leider hat der Missbrauch von Antibiotika zu einer enormen Zunahme therapieresistenter Keime und zu Immunschädigungen geführt. Antibiotika zerstören Bakterien oder hemmen deren Wachstum. Mitochondrien, die Energielieferanten der menschlichen Zelle, sind Bakterien sehr ähnlich. Daher schädigen die meisten Antibiotika die Mitochondrien, damit den Energiehaushalt und das Immunsystem. Eine Zelle, deren Mitochondrien geschädigt sind, kann keine Energie mehr durch Zellatmung gewinnen und beginnt mit der Glykolyse. Dies ist nach Warburg der Beginn der Entartung zur Tumorzelle. Zusätzlich zerstören Antibiotika die natürliche Bakterienbesiedlung im Darm, die eine wichtige Rolle im Immunsystem spielt und vor schädlichen Bakterien und der Ansiedlung von Pilzen schützt.

Im Notfall können Antibiotika Leben retten, und dafür sollten sie vorbehalten bleiben. Bei schwerwiegenden Infektionen sind Antibiotika, die die Synthese der bakteriellen Zellmembran hemmen und möglichst wenig in den Stoffwechsel eingreifen, vorzuziehen: Synthetische Penicillinderivate wie Amoxicillin (kann aber auch zu Resistenzen und Allergien führen) oder die wirkungsvolleren Cephalosporine (Allergien sind relativ häufig). Bei schweren Erkrankungen sollte eine Empfindlichkeitstestung des Medikamentes auf den pathogenen Keim erfolgen. Die gleichzeitige Einnahme von z.B. Perenterol forte ist zur Stabilisierung der Darmflora zu empfehlen. Dies verhindert die Besiedlung mit Candida, die nach einer Antibiotika-Einnahme sehr häufig auftritt. Zur Wiederherstellung einer gesunden Darmflora sind physiologische Darmbakterien empfehlenswert. Grundsätzlich ist immer eine parallel durchgeführte naturheilkundliche Therapie empfehlenswert.

Silberkolloide – einzigartig im Wirkungsspektrum

Silberkolloide sind ein nebenwirkungsfreies Antibiotikum mit vielen überzeugenden Vorteilen und breitem Wirkungsspektrum. Silberkolloide sind winzige, in Wasser schwebende Silberteilchen mit positiver elektrischer Ladung. Silberkolloide töten nachweislich innerhalb von zehn Minuten 650 verschiedene Bakterien ab. Einzellige Krankheitserreger brauchen für ihre Sauerstoff-Gewinnung bestimmte Enzyme, die durch Silberkolloide zerstört werden. Somit wirkt es indirekt auch gegen Bakterienstämme, die gegen Antibiotika resistent geworden sind (z. B. MRSA-Stämme). Diese Wirkungen sind von verschiedenen mikrobiologischen Instituten nachgewiesen worden. *„Gute“* Bakterien im Dickdarm werden weitestgehend verschont, weil die Silberkolloide schon vorher resorbiert werden. Es wirkt außerdem hervorragend gegen Viren und Pilze. Eine innere und äußere Anwendung ist möglich.

Der Mediziner Robert O. Becker hat die Wirkung von Silberkolloiden ausführlich erforscht. Er fand heraus, dass sie die Wundheilung verbessern, insbesondere bei Brandwunden. Sie verhindern dabei den Befall mit Pseudomonas-Bakterien. Er stellte fest, dass sich Krebszellen bei gleichzeitiger Anwendung von Mikrostromtherapie und Silberionen wieder zu normalen Zellen dedifferenzieren.

Silber wird schon lange als natürliches Antibiotikum verwendet. Es kam in Verruf, da häufig schwer lösliche Silberverbindungen wie Silbernitrat, Silbersulfat oder Silberchlorid verwendet wurden, die sich im Körper angesammelt haben und zur Silbervergiftung mit Graufärbung der Haut (Agyrie) führten.

Silberkolloide lassen sich mit Gleichstrom-Geräten und reinem Silber (mindestens 99,9%) herstellen. Hierbei werden bei korrekter Anwendung Silberkolloide von 4 bis 10 nanometer Größe erzeugt. Diese gelangen einerseits im Körper überall hin, andererseits können sie von den Nieren einfach ausgeschieden werden und sich somit nicht ablagern. Es besteht also keine Gefahr einer schädlichen Silberbelastung des Körpers.

Zubereitung: Reine Silberkolloide werden mit Umkehrosmose-Wasser oder destilliertem Wasser hergestellt. Leitungswasser oder mineralienreiches Wasser ist ungeeignet, da die Mineralien mit den Silberionen Salze wie z.B. Silberchlorid bilden. Mineralien beschleunigen die Herstellung, aber senken deutlich die Qualität. Mit Osmosewasser benötigen Sie 10 Minuten zur Herstellung der geeigneten Konzentration. Wenn Sie den Prozess beschleunigen wollen, dann erhitzen Sie das Wasser auf maximal 50 Grad. Dies ist besonders bei destilliertem Wasser notwendig. Ihre Lösung ist fertig, wenn Sie einen leicht bitteren Silbergeschmack hat. Sollte das Wasser schwarz werden, ist das Silber oxidiert und wertlos.

Anwendungsgebiete von Silberkolloiden		
Bakterien, Viren und Pilze: Grippaler Infekt, Durchfall, Ruhr, Salmonellose Darmpilze, chronische Müdigkeit, Lungenentzündung, Tuberkulose, Keuchhusten, Malaria, (Plasmodium)	**alle Arten von Entzündungen:** Konjunktivitis, Harnleiterentzündung, Nierenbeckenentzündung, Gastritis, Blutvergiftung Rheuma, Arthritis, Colitis ulcerosa, Morbus Crohn, Geschlechtskrankheiten, Herpes simplex, Herpes zoster, Multiple Sklerose	**äußere Anwendung:** Kopfschuppen, Akne, Warzen, Fußpilz, Schuppenflechte, Furunkel, Dermatitis, Schuppen, Haarausfall, Verbrennungen Sonnenbrand, Mückenstiche, offene Wunden, Wundheilung, Hämorrhoiden, Aften, Desinfektion (z.B. Wasser)

Trotz ihrer großartigen Wirkung sind Silberkolloide leider kaum verbreitet, weil sich wegen fehlendem Patentschutz die Industrie wenig dafür interessiert.

Einnahme: Silber-Kolloid kann vorbeugend einmal täglich als Nahrungsergänzung (nur in kritischen Jahreszeiten zu empfehlen) sowie therapeutisch mehrmals täglich eingenommen werden. In Untersuchungen hat man herausgefunden, dass Körperzellen mit geringem Silbergehalt wesentlich widerstandsfähiger als silberfreie Zellen sind. Durch die täglich Einnahme von ca. 5 ml kolloidalem Silber (dies entspricht ca. 25 Mikrogramm Silber) wird die Abwehrkraft allgemein gestärkt.

Bei erhöhter Infektionsgefahr, z.B. bei Grippegefahr oder in den Tropen, ist es ratsam, die Einnahme auf zwei bis dreimal täglich 5 ml (1 Teelöffel) zu erhöhen. Außerdem kann bei akuten Befindlichkeitsstörungen die Einnahme bis auf 3 Gläser täglich (bei 5 p.p.m.) erhöht werden. Mit Mundspülungen bekämpft man wirksam Parodontitis, Mandelentzündungen, Aften und andere Beschwerden im Mund, Rachen und in den Nasenhöhlen. So können auch die Silberpartikel durch die Schleimhaut direkt ins Blut gelangen und werden schnell im ganzen Körper verteilt. Bei sofortigem Schlucken wird Silber über den Magen und im Dünndarm aufgenommen. Dadurch wird die bestmögliche Verwertung reduziert. Bei Magen- und Darmbeschwerden kann es jedoch angebracht sein, die Lösung direkt zu schlucken und danach noch ein Glas Wasser zu trinken.

Wenn Sie 15-20 min. nach der Einnahme von Silberkolloiden die Frequenztherapie nach Clark oder Rife einsetzen, verbessern Sie die Wirksamkeit erheblich. Nehmen Sie die Silberkolloide getrennt von Vitaminpräparaten, Salz oder einer Mahlzeit ein.

Weitere Pflanzen mit antibiotischer Wirkung

Grapefruitkern-Extrakt

Er ist gegen ca. 800 Bakterien und Viren, ca. 100 Pilzarten sowie gegen eine große Anzahl von Parasiten wirksam und zeichnet sich durch hohe Verträglichkeit aus. Besonders bei Pilzbefall (z. B. Candida) hat es sich gut bewährt. Durch einen erhöhten Bioflavonoid-Gehalt wird die immunsystem-stärkende Wirkung verbessert.

Anwendung: Bei Infektionen aller Art wie Magen-, Darm-, Hals-, Nasen-, Ohren-, Scheide-, Hefe-, Nagel-, und Hautpilzinfektionen, Zahnfleischentzündungen, bei Ekzemen, Warzen, Schuppen, etc.

Propolis bei Hals-Nasen-Rachen-Entzündungen

Propolis ist ein natürlich antibiotisch wirkendes Harz, das für eine keimarme Atmosphäre im Bienenstock sorgt. Es tötet grampositive Keime wie Staphylokokken und Streptokokken ab, die häufig Halsentzündungen verursachen. Bei Erkältungen und Halsschmerzen ist das kaugummiähnliche Rohpropolis zu empfehlen. Man lässt es nachts an den Zähnen kleben und wirken. Am nächsten Morgen sind Halsschmerzen stark gelindert oder verschwunden.

Thymian (als Tee trinken oder inhalieren) wirkt hervorragend bei Bronchitis. Keimtötend wirken auch Eukalyptusöl, Teebaumöl und Oreganoöl. Eine antibiotische Wirkung entfalten auch Brunnenkresse, Meerrettich, Knoblauch, Bärlauch, Senf, Papayakerne, Ingwer, Gelbwurz.

Parasitenkur

Nach vielen Jahren eigenständiger Forschung stellte die amerikanische Biophysikerin und Physiologin Dr. Hulda Regehr Clark in ihren Büchern die verwegene These auf, dass zahlreiche leichte und schwere Erkrankungen wie Krebs, AIDS, Diabetes, MS, chronische Müdigkeit, Hautprobleme, Prostataentzündungen, Gastritis, Verdauungsprobleme, hoher Blutdruck, Allergien, Schlafstörungen, Depressionen, Alzheimer, Herzkrankheiten, Blinddarmentzündungen, Kopfschmerzen, Asthma und Pilzerkrankungen u.v.a. auf eine Kombination von Giftbelastungen und Parasitenbefall zurückzuführen sind. Umweltgifte schwächen den Organismus und schaffen ein Milieu, in dem sich Parasiten und andere Krankheitserreger ausbreiten können. Dr. Clark empfiehlt einfache Gegenmaßnahmen:

- Vermeidung bestimmter toxinhaltiger Produkte
- antiparasitäre Heilpflanzen und elektronische Behandlung.

Die Thesen von Dr. Clark sind nach wie vor sehr umstritten und teilweise sicher nicht haltbar. Die von ihr vorgeschlagenen Therapien haben sich oftmals in der Praxis gut bewährt. Auch Dr. Carstens empfiehlt übrigens ausdrücklich Clarks Parasitenkur und bezeichnet Parasiten als eine der Hauptursachen der Krebsentstehung.

Sicherlich ist der Parasitenbefall in den letzten Jahren aufgrund des Tourismus, der verschlechterten Immunsituation und mangelnder Beachtung stark gestiegen. In den USA wurde 1976 eine landesweite Umfrage durch die Center for Disease Control durchgeführt: Jeder 6. zufällig ausgewählte Probant hatte einen oder mehrere Parasiten. Die WHO schätzt, dass weit über eine Milliarde Menschen von Ascariden befallen sind. Ein Askariden-Weibchen produziert täglich 300.000 Eier. Wenn man bedenkt, wo Hunde und Katzen überall ihre Notdurft verrichten (auf dem Feld, dem Gemüseacker, dem Sandkasten, auf dem Spielplatz), dann wird klar, dass wir ständig mit Parasiteneiern in Kontakt kommen. Wahrscheinlich ist, dass viele Parasiten in Europa wesentlich weiter verbreitet sind, als dies im Moment bekannt ist und schulmedizinisch diagnostiziert wird. Immer wieder wird dem Naturheilverein *„Hilfe zur Selbsthilfe“* e.V. berichtet, dass Asthmatiker nach Durchführung der Parasitenkur eine deutliche Verbesserung ihres Zustands erfahren. Auch in der eigenen Familie verschwand eine schwere Hausstaubmilbenallergie nach einer solchen Kur völlig. Bemerkenswert ist, dass nicht nur bei Allergien und Asthma die eosinophilen Granulozyten im Blut erhöht sind, sondern auch bei Wurmerkrankungen. Nicht selten könnte bei der Entstehung von Allergien und Asthma eine Parasitenerkrankung mit dahinterstecken.

Verbessert sich eine Eisenmangelanämie nicht durch Einnahme von Eisen, sondern verschlechtert sich sogar, deutet dies auf Parasitenbefall hin. Eine Frau wandte sich an den Verein, weil sie über ein Jahrzehnt an einer extremem Eisenmangel-Anämie litt, die sich unter der Einnahme von Eisen nur verschlechterte. Obwohl eine umfangreiche schulmedizinische Parasiten-Diagnostik negativ ausfiel, normalisierte sich nach konsequenter Durchführung des Clark-Parasitenprogramms ihr Blutbild innerhalb kurzer Zeit. Parasiten sind erstklassige Eisen- und B12-Räuber und verursachen häufig Anämien.

Parasiten, Bakterien, Pilze – sie alle können nur einen geschwächten Organismus befallen. Daher ist die Beseitigung von Giften und Schlacken sowie deren Vermeidung auch ein zentraler Aspekt einer ganzheitlichen Therapie. Die klassische Clark-Parasitenkur besteht aus Schwarznusstinktur, Wermut und Nelken. Diese Mittel und wirkungsvolle Alternativen werden bei der Krebs-Checkliste näher beschrieben. Ausführliche Informationen zur Clark-Therapie erhalten Sie beim Naturheilverein *„Hilfe zur Selbsthilfe"* e.V.

Strom und Schwingungen können heilen

Die Schulmedizin stützt sich vorwiegend auf chemisch-pharmakologische Wirkprinzipien, die auf das Wissenschaftsbild des frühen 20. Jahrhunderts zurückgehen. Die Erforschung neuer Arzneimittel wird durch die pharmazeutische Industrie finanziert. Max Plancks Entdeckung des Wirkungsquantums und alle daraus folgenden Konsequenzen haben die heutige Physik und viele große Errungenschaften moderner Technologie ermöglicht. Logischerweise hätten sie zu der Entwicklung einer „Quantenmedizin" führen sollen. Physikalisch sind Frequenztherapie und Homöopathie erklärbar, da sie mit Wechselwirkungsquanten arbeiten, sie passen aber nicht in ein rein chemisch-pharmakologisches Weltbild.

Die physikalische Wirklichkeit besteht nach der Aussage moderner physikalischer Theorien aus einem energetischen Bereich und einem Informationsbereich. Dies hat u. a. der Göttinger Physiker Burkhard Heim in seinem berühmten Werk *„Elementarstrukturen der Materie“* nachgewiesen. Jeder energetische Fluss und jede physikalische Wechselwirkung wird von Informationen gesteuert, die in ihrer Gesamtheit den Informationsraum bilden. Die Wechselwirkung zwischen Energie und Information ist eines der Schwerpunktthemen moderner physikalischer Forschungen.

Der russische Wissenschaftler Lakhovsky behauptete als erster Anfang des letzten Jahrhunderts, dass lebende Zellen in Pflanzen, Bakterien, Parasiten und Menschen elektrische Eigenschaften haben und über Resonanzen miteinander kommunizieren.

Nordenströms Entdeckung und die Glavanotherapie

Björn Nordenström, ein Wissenschaftler des berühmten Karolinska Krankhaus in Stockholm, wies als erster im ganzen Körper ein elektrisches Kreislaufsystem nach, das er als vaskulär-interstitiellen Ruhestrom (vascular-interstitial closed electric circuit – VICC) bezeichnete. Der VICC ist maßgeblich am lebenswichtigen Stoffaustausch zwischen Kapillaren und Gewebe beteiligt und erklärt u. a. auch die Wirkung der chinesischen Akupunktur. Die feinen Akupunktur-Nadel-Verletzungen oder die Elektroakupunktur induzieren Heilströme, die essentiell für die Geweberegeneration sind. Auch das Massieren eines kranken Körperteils verstärkt die elektrischen Heilströme.

Nordenström ließ durch dünne in einen Tumor eingestochene Nadeln, an die ein schwacher Gleichstrom angelegt war, den Tumor absterben, selbst bei inoperablen Lungenmetastasen von Gebärmutter- bzw. Brustkrebs wurde die Therapie erfolgreich eingesetzt. Nordenström gilt neben Dr. Pekar und Prof. Yu Ling Xin in Peking als Begründer der Galvanotherapie bzw. elektrochemischen Therapie (ECT), die in China an über 1000 Krankenhäusern mit großem Erfolg angewendet wird. Auch die hohe Rückfallquote nach chirurgischer Tumorentfernung wird verringert, weil das von Pekar nachgewiesene elektrische Feld des Tumors gelöscht wird. Hierzulande wird die ECT leider viel zu selten angeboten.

Die unspezifische Wirkung von Strom

Bei der Therapie mit Strom kann man zwischen einer spezifischen, frequenz-abhängigen Wirkung und einer unspezifischen Wirkung unterscheiden. Der unspezifische Effekt von Strom beruht darauf, dass Strom die Potentiale und die Durchlässigkeit von Zellmembranen verändert und sogar Elektrolyse auslösen kann.

Im Jahre 1990 haben der Arzt Steven Kaalie und der Pathologe William Lyman (Einstein College of Medicine in New York) nachgewiesen, dass ein geringer Strom von 50-100 Mikroampere die äußere Proteinhülle des HIV-Virus verändert und dessen Anhaftung an Rezeptoren verhindert. Der Virus kann dann ein für seine Reproduktion wesentliches Enzym nicht mehr herstellen. Der gleiche Effekt trifft wahrscheinlich auch beim Epstein Barr Virus, Hepatitis and Herpes-Virus ein. Die Anwendung ist durch ein US-Patent geschützt. Diese Entdeckung erinnert an eine Veröffentlichung in der renommierten Zeitschrift Lancet (Juli 1986), wonach das Gift eines Schlangenbisses durch elektrischen Strom sofort neutralisiert werden kann. Viele ähnlich revolutionäre Patente und Untersuchungen sind vorhanden. Doch aus unerklärlichen Gründen wurden sie der Öffentlichkeit nie im großen Stil zugänglich gemacht, obwohl man damit außerordentlich effizient und nebenwirkungsarm AIDS und andere Viruserkrankungen bekämpfen könnte. Bei vielen, als erfolgreich bekannten Frequenztherapiegeräten (Zapper, Clark-Rife-Zapper, Beck-Zapper) dürften die oben beschriebenen Effekte in unterschiedlichem Ausmaß eine wichtige Rolle bei der therapeutischen Wirkung spielen.

Die unterschiedliche Wirkung der Stromstärken

Nach der Arndt-Schulz-Regel stärken geeignete, schwache Reize das System, während starke und dauerhafte Reize es schwächen. Diese Regel hat sich in der Medizin immer wieder bewahrheitet, so auch bei der Stromtherapie.

Von Cheng und seiner Forschungsgruppe wurde im Jahre 1982 festgestellt, dass die Anwendung von Feinströmen in Höhe von 10–600 Mikroampere zu einer Zunahme der energiereichen Phosphate (Adenosintriphosphat, ATP) in der Zelle um bis zu 500% führt. Mit andere Worten, die Energieproduktion wurde verfünffacht. Dies wiederum verbesserte die Transportprozesse in die Zelle um bis zu 40% und führte zu einer Aktivierung des Zellstoffwechsels und der Proteinsynthese um bis zu 73%. Wurden dagegen Ströme über 1 Milliampere eingesetzt kam es zu einem drastischen Abfall der Energiegewinnung der Zelle. Feinströme und stärkere Ströme haben also eine völlig entgegengesetzte Wirkung auf die Zelle: Die einen fördern die Zellfunktion, die anderen lähmen sie.

Verschiedene Anwendungen von Strom

Die sogenannten TENS-Geräte (Transkutane Elektrische Nerven-Stimulation) arbeiten mit sehr hohen Strömen. Sie lindern sehr effektiv Schmerzen bis hin zur lokalen Narkose – einfache Zahnbehandlungen sind so schmerzfrei möglich. **Die Nachteile:** Die Zellfunktion und Energiegewinnung werden gehemmt, bei Daueranwendung tritt eine Gewöhnung ein und die Zellen können geschädigt werden. TENS-Geräte sind elektrische Schmerztabletten mit ebensolchen Nebenwirkungen. Auch die verbreiteten Muskelstimulatoren (Bauchmuskeltraining im Schlaf) sind aus dem gleichen Grund kritisch zu betrachten, da auch sie mit unnatürlich hohen Stromstärken arbeiten.

Die Interferenztherapie dient zur Schmerztherapie und wird oft als weniger unangenehm als die TENS-Therapie empfunden. Die Nebenwirkungen sind ähnlich. Die Mittelfrequenz-Therapie nach Knop arbeitet mit speziellen Frequenz-Modulationen und hat nach eigenen Erfahrungen die besten Resultate in der Schmerzbehandlung erzielt – mit den geringsten Nebenwirkungen und geringeren Stromstärken (aber kein Feinstrom).

Die Feinstrom-Therapie arbeitet mit Gewebeströmen im Mikroampere-Bereich. In diesen Stromstärke-Bereich gehören auch die Clark- und Rife-Frequenztherapie. Die Wirkung der Feinstrom-Therapie erklärt man mit einer Normalisierung gestörter Zellpotentiale. Es ist bekannt, dass chronische Reizungen im Gewebe, aber auch Entzündungen und Verletzungen zu Störungen der Zellmembran und ihrer lebenswichtigen Austausch-Prozesse führen. Die Sauerstoffverwertung ist gestört, die Zelle übersäuert. Durch diese krankhaften Veränderungen werden die schmerzwahrnehmenden Nervenzellen (Nozizeptoren) gereizt. Damit ist der Schmerz als ein Warnsignal zu verstehen, welches dem Körper signalisiert, dass in den zugrunde liegenden Regulationssystemen eine Störung vorhanden ist.

Feinströme in biologisch akzeptabler Stärke führen zu einer messbaren Normalisierung des gestörten Zellstoffwechsels. Das erklärt, warum Feinströme auch Schmerzen lindern können. Allerdings tritt der Effekt nicht so schnell ein wie bei der narkotisierenden TENS-Behandlung.

Nachgewiesene Effekte der Feinstrom-Therapie:

- Stärkung des Immunsystems
- Antibakterieller, antiviraler Effekt
- Aktivierung der T-Lymphozyten
- Erhöhung der fibroblastischen Aktivität (Neubildung von Bindegewebe)
- Verbesserung der DNA-Synthese
- Erhöhung der Insulinbindung

- Verbesserung der Kalziumaufnahme
- Verkürzung der Heilungsphase um mehr als 50%

In welchen Bereichen wird die Mikrostrom-Therapie sinnvoller Weise eingesetzt?

- Schmerztherapie
- Gelenk- und Wirbelsäulentherapie
- Behandlung von Muskelverspannungen
- Therapie von Migräne, Depressionen, Schlaflosigkeit
- Therapie von Hautkrankheiten, Mykosen, Allergien
- Stärkung des Kollagenbindegewebes mit Rückbildung von Falten
- Narbenbehandlung/-entstörung
- Lymphdrainage
- Ausleitung von Giftstoffen und Schwermetallen
- Nach Verletzungen und Operationen

Die spezifische Wirkung elektromagnetischer Wellen und Signale

Die spezifische Bio-Frequenz-Therapie benutzt einzelne Frequenzen, um bestimmte Wirkungen zu erreichen. Sie führt mit geringen Strömen und der geeigneten Frequenz zu außerordentlich effektiven und verhältnismäßig nebenwirkungsfreien Wirkungen. Die Frequenztherapie beruht auf dem Resonanzprinzip. Schon relative geringe Stromstärken führen bei der geeigneten Sendefrequenz zu ausgeprägten Reaktionen beim Empfänger (Zelle, Krankheitserreger). Die Bedeutung einzelner Frequenzen und deren unterschiedliche Wirkung wurde in verschiedensten Experimenten und Studien nachgewiesen. Mit Frequenzen, wie sie der Zapper, ein Bio-Frequenzgerät nach Dr. Clark, oder der Rife-Zapper, (Bio-Frequenzgerät nach R. Rife), erzeugen, können die Selbstheilungskräfte gestärkt werden und lassen sich Bakterien und Viren im Blut und in den Körpergeweben reduzieren.

Ob diese Wirkung direkt durch Einflüsse auf den Krankheitserreger, wie die Entdeckungen von Rife oder in neuer Zeit von Kaalie vermuten lassen, oder durch eine Beeinflussung der Zellen zustande kommt oder ob es sich um ein *„Aufmerksamkeitssignal"* für das Immunsystem handelt oder ob mehrere Wirkungen zusammen kommen, ist nicht abschließend geklärt.

In der Homöopathie verabreicht man dem Kranken ein Mittel in geringsten Dosen, das in hohen Dosen ähnliche Symptome verursacht. Der Gesamtorganismus erhält eine Information, die der zu Grunde liegenden Krankheitsinformation sehr ähnlich ist. Über dieses Aufmerksamkeitssignal wird das Immunsystem gezielt alarmiert, nun eine Heilreaktion einzuleiten. Dieses Prinzip dürfte auch bei der Frequenztherapie eine wichtige Rolle spielen.

Frequenztherapie und Zapper nach Dr. H. R. Clark

Dr. Clark hat ein elektronisches Gerät, den sogenannten Zapper, entwickelt, das nach ihrer Aussage für die meisten Parasiten, Bakterien und Viren tödliche Biofrequenzen erzeugt. Chronische und auch akute Krankheiten (Erkältungen, Fieber und Entzündungen aller Art) seien auf diese Weise effektiv zu bekämpfen, und die Selbstheilungskräfte des Immunsystems würden aktiviert. Der Zapper ist ein einfacher, batteriegetriebener Frequenzgenerator, der eine DC-offset Rechteckkurve mit einer konstanten Frequenz zwischen 30-40 KHz erzeugt. Der Strom wird über Handelektroden übertragen. Der Gewebeeffekt ist im Mikroampere-Bereich.

Die Behandlung mit dem Zapper wird von Anwendern und Therapeuten allgemein als positiv beurteilt. Die Wirkung dieses Geräts ist relativ unspezifisch, so dass man zwar eine spürbare Reduzierung eines entzündlichen Prozesses erreicht, aber nicht immer ein vollständiges Abtöten aller Keime. Es wirkt vor allem in der Blutbahn und ist bei schweren akuten oder abgekapselten Entzündungen sicherlich keine Alternative zu einer ärztlichen Behandlung.

Eine dauerhafte Anwendung des Zappers ist aufgrund des Dauerreizes (Elektrosmog) und des Gewöhnungseffekts nicht sinnvoll, während Kuren bis zu 3 Wochen gerade bei chronischen Krankheiten oft einen deutlichen Heilerfolg bewirken können. Bei Anwendung kann es anfangs zu einer Erstverschlimmerung wie Kopfschmerzen oder starker Müdigkeit kommen, da der Körper vorübergehend von toxischen Abbauprodukten belastet wird. Diese Symptome verschwinden jedoch nach 3-4 Tagen, und das Allgemeinbefinden verbessert sich deutlich. Zur raschen Ausleitung der Schadstoffe empfiehlt Dr. Clark, täglich mindestens 2 Liter Umkehrosmose-Wasser zu trinken. Schwangeren und Trägern von Herzschrittmachern ist von der Anwendung eines Zappers abzuraten.

Eine Neuentwicklung von Dr. Clark ist das **Zielzappen**, eine preisgünstige Variante der Bioresonanz-Therapie. Hierbei dient die Zapperfrequenz als Trägerwelle für aufmodulierte Proben von Krankheitserregern und erkrankten Geweben. Eine interessante Möglichkeit ist, die Information statt mit Strom per Licht-LEDs zu übertragen.

Dr. Clark hat über Resonanztestungen Frequenzen für die Behandlung verschiedener viraler und bakterieller Erkrankungen (Borellien, Epstein-Barr-Virus, Coxsackie-Virus, Warzen, Helicobakter p. etc.) ermittelt, die sich nach den Erfahrungen des Naturheilvereins *„Hilfe zur Selbsthilfe“* e. V. oft als außerordentlich wirkungsvoll erwiesen haben. In Deutschland hat als erster der Naturheilkundler Gernot Eckhardt die Clark-Frequenz-Therapie sehr erfolgreich eingesetzt. Inzwischen bestätigen viele Ärzte und Heilpraktiker seine Erfahrungen. Ein Zapper hat eher eine unspezifische Wirkung, während die Therapie mit spezifischen

Frequenzen zielgenau die jeweiligen Erreger erfasst. Unserer Erfahrung nach lässt sich die Wirkung der Clark- und Rife-Frequenztherapie erheblich durch die Kombination mit Silberkolloiden (ca. 15 min vor der Anwendung trinken) steigern.

Die Frequenztherapie kann bei nicht sachgemäßer Handhabung Nebenwirkungen zeigen, in der Hand eines erfahrenen Therapeuten kann sie zu erstaunlichen Therapieerfolgen führen. Von Experimenten und Selbstbehandlung bei schweren Krankheiten ist dringend abzuraten. Es gibt im Kontext der Clark-Therapie Geräte auf dem Markt, die mit speziellen Programmen Krebs, MS, Asthma etc. heilen wollen. Nach Untersuchungen des Naturheilvereins *„Hilfe zur Selbsthilfe"* e.V. sind die bis zu 90-minütigen Behandlungsprogramme in ihrer Frequenz-Wahl und Wirkung fraglich. Zudem scheinen sie durch die sehr lange Anwendungszeit die Blutzellen zu schädigen, wie sich im Dunkelfeldmikroskop beobachten ließ. Vermeiden Sie generell Anwendungen von mehr als 45-60 Minuten.

Dr. R. R. Rife – der Erfinder der Frequenztherapie

Der Wissenschaftler Dr. Royal Raymond Rife ist eines der großen Genies des letzten Jahrhunderts. Er entwickelte ein Mikroskop (bis zu 30.000fache Vergrößerung) und eine hocheffektive Frequenztherapie. 1934 beauftragte die Universität von Südkalifornien ein Forschungskomitee im Fachbereich Medizin, sechzehn im Endstadium befindliche Krebspatienten vom Pasadena County Hospital in Rifes Kliniklabor in San Diego zu bringen, um sie zu behandeln. Im Team befanden sich Ärzte und Pathologen, die die Patienten nach 90 Tagen untersuchen sollten, sofern diese noch lebten. Nach den drei Monaten Behandlung schloss das Komitee, vierzehn Patienten seien vollständig genesen. Die Behandlung wurde nun leicht verändert, und die verbliebenen zwei wurden während der darauffolgenden vier Wochen ebenfalls gesund.

Die preisgünstige Heilung für Krebs stieß nicht bei allen auf Begeisterung. Morris Fishbein, Präsident der American Medical Association und Lobbyist der Pharmaindustrie, wollte Rifes Entdeckung aufkaufen, doch Rife lehnte ab. Hierauf kam es zu einer Reihe tragischer Vorgänge: Am Vorabend einer Pressekonferenz über die Ergebnisse der 1934er Studie wurde Dr. Milbank Johnson, der über eine zehnjährige Erfahrung mit der Rife-Therapie verfügte, schwer vergiftet, und seine Dokumente gingen *„verloren"*. Rifes Labor fiel Brandstiftung und Sabotage zum Opfer. Ein Feuer ähnlicher Art zerstörte auch das Burnett Lab, das diese Therapie bestätigte. Dr. Nemes, der einige Auszüge aus Rifes Arbeit publiziert hatte, starb bei einem mysteriösen Brand. Rife selbst wurde unter dubiosen Anschuldigungen der Prozess gemacht. Den Ärzten, die nach seiner Methode behandelten, wurde unter Androhung des Approbationsverlustes diese Form der Behandlung verboten. 1939 bestritten fast alle Mitglieder des Komitees, Rife jemals begegnet zu sein.

Royal Raymond Rife hat ursprünglich ein Gerät entwickelt, das mit einer Plasmaröhre arbeitete. In den fünfziger Jahren entwickelte er mit dem Techniker John Crane eine neue Art von Frequenztherapiegerät, welches mittels auf dem Körper angebrachter Elektroden elektromagnetische Resonanzwellen in den Körper sandte. Nur 10 Jahre später machte die American Medical Association auch dieser Therapieform ein Ende. 1960 wurde John Cranes Labor ohne Haussuchungsbefehl durchsucht, Jahre der Arbeit wurden konfisziert oder zerstört. Zwar gab es reichlich Beweise für die Wirksamkeit der Rife-Crane-Therapie, doch diese wurden nicht zur Verhandlung zugelassen.

John Crane wurde zu 10 Jahren Gefängnis verurteilt, von denen er 3 Jahre und 1 Monat tatsächlich hinter Gittern zubrachte. Royal Rife selbst kam 1971 durch eine Überdosis von Valium und Alkohol im Grossmont-Krankenhaus ums Leben. Alle klinischen Aufzeichnungen seiner Arbeit wurden aus den wissenschaftlichen Archiven entfernt. Die tragische Geschichte der Rife-Frequenztherapie ist nachzulesen in Barry Lynes bekanntem Buch: *„The Rife Report – The Cancer Cure that worked“.*

Rifes Lebenswerk

Rife entdeckte, dass Krankheiten durch Frequenzen, die auf ihrer individuellen elektromagnetischen Signatur beruhen, geheilt werden können. Wenn bei seinen Experimenten eine erforderliche Technologie nicht existierte, erfand Rife sie einfach: die ersten Mikrodissektoren, Mikromanipulatoren und ultravioletten Überlagerungsmikroskope. Rife wurde von der Universität Heidelberg der Ehrendoktor der Medizin verliehen. Mit dem von ihm entwickelten Universalmikroskop war er der erste Mensch, der einen lebenden Virus in dessen natürlicher Farbe sehen konnte. Nach zahllosen Fehlschlägen isolierte und identifizierte Rife schließlich ein Krebsvirus, das er für die Hauptursache von Krebs hielt. Er brachte das sogenannte BX-Virus in 400 Labortiere ein, schuf 400 Tumore und eliminierte sie wieder. Ähnlich erzeugte und heilte er viele andere Krankheiten.

Über Jahrzehnte hinweg untersuchte Rife mit seinem Spezial-Mikroskopen die für jede Krankheit typischen Erreger. Er stellte fest, dass jeder Erreger in seinem ureigenen Frequenzmuster oszillierte. Er setzte dann Krankheitserreger einer nur für sie zerstörerischen Resonanz aus, die er von ihrem eigenen unverwechselbaren Oszillationsmuster ableitete. So wie die Resonanzfrequenz, die ein Weinglas zerbricht, nur diese Art von Glas bersten lassen kann, so zerstören Frequenzen nur Krankheitserreger mit dem genau gleichen Oszillationsmuster. Die Nebenwirkungen bei der Rife-Therapie werden daher vorwiegend durch die Abtötung der Krankheitserreger (z. B. Herxheimer-Reaktion durch Bakterien-Endotoxine) verursacht.

Ohne Enderlein und Béchamp zu kennen, entdeckte und beschrieb auch Rife das Phänomen des Pleomorphismus. Nach Rife entwickeln sich Krankheitserreger je nach Körpermilieu aus einem normalerweise in Symbiose lebenden Urkeim. Der Forscher Gaston Naessens hat viele von Rifes Entdeckungen bestätigt.

Rife-Therapie heute

Weltweit werden immer mehr Rife-Therapiegeräte und Experimente mit Rife-Frequenzen durchgeführt. Die Geräte unterscheiden sich in ihrer Wirksamkeit und Technologie teilweise erheblich. In Amerika ist das Rife-Bare-Gerät von James Bare mit Plasmaröhre populär. Es basiert auf CB-Funk mit 27 MHz als Trägerwelle. In Europa und Deutschland wird vor allem die Crane-Technologie verwendet, wobei die Frequenzen über Hand- und Fußelektroden übertragen werden. Besonders wichtig scheint zu sein, dass ein Gerät möglichst viele Oberwellen erzeugt. Geräte mit Handelektroden sind bei guter Wirkung nebenwirkungsärmer und daher für die allgemeine Anwendung empfehlenswerter.

Die wichtigsten Rife-Frequenzen

Eine Reihe von Frequenzen werden von den Anwendern der Rife-Therapie bei verschiedensten Erkrankungen verwendet und werden im allgemeinen gut vertragen. Dass eine Reihe von wenigen Universal-Frequenzen (728 Hz, 787 Hz, 880 Hz, 5.000 Hz, 10.000 Hz, 2.008 Hz, 2.127 Hz) bei sehr vielen degenerativen, chronischen und akuten entzündlichen Erkrankungen Linderung oder Heilung bringen können, erklärt sich aus Rifes Forschungen (vgl. Pleomorphismologie). Unsere Erfahrungen beruhen auf Versuchen mit Handelektroden-Geräten. Dabei lassen sich sensationelle Verbesserungen des Blutbildes im Dunkelfeldmikroskop beobachten, die auch von anderen Therapeuten bestätigt werden (siehe Bildteil). 728 Hz, 787 Hz, 880 Hz, 5.000 Hz, 10.000 Hz sind bei chronischen oder akuten entzündlichen Erkrankungsprozessen empfehlenswert; 2.008 Hz und 2.127 Hz werden von Rife für Sarkome bzw. Carcinome empfohlen. Aufgrund dieser Erfahrungen wurde ein bedienerfreundliches Gerät mit Clark-Zapp-Frequenz, Zielzappen und Rife-Frequenzen entwickelt.

Die folgenden Frequenzen haben sich auch in der praktischen Anwendung im Therapeuten-Netz des Naturheilvereins *„Hilfe zur Selbsthilfe"* bewährt. Man sollte mit der höchsten Frequenz (10.000 Hz) beginnen und dann die tieferen Frequenzen nehmen. Jede Frequenz wird 3-5 Minuten eingesetzt.

728 Hz: eine der wichtigsten anti-entzündlichen Rife-Frequenzen, die Rife den Staphylokokken zugeordnet hat. Staphylokokken sind extrem häufige, oft multiresistente Krankheitserreger, die alle Arten von eitrigen Infektionen, wie Lungenentzündung, Nebenhöhlenentzündung oder Endocarditis erzeugen und Wunden infizieren.

787 Hz: eine der wichtigsten anti-entzündlichen Rife-Frequenzen.

880 Hz: eine der wichtigsten anti-entzündlichen Rife-Frequenzen, die Rife den Streptokokken zugeordnet hat. Streptokokken verursachen verschiedenste Infektionskrankheiten, wie Scharlach, Mandelentzündungen, Fieber, Erysipel, rheumatisches Fieber, Endocarditis, Glomerulonephritis, Lungenentzündung, Hirnhautentzündung, Rachenentzündung, Lymphadenitis und Wundinfektionen. Streptococcus pneumoniae erzeugt die meisten Entzündungen des Atmungstraktes.

5.000 Hz: Diese häufig benutzte Frequenz wirkt schmerzlindernd und blutreinigend. Rife verwendete sie bei sehr vielen Indikationen gemeinsam mit anderen Frequenzen.

10.000 Hz: Diese sehr wichtige Frequenz harmonisiert das Nervensystem und den Organismus; sie wird bei fast allen Indikationen gemeinsam mit anderen Frequenzen verwendet.

Bei leichten Erkrankungen lassen sich diese Frequenzen auch im Hausgebrauch anwenden. Stark geschwächte Menschen mit schwerwiegenden Erkrankungen sollten sich vor der Anwendung die in Frage kommenden Frequenzen am besten von einem Therapeuten bestimmen lassen. Auch bei Rife-Frequenzen ist von einem wilden Experimentieren mit unbekannten Frequenzen dringend abzuraten.

Die ursprünglichen Krebs-Frequenzen von Rife sollten bei Krebskranken vor der Anwendung auf Verträglichkeit von einem Therapeuten geprüft werden. Die Anwendung muss mit ausleitenden Maßnahmen (u.a. Flüssigkeitszufuhr, Leber- und Nierenunterstützung, Verdauungsenzyme, Noni) begleitet werden:

2.008 Hz (Sarkome): Sarkome sind Krebsarten, die nicht dem Deckgewebe (Epithel), sondern dem Bindegewebe, dem Knochen, dem Knorpel sowie dem Muskel- oder Fettgewebe entspringen.

2.127 Hz (Carcinome): Carcinome sind epithelialen Ursprungs und machen 80% aller Krebsarten aus: Brust-, Prostata-, Lungen-, Magen-, Darmkrebs, etc.

Erfahrungen mit der Frequenztherapie

In Deutschland wurde die Rife-Therapie vor allem vom Heilpraktiker Leonhard Hennecke gewissenhaft und systematisch überprüft und angewendet. Mit seinem Einverständnis sind hier einige bemerkenswerte Fallbeispiele dokumentiert:

Multiple Sklerose: Bei 4 Patienten mit Multipler Sklerose war das Epstein-Barr-Virus als maßgeblicher Faktor festzustellen. Nach der Frequenztherapie nach Clark und Rife trat eine drastische Besserung der MS ein. Schübe ließen sich beenden. Neben EBV lagen regelmäßig unterschiedliche Egel im Gehirn vor, Ascariden, Diofilaria, Shigellen. Sehr gut bewährt hat sich auch Calcium-EAP von Köhler.

Diabetes Typ I: Bei 5 Patienten mit Diabetes Typ I stellten sich Streptokokken und Staphylokokken als Übeltäter heraus. Bei zwei Patienten brachten die Rife-Frequenzen den Durchbruch: Einer benötigt kein Insulin mehr, der andere nur noch einen Bruchteil der bisherigen Menge. Bei 3 Patienten verbesserte sich der Zustand, sie sind aber noch in Behandlung. In jedem Fall spielte der Eurytema Pancreaticum im Pankreas eine wichtige Rolle. Ebenso war Benzol aufzufinden.

Hypertonie: Bei leichteren Fällen von essentieller chronischer Hypertonie hat sich die Nierenkur nach Clark bewährt. Bei gut 20 Patienten sanken die Blutdruckwerte in den Normalbereich zurück.

Rheumatische Arthritis: Bei 10 Patienten mit rheumatischer Arthritis waren Streptokokken und Staphylokokken aufzufinden, die häufig gemeinsam auftreten und dann umso gefährlicher sind, sowie Ascariden. Zahnherde und andere bakterielle Herde sind meist ursächlich beteiligt. Die Frequenztherapie nach Clark und Rife hat regelmäßig zu einer starken Besserung oder Heilung geführt.

Borelliose: Bei ca. 20 Patienten kam es zum Ausheilen dieser schweren Erkrankung durch die Anwendung der Clark- und der Rife-Frequenzen (880, 802, 800, 787, 727 Hz). Vor der Therapie sollte man die relevanten Frequenzen austesten.

Fünf Patienten mit diversen Krankheitssymptomen, die u. a. an Hepatitis C litten, zeigten als Nebeneffekt der Frequenztherapie (vorwiegend nach Rife) eine Verbesserung der Leberwerte. Der Virus verschwand aus dem Blut.

Wichtige Hinweise zur Frequenz-Therapie

Diese Frequenzen sind keine Allheilmittel, können aber wertvolle Hilfe leisten. Die Kombination mit Silberkolloiden verstärkt erheblich die Wirkung gegen Bakterien, Viren und Pilze. Bei schweren, insbesondere abgekapselten Entzündungen sollten Sie die Hilfe eines erfahrenen Therapeuten aufsuchen und im Zweifelsfall nicht mit einer antibiotischen Behandlung zögern. Danach ist der Wiederaufbau der gesunden Darmflora wichtig.

Wenn Sie selbst Frequenzen einsetzen, nutzen Sie diese nicht zu lange (ca. 3 – max. 5 Minuten pro Frequenz) und setzen Sie nicht zu viele Frequenzen ein (max. 7-10). Therapieren Sie nicht zu häufig (max. 3 mal pro Woche). Auf keinen Fall sollten Sie die Frequenztherapie jeden Tag über einen langen Zeitraum einsetzen. Trinken Sie vorher und nachher viel reines Wasser. Setzen Sie keine zu hohe Stromstärke ein (max. 12 Volt), da Blutzellen geschädigt werden können. Bei 6 Volt wird der therapeutische Effekt deutlich geringer. Nach den bisherigen Erfahrungen ist ca. 9 Volt besonders gut geeignet.

Magnetfeld-Therapie

Unipolare Magnetfelder

Magnetismus beeinflusst die Aktivität geladener Teilchen (Elektronen, Protonen). Die erhöhte Aktivität beschleunigt die chemischen Reaktionen im Körper. In Studien konnte gezeigt werden, dass ein starkes unipolares, negatives Magnetfeld (über 25 Gauß) das Wachstum von Krebszellen verhindert. Manche Wissenschaftler gehen davon aus, dass ein zusätzliches unidirektionales Feld (ähnlich dem der Erde) sich positiv auf die Elektronenaktivität auswirken kann, insbesondere in der Nacht, wenn sich der Körper regeneriert. Wir testen im Moment diverse Systeme, können aber noch kein abschließendes Urteil treffen.

Nord- und Südpol werden als Wirkung zugeordnet:

Negativer Nordpol:

- fördert Gewebealkalisierung
- verbessert Sauerstoffversorgung im Gewebe
- reduziert Schwellungen
- reduziert Schmerzen
- beruhigt das Nervensystem
- unterstützt gesunden, erholsamen Schlaf

Südpol (positiver Pol):

- fördert Gewebeübersäuerung
- reduziert Sauerstoffversorgung im Gewebe
- vergrößert Schwellung
- beschleunigt Wachstum (von Tumoren, Bakterien, Viren, Pilzen ...)
- fördert Stress und Anspannung
- macht Schlaf weniger gesund und erholsam

Normalerweise wird daher der Südpol vermieden werden. Es soll stets der Nordpol (=negative Pol) des Magneten auf das zu behandelnde Gewebe zeigen. Der Nordpol ist dort, wo die Kompassnadel (Nordpfeil) hinzeigt.

Die Bipolartheorie

Die zweite Art, wie Magnetismus den Körper beeinflussen kann, sind bipolare Magnetfelder, bei denen der Körper positiven und negativen Feldern ausgesetzt wird. Beim neunten Internationalen Stress-Kongress 1997 zeigte Dr. Saul Liss, dass die Reaktionen des Körpers auf Elektro-Akupunktur und auf einen Magneten, der auf den Akupunktur-Punkt gelegt wird, beinahe identisch sind. Die typische Veränderung der Blutchemie deutet darauf hin, dass der Körper bipolare Magnete und Akupunktur als einen Verletzungsreiz deutet, der eine Aktivierung von Reparaturmechanismen auslöst. Tatsächlich wird in China der Magnetismus seit Jahrhunderten in Kombination mit Akupunktur eingesetzt.

Solche z.B. in Matratzen eingearbeiteten Magnete reduzieren zwar Schmerzen und das Schlafbedürfnis, verschlechtern jedoch bei vielen Menschen die Schlafqualität und führen auf Dauer zur Erschöpfung. Ein lang andauernder oder zu starker Reiz greift allerdings die allgemeine Vitalität an, was zu größerer Anfälligkeit des Körpers führt. Daher sind bipolare Magnetfelder nur für eine zeitlich begrenzte Behandlung geeignet.

Die Wirkung von bipolaren Magneten beruht auf den sogenannten Lorenz`schen Kräften, durch die ein Druck auf die Gefäßwände ausgeübt wird. Die Gefäße erweitern sich dadurch. Die Blutzirkulation, der Sauerstoff- und Nährstofftransport zu den umgebenden Zellstrukturen werden verbessert. Zusätzlich bedingt der noch wichtigere Hall-Effekt eine Ionentrennung, wodurch eine minimale elektrische Spannung entsteht.

Unipolare und bipolare Magnete werden empfohlen bei:

Fibromyalgie, Krampfadern, Osteoporose, Gelenk- und Rückenschmerzen, Kopfschmerzen, Migräne, Chronische Müdigkeit, Durchblutungsstörungen. Bei bipolaren Magneten raten wir von einer Daueranwendung ab. Testen Sie selbst kritisch die Wirkung, insbesondere die Langzeitwirkung, die Magnete auf Sie haben, ohne sich von den Erfolgsberichten der Verkäufer beeinflussen zu lassen.

Pulsierende Magnetfelder

Eine medizintechnische Entwicklung sind pulsierende Magnetfelder. Über die Wirksamkeit dieser Therapie gibt es Hunderte von wissenschaftlichen Studien. Die einzelnen

Geräte sind durchaus unterschiedlich in ihren Wirkungen und Nebenwirkungen. Pulsierende Magnetfelder werden über eine stromführende Spule in Kissen oder Matten aufgebaut. Die Magnetfelder entstehen dabei in bestimmten Frequenzen. Sie schwingen und verändern sich. Die Zelle erhält immer wieder einen neuen Vital-Impuls. Die Wirkung dieser pulsierenden Magnetfelder ist naturgemäß stärker als die statischer Magnetfelder. Pulsierende Magnetfelder helfen bei zahlreichen Krankheiten unterstützend: Von Stoffwechselstörungen wie Diabetes über Arthrose, Rheuma, Migräne, Übergewicht bis zu Potenzproblemen. Der kurzfristige therapeutische Einsatz ist empfehlenswert, nicht aber der Dauereinsatz von Magnetfeldmatten (nachts).

Klinische Untersuchungen zeigen positive Ergebnisse bei

Durchblutungsstörungen, Schmerzzuständen, Narbenbehandlung bzw. Nachbehandlung, verbesserte Regeneration nach Verletzungen, Sportverletzungen, Nacken- und Schulterproblemen, Arthrose, Lendenwirbelsäulenproblemen, Ischias, Knie- und Beinbeschwerden, Blutergüssen, Quetschungen, Gelenkverstauchungen, Tennisarm, Spannungskopfschmerzen, Schlafstörungen, Muskelkrämpfe und -verspannungen, Knochenheilungsstörungen.

Frequenz-Therapie und pulsierende Magnetfeld-Therapie

Jede wechselnde Frequenz erzeugt ein Magnetfeld, jedes pulsierende Magnetfeld erzeugt einen Strom im Körper. Jede Frequenz-Schwingung ist elektro-magnetischer Natur und somit wirken beide Komponenten auf den Organismus. Entscheidend bei beiden Therapieformen ist die richtige und ausgewogene Wahl der Frequenz und eine zeitlich kurzfristige Anwendung; denn aus elektromagnetischer Therapie kann bei zu intensiver oder zu langer Einwirkung eine elektromagnetische Belastung werden.

V. Checklisten für Ihre Gesunderhaltung

In diesem Kapitel werden wichtige Hinweise für die Vorbeugung und Behandlung häufiger Erkrankungen zusammengefasst. Die Details und weiter führende Informationen können Sie jeweils in den einzelnen Abschnitten zur Lebensführung und zu den Therapien nachlesen.

Herz-Kreislauf-System

Das Herz-Kreislauf-System will regelmäßig trainiert werden. Es braucht den Rhythmus eines Wechsels zwischen intensiverer Aktivität und tiefer Ruhe und Entspannung. Eine leichte Belastung über regelmäßige Ausdauerbewegung lohnt sich: Bewegung steigert das Wohlbefinden durch die dabei freigesetzten Glückshormone, sie stärkt die Muskulatur und verbessert durch forcierte Atmung die Sauerstoffversorgung des Körpers. Darüber hinaus erleben wir die Natur, reagieren unsere innere Unruhe ab und bereiten so, z.B. beim Abendspaziergang, den Schlaf vor. Indem die psychomotorische Unruhe abreagiert wird, nimmt die Freude am Leben zu, gleichzeitig wird die körperliche Anfälligkeit gemindert.

- Nicht-Rauchen und eine fettarme Ernährung mit wenig tierischem Eiweiß, wie sie im Ernährungsteil ausgeführt ist, sind grundlegend für die Gesundheit des Herz-Kreislaufsystems.
- Aber auch spezielle Vitamine: C, E, B6, B12, Folsäure sowie der Pflanzenstoff OPC sind für die Gesundheit der Gefäße wichtig. Insbesondere für risikobelastete Menschen (Stress, Rauchen etc.) ist die regelmäßige Nahrungsergänzung erforderlich.
- Vitamin C ist notwendig, damit die Zelle strapazierfähiges Kollagen und Elastin, die elastischen Hauptbe-

standteile der Gefäße, herstellen kann. Bei einer unzureichenden Vitamin C-Versorgung wird das Kollagen und Elastin porös ähnlich einem alten Gartenschlauch.

- Vitamin C und OPC schützen die Endothelzellen vor Entzündungen, verhindern das Ranzigwerden der Blutfette und eliminieren die Oxidationsgifte der Makrophagen. Daher sind sie die optimalen Substanzen bei der Vorbeugung und Behandlung von Arteriosklerose, Herzinfarkt und Hirnschlag.
- Folsäure, Vitamin B6 und B12 sind für die Erhaltung der Gefäßelastizität wichtig, da sie Homocystein, eine toxische Aminosäure abbauen.
- Enzyme aus der Papaya, der Ananas und der Noni-Frucht wirken sich sehr positiv auf den Protein-Stoffwechsel aus und befreien das Blut von Eiweißschlacken. Es wird fließfreudiger und weniger gerinnungsfreudig. Der Bildung von lebensgefährlichen Gefäßverschlüssen wird vorgebeugt.
- Die Lebenseinstellung ist von zentraler Bedeutung für die Vorbeugung von Herz-Kreislauf-Erkrankungen. Regelmäßige Entspannung und Loslassen helfen, Anspannungen abzubauen.

Nicht jeder Schmerz in der Brust kommt vom Herz

Der Brustschmerz bei der sogenannten Pseudo-Angina-Pectoris entsteht oft wirbelsäulenbedingt als Folge von Unterkühlung (z.B. Durchzug), ungeschickter Lagerung, Verrenkung, Überanstrengung, von Verschleißerscheinungen an den Brustwirbeln mit Kompression der Nervenbahnen. Die Schmerzen verstärken sich typischerweise bei Intensivierung der Atmung oder Bewegung und verringern sich, wenn der Betroffene sich vorsichtig bewegt, flach atmet, bzw. den Atem anhält. Die Beschwerden treten interessanterweise zu 90% in der linken Brusthälfte auf, weil der Schmerz mental mit dem Herz assoziiert wird.

Wie erkennen Sie die Anzeichen eines Infarkts?

Herzinfarkte treten meistens in den frühen Morgenstunden auf. Dazu trägt die Sympathikusaktivierung, wahrscheinlich aber auch die verstärkte Säureflutung des Stoffwechsels bei, die in den frühen Morgenstunden einen Höhepunkt erreicht. Die bei Übergewichtigen häufige Blutdrucksteigerung durch Schnarchen und die verschlechterte Sauerstoffversorgung durch Atemstillstände (Schlafapnoe) sind weitere Faktoren. Wenn Sie übergewichtig sind und sich morgens immer sehr müde fühlen, sollten Sie sich im Hinblick auf Schlafapnoe untersuchen lassen. Eine Gewichtsabnahme ist dann in jedem Fall empfehlenswert.

Typische Symptome eines Herzinfarkts

- starke, anhaltende Schmerzen (im Bauch: Hinterwandinfarkt), die ausstrahlen (in die linke Schulter, in den linken oder rechten Arm, auch zwischen die Schulterblätter, in den Magenbereich oder den Unterkiefer)
- im Brustkorb ein Engegefühl oder Brennen
- Schweißausbrüche
- Übelkeit (mit Erbrechen)
- Erbleichen, kalter Schweiß
- Atemnot, flache Atmung
- Ohnmacht, Schwächeanfall
- Todesangst

Diabetiker und ältere Menschen fühlen oft überhaupt keine Schmerzen (insgesamt bei 15% der Herzinfarkte).

Wie erkennen Sie einen Schlaganfall?

Beim möglichen Schlaganfall geben drei einfach zu erkennende Kennzeichen den ersten Hinweis:

- Ist das Lächeln normal? Oder gibt es Unterschiede zwischen der linken und rechten Gesichtshälfte?

- Können beide Arme hoch gehoben und auch gehalten werden? Die Arme sollten nicht absinken und sich beim Absinken nicht nach innen drehen.
- Wird ein einfacher Satz verständlich formuliert?

Doch Achtung! Bei Frauen zeigen sich häufig andere weniger spezifische Symptome: Sie klagen über Brustschmerzen und Kurzatmigkeit, aber nicht über die typischen drei genannten Kennzeichen. Weitere Hinweise auf einen Schlaganfall: Die Zunge weicht beim Herausstrecken von der Mittellinie ab. Die nach oben gestreckten Arme rotieren beim automatischen Absinken nach innen. Zu beachten sind auch Minischlaganfälle, deren Symptome (wie oben, evtl. Taubheitsgefühle in einem Arm oder Bein, starke Kopfschmerzen ohne erkennbare Ursache) innerhalb von 24 Stunden wieder verschwinden und deshalb nicht ernst genug genommen werden.

Krebs

Wer an Krebs erkrankt, hat erfahrungsgemäß die besten Heilungschancen, wenn er sein Schicksal als Herausforderung annimmt, sich nicht nur blind Ärzten anvertraut, sondern sich selbst intensiv mit der Krankheit, deren Ursachen und Behandlungsmöglichkeiten auseinandersetzt. Alles Positive muss gefördert und therapeutisch stimuliert, alles, was den Organismus und die Seele belastet, erkannt und – wenn möglich – beseitigt werden. Dies betrifft elektromagnetische Belastungen, Erdstrahlen und Schadstoffe, Gifte, saure Schlacken, Zahn- oder andere chronische Entzündungsherde. Stärkend sind eine gesunde Darmflora, eine pflanzenreiche, basische Ernährung, Dr. Budwigs Leinöl-Quark-Kost. Der Abwehrstärkung dienen Enzyme, Mistelpräparate, Thymusextrakte und die orthomolekulare Behandlung mit Vitamin A, C, E, B-Komplex, Selen, Zink, Magnesium, Q 10, OPC, Glutathion.

Die Weltgesundheitsorganisation geht davon aus, dass die Krebshäufigkeit bis zum Jahr 2020 um 50% steigt. Sie können aber vieles tun, um Krebs durch eine gesunde Lebensführung zu vermeiden. Wie Krebs entsteht, haben wir ausführlich im Kapitel *„Krebs – das ungezügelte Zellwachstum als letzter Ausweg aus der Starre"* erläutert.

Nicht zuletzt ist an das psychische Befinden zu denken, ob der Mensch sich mit sich selbst im Reinen befindet oder ob insbesondere eine bewusste oder unbewusste Todessehnsucht zu überwinden ist. Jeder hat das Recht, sein Leben selbst zu bestimmen und sich nicht von Stress, Sorgen, Ängsten, den Ansprüchen anderer oder den Verletzungen durch andere zerstören zu lassen.

Diese krebserregende Stoffe sollte man meiden:

- Regelmäßigen Zigaretten- und Alkoholkonsum
- Zu hohen Fettverzehr (insbesondere tierische Fette aus Fleischwaren)
- Übermaß an industriell verarbeitete Fleischwaren (z.B. Wurst, Aufschnitt, geräuchertes, eingelegtes oder gepökeltes Fleisch)
- Verbrannte, dunkel gebräunte Speisen (z.B. stark gebratenes oder gegrilltes Fleisch), sehr dunkel geröstete Kaffeebohnen
- Ranzige (oxidierte) Fette, z.B. mehrmals zum Frittieren verwendetes Öl. Auch heiß gepresstes Pflanzenöl, z.B. Sonnenblumen- oder Distelöl von schlechter Qualität, ist stark oxidiert. Man sollte nur kaltgepresstes Öl verwenden, das an einem dunklen, kühlen Ort gelagert wurde.
- Acrylamid aus Kartoffelchips und frittierten Speisen
- Übermäßigen Verzehr von weißem Mehl und Zucker.
- Alte angeschimmelte Lebensmittel (Kartoffeln, Erdnüsse, Nüsse, Pilze, Sprosse)

- Pestizide und andere Landwirtschaftschemikalien
- Künstliche Lebensmittelfarbstoffe (Rottöne)
- Nitrite und Nitrate (sehr häufige Konservierungsstoffe bei Fleisch und Käse)
- Übermäßiger Verzehr von stark eisenhaltigen Lebensmitteln
- Mit viel Chlor desinfiziertes oder mit Blei, Kupfer etc. belastetes Trinkwasser

Krebsvorbeugende Ernährung und Lebensführung:

- Lebensmittel, die **viel Ballast- und Vitalstoffe** enthalten: Vollkornprodukte, Kleie, Obst, Gemüse, Hülsenfrüchte, Samen etc.
- Frische, selbstgepresste Obst- und Gemüsesäfte
- Dunkelgrünes und orange-gelbes Gemüse
- Kohlgemüse: Brokkoli, Kohl, Rosen- und Blumenkohl
- Frische Karotten-, Spargel- und Krautsäfte, Bärlauch und Zwiebeln
- Täglich 2-3 Liter reines Wasser/ Kräutertee trinken
- **Leinöl-Eiweiß-Diät** nach Dr. Budwig
- **Regelmäßige Bewegung**
- **Regelmäßige Entgiftung** und **Training der Wärmeregulation.** Krebskranke hatten häufig vor ihrer Erkrankung über Jahre kein Fieber, eine leicht erniedrigte Körpertemperatur und eine Wärmeregulationsstarre. Durch die Anwendung von Tiefenwärme kann diesem Zustand im Vorfeld entgegengewirkt werden.
- **Chronische Schwermetallbelastungen** (Amalgam) schwächen das Immunsystem und erhöhen das Krebsrisiko. Auch Chrom und Nickel aus Edelstahl können auf Dauer die Gesundheit schädigen.

- **Übermäßige Sonneneinstrahlung** ist eine weit verbreitete Ursache für Hautkrebs. Sonnenbrand während der Kindheit und Jugend kann das Hautkrebsrisiko später im Leben stark erhöhen. Menschen mit heller Haut sollten insbesondere mittags nur wenig Zeit in der Sonne verbringen. Die frühe Morgensonne ist gesund.
- **Stress** beeinträchtigt das gesunde Funktionieren des Immunsystems, und chronischer Stress kann das Krebsrisiko erhöhen. Das Gefühl des Ausgeliefertseins und Kontrollverlustes ist die schädlichste Form von Stress. Sportliche Betätigung, Meditation, Entspannungstechniken und der innere Dialog (Gebet) sind von großem Gewinn.

Dies sollte man bei der Krebstherapie beachten:

- **Autonomietraining nach Grossarth-Maticek**, ein **Wechsel der Systemumgebung**, der **Abschluss eines Tumorvertrags** und die täglich mehrfache **Visualisierung optimaler Gesundheit**, die **Ausrichtung auf die Lebensfreude** haben sich hervorragend bewährt. Lesen Sie dazu das Kapitel seelische Aspekte und Krebs. (vgl. S. 83)
- Die kumulative Wirkung geringer **Strahlung**, die z.B. von Stromleitungen, Fernsehern, Mikrowellenöfen, Handys und Mobilfunksendemasten sowie auf natürlichem Weg von der Erde ausgeht, trägt zur erhöhten Häufigkeit von Krebs bei. Erdstrahlen spielen bei fast jeder Krebsentstehung eine wichtige, bei manchen die entscheidende Rolle – so Dr. Veronica Carstens.
- **Zahnsanierung** ist eine wichtige Grundlage der erfolgreichen Krebstherapie. Bei praktisch jeder Krebserkrankung liegen Zahnherde, tote Zähne mit Wurzelfüllungen und Amalgamfüllungen vor, die den Organismus belasten.

- Der **Blutkristallisationstest** des Apothekers und Arztes Dr. F. Spielberger kann bei der Krebsfrühdiagnose und der Wahl des richtigen Mistelpräparats helfen. Er stützt sich auf über 50.000 durchgeführte Tests.
- **Chemotherapie und Bestrahlung** sind bei vielen Tumorarten fraglich, da sie mehr schaden als nutzen können. Prof. Dr. Beuth (Universität Köln): *„Bei den meisten fortgeschrittenen Karzinomen ist eine aggressive tumordestruktive Therapie (z. B. Chemotherapie) nicht indiziert, da mit dieser therapeutischen Maßnahme keine Lebenszeitverlängerung erreicht werden kann.“* Chemotherapie ist nur sinnvoll bei nicht-epithelialen Tumoren, nicht aber bei epithelialen Tumoren (80% aller Tumore). Die starken, krebserregenden Gifte (= Chemotherapie) schädigen das Immunsystem und erschweren die Selbstheilung. Häufig machen sie das Leben qualvoll, ohne es tatsächlich entscheidend zu verlängern. Bitten Sie Ihren Arzt daher um ausführliche Informationen darüber, welche Erfolgsaussichten die Chemotherapie oder Bestrahlung bei der speziellen Krebsart hat.
- **Mildern Sie die Nebenwirkungen** von Chemotherapie oder Bestrahlung ab, indem Sie mit Antioxidantien und Enzymen die gesunden Zellen vor Schäden schützen. Der Nutzen solcher Kombinationen ist inzwischen durch amerikanische Studien belegt. Leberschäden kann wirkungsvoll durch Glutathion und Hepa-Merz entgegengewirkt werden.

Erfolgreiche komplementäre Tumortherapien:

- **Mistelinjektionen** modulieren das Immunsystem und sind inzwischen Standard bei einer integrierten Therapie von Krebserkrankungen. Ihre lebensverlängernde Wirksamkeit ist wissenschaftlich umfassend belegt. Die geeignete Misteltherapie sollte von einem erfahrenen Therapeuten ausgewählt werden.

- **Proteolytische Enzyme:** Von Beard erstmals erfolgreich bei Krebs eingesetzt, ist ihre anticancerogene Wirksamkeit wissenschaftlich eindeutig bewiesen: Aktivierung des Immunsystems, Verbesserung der Fließeigenschaften des Bluts. Wirksam sind Papain, Bromelain, Pankreatin und Noni-Enzyme. Sie mindern auch die Nebenwirkungen von Chemo-Therapien und verbessern deren Wirkung.
- **Galvanotherapie:** Der Tumor wird mit einem schwachen Gleichstrom durch Elektrolyse zerstört. Die Tumorzellen sind aufgrund ihres verminderten Zellpotentials hierfür besonders empfindlich. Behandelt können alle Tumore werden, die Nadelelektroden zugänglich sind, z. B. Haut- und Drüsentumore, Brustkrebs, Prostata-Karzinom, bei entsprechender apparativer Einrichtung auch Lungen- und Lebertumore. Gegenüber dem üblichen chirurgischen Vorgehen wird hierbei die lebensbedrohliche Metastasierung stark vermindert. Diese Methode ist in China sehr verbreitet und bietet gute Erfolgsaussichten.
- **Aktive und passive Fiebertherapie:** Die passive Fiebertherapie durch Infrarot-A-Tiefenwärme-Strahler (Ganzkörperhyperthermie) unterscheidet sich von der aktiven Fiebertherapie mit Bakterientoxinen. Mit Bakterientoxinen hat der berühmte amerikanische Arzt Coley Anfang des letzten Jahrhunderts legendäre Heilerfolge erzielt. Fieber stimuliert das Immunsystem, fördert die Entgiftung und die Regeneration der gesunden Zellen. Krebszellen dagegen werden durch Fieber gehemmt oder abgetötet.
- **Vitamin C:** (bei akuter Krankheit als hochdosierte Infusion – fragen Sie dazu Ihren Therapeuten); zur täglichen Nahrungsergänzung am besten schadstofffreie bioaktive Vitamin-C-Mischung mit Bioflavonoiden, Magnesiumcarbonat und OPC, 1-3 g am Tag.
- **OPC:** Sehr starkes Anti-Oxidans mit Antikrebswirkung

- **Glutathion:** Wichtiges Antioxidans in jeder Zelle, beteiligt an vielen Entgiftungsvorgängen. Zählt daher zu den wichtigsten Krebs-Mitteln. Bei einem intrazellulären Mangel von mehr als 70% erfolgt der Zelltod. Einnahme: Für Gesunde nicht notwendig, für Kranke (morgens, mittags, abends 1 g, während der Einnahme von ozonisiertem Öl morgens und mittags 1,5 g.)
- **Co-Enzym Q10:** Essentiell für die Energiegewinnung. Dosierung bei Krebs 400 mg – 4 g täglich.
- **Vitamin E**: Starkes Antioxidans, entzündungshemmend, schmerzlindernd.
- **Citrate:** Kaliumcitrat, Magnesiumcitrat, Calciumcitrat für einen ausgeglichenen Säure-Basen-Haushalt. Krebskranke sind massiv übersäuert.
- **Selen:** Essentiell für ein gesundes Immunsystem und zur Krebstherapie und -vorbeugung. Krebskranke: morgens 400 Mikrogramm, nach 4 Wochen auf 200 Mikrogramm senken.
- **Zink:** Wichtig für ein gesundes Immunsystem und zur Entgiftung von Schwermetallen.
- **Lysin:** Diese Aminosäure blockiert die von Krebszellen erzeugten Kollagenasen (Enzyme, die eine Ausbreitung der Krebszelle durch das Bindegewebe ermöglichen). Auf diese Weise wird die Ausbreitung des Tumors verhindert.
- **Vitamin A:** Vitamin-A-Mangel erhöht das Krebsrisiko. Das Provitamin-A Beta-Carotin ist ein wirksames Anti-Oxidans, das die Zellen und die DNS vor Oxidationsschäden schützt. Tipp: Viele Karotten aus biologischem Anbau mit Pflanzenöl essen.
- **Vitamin B6:** Mangel erhöht das Krebsrisiko.
- **Folsäure:** Gewährleistet ein gesundes Wachstum und eine gesunde Entwicklung der Zellen. Mangel erhöht das Krebsrisiko.

- **Cystein**: Diese schwefelhaltige Aminosäure wirkt als Anti-Oxidans und zur Entgiftung von Schwermetallen, laut Clark tötet sie auch Parasiten ab und regeneriert das Lebergewebe. Einnahme mit reichlich Wasser und Vitamin C. Kranker oder Schwermetallbelasteter (morgens, mittags, abends 500-1.000 mg). Bei Magenunverträglichkeit Dosis senken.
- **Weihrauch**: Ein Muss bei Hirntumor, lindert peritumorale Hirnödeme und löst Hirntumore auf. Die zytostatische Wirkung wurde von Prof. Simmet nachgewiesen: In nur 7 Tagen mit 3 x täglich 1200 mg Trockenextrakt war bei 50% der Fälle eine Reduzierung des Tumorgewebes feststellbar.
- **Phytoöstrogene**: Senken Brust- und Prostatakrebs-Risiko.
- **Physiologische Milchsäurebakterien:** Sorgen für eine gesunde Darmflora und stabilisieren das Immunsystem. Nach dem bekannten Krebsarzt Windstosser neutralisiert die rechtsdrehende Milchsäure der Milchsäurebakterien die toxische, von den Tumorzellen erzeugte, linksdrehende Milchsäure.

Dr. Clarks These, dass Parasiten maßgeblich zum Krebsgeschehen beitragen, mag ungewöhnlich erscheinen, doch haben sich die von ihr vorgeschlagenen Maßnahmen in der Praxis in vielen Fällen bewährt. Ob es sich bei diesen Parasiten um die von Clark postulierten, pathologisch bisher nicht nachgewiesenen Darmegel oder um die seit über einem Jahrhundert immer wieder beschriebenen und viel kleineren Onkoparasiten handelt, ist noch nicht geklärt. Unserer Erfahrung nach führt die Therapie in vielen Fällen zu sehr guten Erfolgen und wird ausdrücklich von Frau Dr. Carstens und ihrer bekannten Stiftung empfohlen.

- **Bio-Frequenz-Therapie** nach Dr. Clark und Dr. Rife
- **Schwarznußtinktur:** Wirksam gegen Clark-Parasiten und die typischen Onkoparasiten, wie sie im Dunkel-

feldmikroskop bei Krebs zu beobachten sind. Clark empfiehlt zusätzlich Wermut und Nelken.

- **Ozonisierte Öle**, insbesondere kombiniert mit Walnussöl, Wermutöl, Nelkenöl, Knoblauch- und Majoranöl, sind sehr wirksam zum Abtöten von krankmachenden (pathogenen) Darmbakterien, Darmparasiten (inklusive Bandwürmern) sowie Trichomonaden (Krebsauslöser nach T. Lebedewa). Bei Krebszellen wird durch diese Mischung die Selbstzerstörung (Apoptose) in Gang gesetzt.

Allergien, Asthma und Autoimmunerkrankungen

Das Immunsystem muss sich ständig mit unzähligen Stoffen auseinander setzen. Dabei kann es auch zu sichtbaren Reaktionen kommen, die aber noch keine Krankheit, sondern Ausdruck einer gesunden Aktivität des Körpers sind. Erst wenn die Reaktionen wirklich überschießen, was meistens das Ergebnis eines längeren Prozesses ist, spricht man von einer allergischen Reaktion. Was erworben wurde, kann auch wieder zum Verschwinden gebracht werden. Die Belastungen haben in der heutigen Zeit stark zugenommen: Etwa 20.000 allergieauslösende Stoffe (Allergene) sind bekannt. Manchmal weiten sich z.B. Pollenallergien auf viele Sorten aus. Daher sollten diese Reaktionen frühzeitig ernst genommen und als systemische Überlastung des Organismus verstanden werden. Nur wer das System stärkt und ins Gleichgewicht bringt, arbeitet wirklich ursächlich.

Häufig sind Reaktionen auf: Körperfremde Eiweiße, Pollen, Staub, Medikamente, Kosmetika, Tierhaare, Insektengifte und Chemikalien, chronische Infektionen mit Bakterien, Pilzen oder Parasiten. Viele allergische Reaktionen betreffen die Atemwege, über die der Kontakt zustande kommt:

Kribbeln der Nase, Niesen, Anschwellung der Schleimhäute, Verkrampfung der Bronchien, Schleimbildung in den Bronchien, Atembeschwerden, Husten. Aber auch Haut, Augen und Darm können betroffen sein.

Praktische Hinweise:

- Soweit wie möglich sollten die allergieauslösenden Stoffe gemieden werden, damit das System zur Ruhe kommt. Hierbei sind HEPA-Luftfilter, insbesondere im Schlafbereich, eine wertvolle Hilfe.
- Da das Immunsystem stark mit dem Darm verknüpft ist, sollte in jedem Fall durch symbiotische Darmbakterien und Darmsanierung für eine gesunde Darmflora gesorgt werden.
- Weihrauch wirkt wie nebenwirkungsfreies Cortison entzündungs-, allergie- und schmerzhemmend. Ideal auch bei Colitis, Rheuma, Asthma, Allergien, MS, Neurodermitis etc.
- Tiefenwärme wirkt ausgleichend auf das vegetative Nervensystem.
- Vitamin C unterstützt das Immunsystem und wirkt ähnlich einem natürlichen Antihistaminikum.
- Die Schwefelverbindung MSM reduziert die Allergieneigung.
- Der Vitamin-B-Komplex reduziert die allergischen Symptome
- Calcium beruhigt die allergischen Reaktionen. Auch auf ausreichende Magnesium-Zufuhr achten!
- Omega-3-Fettsäuren (Leinöl) senken über eine Verminderung der Leukotriene die Allergieneigung.
- Ein ausgeglichener Säure-Basen-Haushalt reduziert die Allergieneigung und ist besonders bei Ekzemen und Neurodermitis essentiell.

- Mit einer homöopathischen Konstitutionstherapie kann man das Problem von der Basis her angehen.
- Die Parasitenkur nach Dr. Clark hat nach eigenen Erfahrungen bei vielen Asthmatikern und Allergikern (z. B. gegen Hausstaubmilben) gute Erfolge gezeigt.
- Viele Allergiker berichten über Heilung oder Linderung nach Durchführung mehrerer Leberreinigungen nach Dr. Clark.

Autoimmunerkrankungen werden immer häufiger. Ein durch chronische Reize gestresstes Immunsystem beginnt eben nicht selten, fehl zu reagieren und eigene Körperstrukturen anzugreifen. Dabei spielt auch die genetische Veranlagung eine Rolle. Bei vielen Erkrankungen, die autoimmune Prozesse aufweisen (wie MS, Colitis ulcerosa, Myasthenie, Pemphigus, Morbus Reiter, jugendlichem Diabetes, rheumatoider Arthritis) wird angenommen, dass chronische Infektionen mit Bakterien (z. B. Yersinien, Chlamydien, Klebsiellen, Streptokokken) und Viren (z.B. Coxsackie-Viren) sowie eine chronische Belastung mit Schwermetallen (Quecksilber aus Amalgam, Nickel etc.) als auslösende Stressoren maßgeblich an der Entstehung beteiligt sind. Unserer Erfahrung nach wird häufig Linderung oder sogar Heilung erreicht, indem der chronische Reiz beseitigt und der Organismus in Fluss gebracht wird. Hierbei können Entgiftungstherapien, Enzyme, Silberkolloide und Frequenztherapie sehr hilfreich sein.

Diabetes

Wie Sie Ihr Diabetes-Risiko einschätzen können:

- Sind Sie selbst übergewichtig?
- Gibt es in Ihrer Familie Fälle von Diabetes?
- Wachen Sie nachts manchmal schweißgebadet auf und gehen zum Kühlschrank, um etwas zu essen?

- Nehmen Sie Glukokortikoide oder Diuretika?
- Haben Sie in letzter Zeit schnell abgenommen, ohne dass Ihnen ganz klar ist warum?
- Haben Sie häufiger starken Durst?
- Scheiden Sie viel Urin aus?
- Fühlen Sie sich in letzter Zeit abgeschlagen und müde?

Wenn Sie die letzten vier Fragen bejaht haben, sollten Sie unmittelbar zum Arzt gehen und einen Glukose-Toleranztest durchführen lassen. Die ersten vier Fragen weisen auf das allgemeine Diabetes-Risiko hin.

Das Problem ist der hohe Zucker-, Fett- und Eiweißkonsum bei gleichzeitiger Unterversorgung mit Vitalstoffen. Heute nehmen wir 10 Mal soviel Zucker auf wie vor 100 Jahren. Übergewichtige haben ein 32-mal höheres Risiko, an Diabetes Typ II zu erkranken. Durch Gewichtsreduktion, Ernährungsumstellung und eine Verminderung der Zuckerzufuhr können übergewichtige Diabetiker ihren Blutzuckergehalt auf beinahe normale Werte senken.

Die für Diabetiker wichtigsten Maßnahmen:

- Keinen raffinierten Zucker und wenig schnell resorbierbare Kohlenhydrate (weißes Mehl usw.) zu sich nehmen
- Viel vitalstoffreiche Frischkost und komplexe Kohlenhydrate (z.B. Vollkorn) zur Verlangsamung der Zuckerabsorption
- Wenig tierische (gesättigte) Fette
- Viele mehrfach ungesättigte Pflanzenfette
- Viel pflanzliches, wenig tierisches Eiweiß
- Vitamine, Spurenelemente etc. zur Verbesserung des Zuckerstoffwechsels und zur Vermeidung der Diabetes-Folgeschäden

- Basische Kost und basische Mineralien (Kalium-, Magnesium, Calciumcitrat) als Gegengewicht zur chronischen Übersäuerung bei diabetischer Stoffwechsellage einnehmen (Bei geschädigten Nieren zuvor den Arzt konsultieren).
- Regelmäßige Bewegung zur Verbesserung der Insulinwirkung in der Muskulatur.

Wie können Sie die Zuckerverwertung verbessern?

Vitamin E und Chrom verbessern die Zuckerverwertung und die Wirkung des Insulins generell und bei Diabetes.

Derzeit kann der Chrombedarf aus der Ernährung oft nicht gedeckt werden; denn der Verbrauch an diesem Spurenelement erhöht sich wesentlich durch eine zuckerreiche Ernährung. Allein 15 Studien berichten über positive Effekte von Chrom auf die Funktionsfähigkeit des Insulins. Chrom vermindert bei Dosierungen von 200 bis 1000 Mikrogramm die Insulinresistenz. Da Chrom den Insulinstoffwechsel stark beeinflusst, sollten Diabetiker bei der Einnahme von Chrom den Blutzuckerspiegel regelmäßig kontrollieren und in Absprache mit dem behandelnden Arzt die Medikamente bzw. Insulingaben entsprechend senken. Chrom beeinflusst nicht den normalen Blutzuckerspiegel. Besonders gut bioverfügbar ist Chromhefe, da sie neben organisch gebundenem Chrom auch noch direkt den Glukosetoleranzfaktor (GTF) liefert. Das häufig verwendete Chromchlorid hat nur eine Bio-Verfügbarkeit von 1% und vergiftet den Organismus mehr, als dass es hilft. Auch **Zink** hilft, den Blutzuckergehalt zu regulieren und den Insulinbedarf zu reduzieren.

Antioxidantien schützen vor Folgeerkrankungen

Die im Blut kreisenden Fette, sowie die Zuckermoleküle, die mit Eiweißen reagieren, schädigen die Gefäße durch Einlagerungen, was sich wiederum negativ auf verschiedene Organe auswirkt. Vitamin C und OPC können diese Zucker-Eiweiß-Reaktion um 33% vermindern und damit Gefäßschäden verringern. Zusätzlich schützen Vitamin C und OPC die Augen, die besonders häufig von Schädigungen der Blutgefäße betroffen sind. Diabetiker haben eine stark erhöhte Produktion freier Radikale. Anti-Oxidantien (Vitamin C, E, OPC, Q10) können das Auftreten der dadurch verursachten Schädigungen (z.B. von Herz-Kreislauf-Erkrankungen) halbieren. Deshalb ist eine hohe Vitamin-C-Dosis von bis zu 1,5 g täglich bei Diabetikern sinnvoll.

Der Komplex der B-Vitamine schützt vor den bei Diabetes entstehenden Nervenschädigungen. Nachtkerzenöl und Leinöl liefern reichlich Linolensäure und Gamma-Linolensäure, die nicht nur bei Diabetikern Nervenstörungen abschwächen und die Nervenfunktion verbessern. Auch die Alpha-Liponsäure hat sich zur Vorbeugung und Behandlung von Nervenschäden bewährt.

Lecithingranulat, ein Komplex aus Phosphatidylcholin, Inositol und anderen Phospholipiden, liefert Cholin und Inositol. Es eignet sich gut zum Nervenschutz und zur Verbesserung der geistigen Leistungsfähigkeit.

L-Carnitin bei Diabetes und Herzerkrankungen

Die Aminosäure L-Carnitin, die eine wesentliche Funktion im Fettstoffwechsel spielt, ist für Diabetiker besonders wichtig. Häufig werden erniedrigte Carnitin-Spiegel gemessen. Obwohl Fette verstärkt in die Zellen transportiert werden, können sie infolge eines relativen Carnitin-Mangels nicht in der entsprechenden Menge verbrannt werden. Folge sind Schädigungen des Herz- und Gefäßsystems und damit ein Anstieg des Herzinfarkt- und Schlaganfallrisikos. L-Carnitin kann bei Diabetikern die gestörte Wundheilung verbessern, indem die Durchblutung optimiert wird, die Sauerstoffversorgung nimmt, zu das Immunsystem wird gestärkt.

Der Energiestoffwechsel des Herzens ist mit abhängig von der Verbrennung der Fette. Voraussetzung für diese Verbrennung zur Energiegewinnung ist eine ausreichende Konzentration von Carnitin im Herzen. Schwerste Carnitin-Mangelzustände führen daher zu einer Kardiomyopathie (Herzmuskelerkrankung) mit Fettansammlung im Herzen. Bei koronaren Herzerkrankungen, Kardiomyopathien und Diabetes lassen sich fast immer erniedrigte Carnitinspiegel im Herzen nachweisen. Die Wiederherstellung ausreichender Carnitinspiegel und damit die Verbesserung der energetischen Verhältnisse im Herzen unterstützen die erfolgreiche Behandlung von solchen Herzerkrankungen.

So helfen Sekundäre Pflanzenstoffe bei Diabetes

Kurkuma (Gelbwurz) wird im Ayurveda nicht nur zur Regulierung des Blutzuckers bei Diabetes, sondern auch bei Entzündungen, Wunden, Arthritis, Magengeschwüren, Allergien und Verdauungsstörungen verwendet. Es wirkt anti-entzündlich, anti-bakteriell and anti-parasitär. Zusammen mit Fenchel eignet es sich auch sehr gut bei bakteriell verursachten Magen-Darm-Erkrankungen. Gelbwurz enthält Curcumin, das die Synthese von entzündungsfördernden Prostaglandinen unterbindet.

Unter den Früchten hat sich bei Diabetikern neben der gefäßschützenden **Heidelbeere** und anderen roten Beeren die **Noni-Frucht** bewährt.

Ein Nahrungsergänzungsmittel mit allen Vitaminen (vor allem C, E und B-Komplex), den Spurenelementen Chrom und Zink, L-Carnitin, Lecithin sowie anti-oxidative und anti-diabetische Pflanzenstoffe ist für den Diabetiker als Grundversorgung notwendig, da er Mikronährstoffe über die übliche Ernährung allein kaum in ausreichenden Mengen aufnehmen kann. Die Spurenelemente sollten immer organisch gebunden sein, z. B. an Hefe oder Citrat, Gluconat oder eine Aminosäure.

Übergewicht

Abnehmen und gleichzeitig genügend Vitamine, Mineralstoffe und andere Vitalstoffe aufnehmen ist das Fundament, auf dem jede gewichtsreduzierende Kost steht. Sie unterscheidet sich grundlegend von den ungesunden Crash-Diäten. Diese basieren auf einer einseitigen Auswahl an Lebensmitteln, wodurch schnell ein Nährstoffmangel entstehen kann.

Ziel eines fundierten Übergewichtsprogramms muss es immer sein, das Essverhalten langfristig auf gesunde, ausgewogene Ernährung umzustellen. Nicht nur die Gewichtsabnahme, sondern die anschließende Gewichtsstabilisierung ist wichtig. Durch ein ausgewogenes Programm kann man lernen, sich gesund und ausgewogen zu ernähren. Da der Körper gut versorgt wird, bleiben Wohlbefinden und körperliche Leistungsfähigkeit erhalten.

Wichtig ist, dass Sie das Problem des Übergewichts nicht einseitig beim Essen festmachen. Eine Diät allein hilft in der Regel nicht auf Dauer. Wenn Sie Ihre gesamte Lebensführung mit einbeziehen und Ihren Stoffwechsel wieder in Schwung bringen, haben Sie eine exzellente Chance, nie wieder übergewichtig zu werden.

Die neun Säulen des Stoffwechselprogramms

1. Treffen Sie die Entscheidung, die Ihr Leben verändert!

Entscheiden Sie sich für mehr Lebensfülle statt Leibesfülle! Zeichnen Sie diese *„Entscheidung“* nicht in den Sand, sondern meißeln Sie sie in Granit. Ihre Entschlossenheit ist der Schlüssel zum dauerhaften Erfolg. Nehmen Sie sich fest vor, nie wieder zu hungern, sondern Ihr Ziel schrittweise zu verwirklichen. Bauen Sie die Empfehlungen des Stoffwechselprogramms schrittweise in Ihren Alltag ein und setzen Sie sich erreichbare Etappenziele. Versuchen Sie nie wieder, sich in zwei Wochen schlank zu hungern. Sonst werden Sie nach vier Wochen mehr zugenommen haben als zuvor (Jojo-Effekt). Suchen Sie sich einen günstigen Zeitpunkt aus. Denn wenn Sie sich körperlich und seelisch wohl fühlen, wird es Ihnen viel leichter fallen, die nötige Kraft aufzubringen. Beginnen Sie mit Freude und Entschlossenheit, damit sich der Stoffwechsel auf die neue Situation einstellen kann. Nach 7–10 Tagen werden Sie spüren, dass sich ein neues Gleichgewicht einstellt; Ihr Körper wird es Ihnen danken. Suchen Sie eventuell qualifizierte Unterstützung auf oder tun Sie sich in einer Gruppe mit Gleichgesinnten zusammen.

2. Entwickeln Sie einen harmonischen Lebensrhythmus

Unser Leben ist viel hektischer als früher, oft gerät der Tagesablauf aus den Fugen, es wird unregelmäßig gegessen oder während des Tages überhaupt zu wenig. Was daraus folgt, kennen viele Übergewichtige. Das Abendessen wird nicht nur zu groß, sondern es hört gar nicht mehr auf. Der Körper will den Mangel ausgleichen, indem er den Impuls gibt, weiter und weiter zu essen. Gewöhnen sie sich schrittweise daran, dass die größte Mahlzeit mittags verzehrt wird.

In der Hektik spannen wir uns an, das System reagiert darauf mit Erstarrung und Blockade. Dies führt wiederum zu noch mehr Ungleichgewicht. Aus dieser Spirale können wir uns befreien, wenn wir schrittweise einen gleichmäßigen Rhythmus aufbauen. Rhythmus ist ein Ausdruck der Harmonie des Lebens, wir sind rhythmische Wesen, angefangen bei Atmung und Herzschlag, bis hin zum Biorhythmus unserer Organe.

Zusätzlich ist der Abstand zwischen den Mahlzeiten wichtig. Am besten ist es für unseren Stoffwechsel, wenn 4-5 Stunden Pause eingehalten werden, in denen nur kalorienfreie Flüssigkeit getrunken wird (Wasser und Tee).

Dann kommt der Körper in Niedrig-Insulinphasen, die erst einen gezielten Fettabbau ermöglichen. Diese Pausen gelingen nur, wenn die Mahlzeit vorher zwei Bedingungen erfüllt:

- **Sie ist ausgewogen zusammengesetzt.**
- **Sie liefert uns eine ausreichende Energiemenge.**

Trifft eine dieser beiden Bedingungen nicht zu, entsteht ein *„Energieloch"* und wir beginnen, zwischendurch zu naschen, was den Fettabbau blockiert. Denken Sie daran, dass neue Gewohnheiten ihre Zeit brauchen. Geben Sie ihrem Körper 10 –14 Tage Zeit, sich an die neue Situation zu gewöhnen, danach geht es wesentlich leichter. Kommt die Lust auf einen Snack, greifen Sie zu kalorienarmen, gesunden Snacks: Gemüse und Obst.

3. Gesunde Ernährung, die schmeckt

Vom Weglassen wird keine Ernährung besser. Daher sind einseitige Diäten abzulehnen. Sie führen nur zu einer schnellen Gewichtszunahme nach der Diät. Informieren Sie sich über die Grundzüge einer gesunden, schlankmachenden Ernährung S. 119 ff.). Hier eine Kurzübersicht:

- Basische Lebensmittel mit Vitalkraft (Gemüse, Obst) sind arm an Kalorien und reich an Vitalstoffen, die Ihre Gesundheit und Ihr Wohlbefinden stärken.
- Komplexe Kohlenhydrate (Vollkornnudeln, Vollkornreis, Müsli, Kartoffeln, Vollkornbrot, Quinoa, Amaranth, Hirse, Dinkel, Grünkern) sollten einen Schwerpunkt in der Ernährung bilden; d.h. mindestens 50 %, besser noch 60 % des Energiebedarfs sind über die sättigenden Kohlenhydrat-Träger zu decken. Komplexe Kohlenhydrate und ballaststoffreiche Lebensmittel haben einen niedrigen glykämischen Index, d.h. sie steigern nach der Mahlzeit den Blutzuckerspiegel nur gering, sättigen aber dafür langanhaltend. Sie sind lange zufrieden und fallen in kein Leistungstief. Ballaststoffe

sättigen langanhaltend, ohne dick zu machen, binden außerdem Cholesterin und Fett, sorgen für einen allmählichen Blutzuckeranstieg und reinigen einen verschlackten Darm. Besonders wertvoll ist spezielle Haferkleie, die Beta-Glucan enthält. Beta-Glucan ist ein Ballaststoff mit nachgewiesener Heilwirkung: Er stärkt das Immunsystem, unterstützt die Reparatur beschädigter Zellen (z.B. bei einem Magengeschwür), beugt Krebs vor und wirkt dessen Ausbreitung entgegen, senkt deutlich den Blutzuckeranstieg nach einer Mahlzeit und den Cholesterinspiegel.

- Speisen mit einem hohen glykämischen Index, wie weißer Zucker, Instant-Kartoffelpüree, Mais- oder Weizensirup, Glukosesirup, Minutenreis, Weißbrot, Cornflakes und Soft-Drinks (Cola, etc.) sind bei vielen Übergewichtigen die Hauptübeltäter. Süßspeisen und andere schnell verwertbare Kohlenhydrate sättigen nicht, sondern lassen das Hungergefühl sehr schnell wieder aufkommen.
- Fett ist Dickmacher Nummer 1. Bei Übergewichtigen, die gern deftig essen, spielt es meist die entscheidende Rolle. Im Durchschnitt bestehen heute 43 Energieprozent der Nährstoffzufuhr aus Fett, insbesondere auch aus versteckten Fetten. Empfohlen werden jedoch 25 – 30 % Fett von der zugeführten Energiemenge. Die meisten fetthaltigen Lebensmittel sind tierischen Ursprungs und damit reich an gesättigten Fettsäuren und Cholesterin, deren lebensverkürzende Wirkung hinlänglich dokumentiert ist. Sehr empfehlenswert dagegen ist Leinöl.
- Reduzieren Sie tierisches Eiweiß (Fleisch, Wurst, etc.) und verzehren Sie am besten regelmäßig pflanzliche Eiweißträger. Nach heutigen ernährungswissenschaftlichen Standards sollten maximal 3 Mahlzeiten mit Fleisch oder Wurst in der Woche verzehrt werden. Auch ganze ohne Fleisch kann man sich vollwertig ernähren.

- Stoffwechsel-Aktivatoren ermöglichen pro Sekunde 30.000 verschiedene Stoffwechselvorgänge. Dazu gehören L-Carnitin, Lecithin sowie Panthotensäure für den Fettstoffwechsel, Chrom, Zink und Vitamin B1 für den Kohlenhydratstoffwechsel, Proteasen und Vitamin B6 für den Proteinstoffwechsel sowie Vitamin B2 und B3 für alle drei Stoffwechselwege. Sorgen Sie für eine gute Versorgung mit Stoffwechsel-Aktivatoren, damit Ihr Stoffwechsel reibungslos funktionieren kann.

Unter Beachtung dieser Empfehlungen ist eine individuell abgestimmte, schmackhafte und gesunde Ernährung möglich; denn das Angebot an Lebensmitteln ist ganzjährig in einer Vielfalt verfügbar, die in der bisherigen Menschheitsgeschichte vorher nie erreicht worden ist. Bei dieser riesigen Auswahl von Produkten ist es aber notwendig, gezielt und bewusst hauptsächlich die Nahrungsmittel zu sich zu nehmen, die in ihrem Nährstoffprofil im oben beschriebenen Sinne ausgewogen sind.

Nebenher ist es jederzeit möglich, auch Lebensmittel auszuwählen, die zwar nicht unbedingt den gesundheitlichen Vorgaben entsprechen, aber gern gegessen werden. Kleine Sünden sind erlaubt; denn starre Verbote führen nur zum Heißhungeranfall. Es gilt der Grundsatz: Die Menge macht das Gift. In vertretbaren Mengen kann man das Spektrum seiner Auswahl ruhigen Gewissens erweitern.

4. Die Mahlzeit, die optimal auf die Erfordernisse des Stoffwechsels abgestimmt ist.

Die Mahlzeitenersatz-Therapie ist inzwischen wissenschaftlich als eine effektive Unterstützung der Gewichtsreduktion anerkannt. Sie hilft, die Zufuhr an essentiellen Nährstoffen sicherzustellen, obwohl weniger Kalorien aufgenommen werden. Viele Präparate genügen nicht den Anforderungen an eine gesunde Ernährung und enthalten z.B. viel Zucker, was für den Blutzucker-Insulin-Stoffwechsel Gift ist.

Abnehmen und gleichzeitig genügend Vitamine, Mineralstoffe und andere Vitalstoffe aufzunehmen ist das Fundament, auf dem jede gesunde, gewichtsreduzierende Kost steht. Es gibt inzwischen eine Vitalnahrung, die Stoffwechselerfordernisse mit dem Anspruch an eine gesunde vollwertige Ernährung verbindet. Sie dient als kalorienarmer Mahlzeitersatz für Frühstück und Abendessen oder im Zweifelsfall auch einmal als Zwischenmahlzeit. Sie liefert alle Aminosäuren (Proteinbausteine), essentielle Fettsäuren, Vitamine, Mineralstoffe und Spurenelemente. Ohne diese Vitamine und Spurenelemente können Kohlenhydrate und Fett nicht richtig verbrannt werden. Im Gegensatz zu herkömmlichen Präparaten ist diese Vitalnahrung auch reich an natürlichen Vitalstoffen:

- Milde Bitterstoffe (Löwenzahnwurzel, Bockshornklee, Selleriesamen, Kurkuma) zur Verbesserung des Fettstoffwechsels
- entschlackungsfördernde Kräuter (Selleriesamen, Brennnessel, Petersilie, Luzerne)
- pflanzliche Antioxidantien (Citrus-Bioflavonoide, Rosmarin-Pulver, Hagebuttenschalenpulver)
- Lactobacillen, Bifidobakterien, Papayablätter und Fenchel zur Unterstützung von Magen und Darm
- Meeresalgen mit vielen natürlichen Spurenelementen und Jod, das auf natürliche Weise die Schilddrüsenfunktion optimiert – essentiell für einen gut funktionierenden Fettstoffwechsel.
- Lecithin als Nervennahrung und Fettstoffwechselaktivator
- Reichlich L-Carnitin, Lysin, Arginin und alle anderen Aminosäuren in optimaler Zusammensetzung.

Der hohe Ballaststoffanteil (Spezial-Haferkleie mit sehr hohem Beta-Glukan-Anteil, Fruchtpektin, Guarkernmehl, Inulin) sorgt für ein langanhaltendes Sättigungsgefühl. Sie sind schneller satt und essen automatisch weniger. Erfahrungen zeigen, dass das Sättigungsgefühl und das Wohlbefinden während einer Gewichtsreduktion im Vergleich mit herkömmlichen *„Diätmitteln“* deutlich verbessert ist. Der niedrige glykämische Index sorgt für eine ausgeglichene Blutzucker- und Insulin-Reaktion und hilft auf diese Weise, den Stoffwechsel wieder in die richtige Bahn zu lenken.

5. Nutzen Sie die Kraft von Kräutern und Gewürzen!

Japanische Forscher haben herausgefunden, dass der chinesische Oolong-Tee zur Reduktion von Übergewicht beitragen kann. Der Tee reinigt das Blut, entschlackt den Körper und senkt den Cholesterin- und Triglyzerid-Spiegel. Ebenso wie Kaffee regt dieser Tee unser zentrales Nervensystem und das Vegetativum an, bei weitem jedoch milder und langanhaltender. Auch führt er nicht zu massiver Übersäuerung des Stoffwechsels und den damit verbundenen Nebenwirkungen.

Der Mate-Tee gibt seinen hohen Teeingehalt erst allmählich an den Organismus ab. Dadurch hält die belebende Wirkung länger an bei gleichzeitiger Verträglichkeit. Seine Wirkstoffe begünstigen eine Harmonisierung des Herzens, des Blutdrucks und der gesamten Durchblutung. Durch seine glykogenaufspaltende Eigenschaft sorgt er dafür, dass dem Organismus mehr Energie bereitgestellt wird. Durch seine antioxidative Wirkung kann er freie Radikale neutralisieren. Nicht zuletzt wird durch seinen hohen Gehalt an Teein und Saponinen die Entgiftungsfunktion von Leber, Galle und Nieren angeregt. Auch wird ihm nachgesagt, das Hungergefühl zu dämpfen – ähnlich dem Guarana, das den Appetit vermindert und wirkungsvoll den Stoffwechsel anregt. Die sanfte Anregung des Nervensystems und des Stoffwechsels durch Oolong-, Guarana- und Mate-Tee liefert Energie, hebt die Stimmung und die Stoffwechselaktivität auf eine milde, langanhaltende Weise. So wird auch die Fettverbrennung angekurbelt.

Süßholz und Fenchel unterstützen die Verdauung und stillen auf natürliche Weise den Appetit nach Süßem. Lemongras, Petersilie und Brennnessel fördern auf sanfte und natürliche Weise die Entwässerung und Entschlackung. In sinnvoll aufeinander abgestimmter Komposition können diese Teekräuter gut zusammen wirken.

Zahlreiche Gewürze und Kräuter haben die Fähigkeit, Ihren Stoffwechsel zu aktivieren und die Entschlackung anzuregen. Viele Menschen mit Übergewicht leiden an einer Leberfunktionsstörung. Löwenzahnwurzel, Gelbwurz und Artischocken können helfen, den blockierten Fettstoffwechsel zu aktivieren und Fett zu verbrennen, anstatt es anzusetzen. Sie fördern zwar die Aufnahme von Fetten aus dem Darm, senken aber gleichzeitig durch die gesteigerte Verbrennung der Fette die Blutfette und das Serum-Cholesterin – ein eigentlich paradoxes Phänomen. Gelbwurz (Curcuma) wird in der Ayurveda-Medizin seit Alters her gegen Diabetes mellitus eingesetzt.

Verwenden Sie beim Mittagessen ayurvedische Gewürzmischungen, die auf sehr schmackhafte Weise und typgerecht den Stoffwechsel anregen. Mit der richtigen Gewürzmischung können Sie Ihre Verdauung stärken und die Thermogenese anregen. Auch als Tees sind solche Mischungen empfehlenswert. Steigern Sie Ihre Schilddrüsenfunktion und damit Ihren Stoffwechsel durch den Verzehr von Ayurveda-Steinsalz (auf Sanskrit „krishna lavana" genannt) und Meeresalgen, die beide einen sehr hohen Jodgehalt haben.

6. Täglich 1,5-2 Liter hochohmiges Wasser

Abzunehmen, indem man stark entwässert, schadet der Gesundheit. Trinken Sie lieber neben den unterstützenden Teezubereitungen täglich 1,5-2 Liter reines Wasser. Am empfehlenswertesten ist frisches Quellwasser (z. B. Hadereck, Volvic, Plose) oder energetisiertes Umkehrosmose-Wasser (vgl. Sie dazu das Kapitel Wasser). Osmose-

Wasser ist frei von Schadstoffen und anorganischen Mineralien. Dadurch regt es optimal die Entschlackung an. Denn der Organismus soll nicht entwässert und ausgetrocknet, sondern durchgespült werden. Sind erst einmal die Schlackenstoffe und Säuren aus dem Bindegewebe entfernt, braucht der Körper keine Wasserdepots mehr anzulegen, um diese Substanzen zu neutralisieren.

Besonders Frauen neigen im Verlauf des Monatszyklus hormonell dazu, Wasser einzulagern. Der schnelle Jubel über einen raschen Gewichtsverlust (durch Entwässerung) weicht dann immer wieder rasch der Enttäuschung über eine plötzliche Gewichtszunahme (durch Wassereinlagerung). Bei verstärkter Wassereinlagerung empfiehlt es sich nicht, extra wenig zu trinken, sondern durch das Trinken von Kräutertees oder den Verzehr harntreibender Kräuter die Nierenfunktion zu unterstützen und so überschüssiges Wasser aus dem Bindegewebe auszutreiben.

7. Basische Mineralien und Nahrungsmittel

Insbesondere bei der Fettverbrennung während der Gewichtsreduktion, bei der Zuckerkrankheit und beim Sport werden verstärkt Säuren freigesetzt, die Sie durch ausreichend basische Nahrungsmittel (Gemüse, Kartoffeln, Obst usw.) und basische Mineralien (Citrate, Bikarbonate, Kalium, Magnesium und Calcium) abpuffern können. Lesen Sie hierzu auch S. 38 ff. und S. 108.

8. Tiefenwärme-Licht-System

Die Schwitzkur mit einem Tiefenwärme-Licht-System führt problemlos zur Ausscheidung von einem halben bis einem Liter Schweiß. Dabei verbrennen Sie 300-600 kcal. Denn: „Die Bildung von einem Gramm Schweiß verbraucht 0,586 kcal. (Guytons "Textbook of Medical Physiology"). Vergleichsweise hierzu müssten Sie eine Strecke von 3,5 - 5 km laufen. Insgesamt wird der gesamte Zellstoffwechsel aktiviert, der bei Übergewichtigen häufig stark verlangsamt ist. Durch die Tiefenwirkung des Infrarot-A-Strahlers, der bis in das Unterhautfettgewebe reicht, wird die Anwendung als deutlich angenehmer und wirkungsvoller empfunden als in den herkömmlichen Infrarot-Wärmekabinen oder Saunen. Im Gegensatz zu Saunen fühlt man sich nach der einmaligen 15-30-minütigen Anwendung nicht müde, sondern voller neuer Lebenskraft. Der Lichtanteil stimuliert hierbei entscheidend das körperliche und seelische Wohlbefinden.

Beim Abnehmen werden abgelagerte Gifte freigesetzt, denn unser Körperfett ist die Mülldeponie für zahllose fettlösliche Gifte, wie CB, PCP, Holzschutzmittel, Pestizide, Wachstumshormone und Antibiotika im Fleisch, Quecksilber und andere Schwermetalle aus Zahnmetallen, etc. Intensives Schwitzen ist eine hervorragende Methode, saure Schlacken und Umweltgifte aus dem Fett- und Bindegewebe zu eliminieren.

Wer sich beim Abnehmen sehr unwohl oder „vergiftet" fühlt, für den ist ein Tiefenwärme-Licht-System eine bedeutsame Hilfe. Wenn Fett oder Schweiß ausgeschieden wird, werden Schwermetalle mitgenommen, die der Körper nicht über die Nieren oder die Lunge ausscheiden kann. Wer viele Amalgamfüllungen hat oder hatte, sollte beim Abnehmen zumindest reichlich Chlorella und Bärlauch verzehren, da diese Pflanzenstoffe freiwerdende Schwermetalle binden und unschädlich machen können. Lesen Sie dazu im Kapitel über Entgiftung.

Ein Tiefenwärme-Licht-System erhöht die Gewebetemperatur und damit den Zellstoffwechsel, die Fettverbrennung und den Sauerstoffbedarf der Zelle. Daher ist die Kombination mit einem Chi-Gerät sehr empfehlenswert. Es aktiviert nämlich die Mikrozirkulation des Blutes und der Lymphe und sorgt so für eine verbesserte Sauerstoffversorgung.

Nur wenn ausreichend Sauerstoff über den Kreislauf in die Zelle transportiert worden ist, kann Fett in richtiger Weise verbrannt werden. Dagegen kommt es unter sauerstoffarmen Bedingungen zu Gewebeübersäuerung.

9. Bewegung, aber bitte mit Lächeln!

Die optimale Fettverbrennung entsteht bei einer leichten Belastung. Es ist daher besser, sich etwas länger mit leichter Belastung zu bewegen, als kurz und intensiv. Aktivieren Sie den Stoffwechsel und die Fettverbrennung durch tägliche Spaziergänge und andere Bewegung an frischer Luft z.B. im Garten (mindestens 30 min.). Wechseln Sie dabei zwischen langsamem und zügigem Gehen ab. Zügiges Gehen ist für Übergewichtige wesentlich besser als Joggen, da so die Gelenke geschont werden. Lesen Sie im Hauptkapitel Bewegung genauer nach, wie Sie mit Freude die Lebendigkeit Ihres Körpers wiederentdecken können.

Das Übergewicht führt zu Einschränkungen in der Leistungsfähigkeit, oft traut man sich nicht mehr, selbst aktiv zu sein. Das Selbstvertrauen sinkt. Als Unterstützung kann wiederum das Chi-Gerät eingesetzt werden. Damit wird die Entwässerung der Beine und des Bindegewebes verbessert, der Stoffwechsel angeregt, die Sauerstoffversorgung und damit die aerobe Kalorienverbrennung gesteigert. Die nachweisbare Aktivierung der Energie-Meridiane ist möglicherweise für die Erfahrung der Leichtigkeit, des schwerelosen Schwebens und der Beglückung nach einer Anwendung verantwortlich.

Die praktische Umsetzung des Stoffwechsel-Programms

Die folgenden Punkte geben Ihnen Hinweise für die praktische Umsetzung im Alltag und fassen das Programm noch einmal zusammen. Wenn Sie noch nicht gleich alles umsetzen können, folgen Sie besser einigen Punkten des

Programms konsequent über einen längeren Zeitraum als allen Punkten halbherzig und kurzfristig.

1. Wenn Sie morgens aus dem Haus müssen, trinken Sie reichlich Tee und essen etwas frisches Obst. Obst – allein gegessen – wird relativ rasch verdaut. Wenn Sie wieder hungrig werden, essen Sie eine Portion Vitalnahrung.
2. Trinken Sie bis zum Nachmittag möglichst 0,5-1 Liter der sanft aktivierenden Kräutertee-Mischung. Der Morgen ist die Zeit der Entschlackung. Sie helfen Ihrem Körper dabei, indem Sie während dieser Zeit viel trinken, dann kommt auch kein Hunger auf.
3. Trinken Sie **zusätzlich** täglich 1-2 Liter hochohmiges Wasser. Sie müssen vielleicht anfangs öfters auf die Toilette, doch Sie gewinnen durch reichlich Trinken an Wohlbefinden, Lebensqualität und Lebenslänge hinzu.
4. Essen Sie mittags eine Hauptmahlzeit, die einen niedrigen glykämischen Index hat, lange satt macht, reich an Vitalstoffen und arm an Fett ist. Essen Sie diese langsam! Das Hungergefühl verschwindet erst 20 bis 30 Minuten nach Beginn der Mahlzeit. Optimal sind komplexe Kohlenhydrate (wie Vollkornnudeln, Vollkornreis, Kartoffeln und Vollkornbrot), Quark, Joghurt und Hülsenfrüchte (Soja, Erbsen, Bohnen, Linsen). Entdecken Sie auch die vielen, sehr leckeren und besonders gesunden Sattmacher, die die traditionelle deutsche Küche nicht kennt. Besonders empfehlenswert: hervorragend verträglicher, mineralstoff- und proteinreicher Quinoa (erhältlich in jedem Bioladen) und Amaranth, sättigende Hirse, gut verträglicher Dinkel, köstlichem Grünkern, Hafer, etc. Dazu viel frisches Gemüse (ohne Mengenbegrenzung). Ein Salat vor dem Essen fördert die Verdauung, liefert Vitalstoffe und verhindert Überessen (Auf die fettarme Salatsoße achten!). Nutzen Sie die verschiedenen Kräuter und Gewürze zur Stoffwechselaktivierung.

5. Vermeiden Sie während der Gewichtsreduktion süßschmeckende Speisen mit einem hohen glykämischen Index. Falls Sie Appetit auf etwas Süßes haben, essen Sie es als Nachtisch zum Mittagessen. Dann fällt es wesentlich leichter, nur eine kleine Menge zu verzehren. Außerdem führt das Dessert nicht zu einer extra Insulinausschüttung.
6. Trinken Sie ab dem späten Nachmittag nur noch Wasser oder Kräutertees ohne Teein bzw. Koffein. Nehmen Sie sich am besten immer eine Wasserflasche oder eine Thermoskanne mit Tee mit. Trinken Sie keine gesüßten Getränke (Cola, Fanta). Seien Sie vorsichtig bei Getränken mit Süßstoff (Saccharin, Cyclamat, Aspartam); denn sie können den Appetit anregen.
7. Sollten Sie wirklich einmal Lust auf eine kleine Zwischenmahlzeit oder einen Snack bekommen, trinken Sie zunächst einmal tüchtig Wasser oder leckeren Kräutertee. Sollte Ihr Appetit nicht verschwinden, wählen Sie etwas Gesundes, was Ihre Verdauung und Fettverbrennung nicht nachhaltig blockiert: Ideal sind Salat oder Gemüse (Paprika, Karotte, Gurke, Kohlrabi, Tomate) oder eine Portion Vitalnahrung.
8. Abends empfiehlt sich eine kleine Mahlzeit. Ideal ist eine Vitalnahrung, die den Blutzucker nicht ansteigen lässt. Wenn Sie abends eingeladen sind, ersetzen Sie die Mittagsmahlzeit mit einer Vitalnahrung und essen abends wieder eine Mahlzeit, die reich an komplexen Kohlenhydraten ist. Essen Sie Ihre Mahlzeit und knabbern möglichst danach nichts mehr. Abends setzt sich auch Ihr Stoffwechsel zur Ruhe, und jede verzehrte Kalorie zählt doppelt bis dreifach. Die wichtigste Regel für ein erfolgreiches Abnehmen besteht darin, kalorienreiche Mahlzeiten nach 18.00 Uhr zu vermeiden.
9. Aktivieren Sie den Stoffwechsel und die Fettverbrennung durch regelmäßige Bewegung (mindestens 30 min.) Falls Sie nicht spazieren gehen können, benut-

zen Sie Ihren Heimtrainer. Wahrscheinlich werden Sie ihn aber nur dann regelmäßig benutzen, wenn Sie ihn vor den Fernseher stellen. Radeln Sie langsam und gemütlich, so dass Sie sich noch unterhalten können. Wer sich nicht regelmäßig ausreichend bewegt, für den ist das Training mit einem Chi-Gerät besonders wichtig.

10. Nehmen Sie vor dem Schlafengehen ca. 5 g Basenpulver oder Basentabletten zu sich! Bei der Fettverbrennung werden verstärkt Säuren freigesetzt, die Sie so abpuffern können. Messen Sie regelmäßig den pH-Wert Ihres Urins. Wenn Sie etwas Zeit haben, verwöhnen Sie sich mit einem Basenbad.

Wenn Sie nicht stark übergewichtig sind und nur Ihre Figur und Ihr Wohlbefinden optimieren wollen, fangen Sie einfach damit an, abends keine kalorienreichen Mahlzeiten zu essen und über den Tag verteilt reichlich Wasser und entschlackende, sanft anregende Kräutertees zu trinken. Essen Sie abends kalorienarme Suppen, Salate (nur wenn Sie abends gut vertragen werden), gedünstetes Gemüse, etc.. Vermeiden Sie süße oder fettreiche Zwischenmahlzeiten und ersetzen Sie regelmäßig eine Hauptmahlzeit, z.B. das Abendessen, mit einer Vitalnahrung, die Ihren Körper mit allen Vitalstoffen versorgt, die er braucht. Sie werden sich nicht nur deutlich wohler fühlen, sondern ganz nebenbei überschüssiges Fett abbauen.

Fangen Sie einfach damit an!

Auch wenn Sie noch nicht in das ganze Stoffwechselprogramm einsteigen wollen, lohnt es sich zu beginnen. Gewohnheiten zu verändern braucht seine Zeit. Es geht nicht nur um das Abnehmen, sondern um das Gleichgewicht Ihres Stoffwechsels. Je weniger Sie gegen sich selbst kämpfen und erkennen, was Ihr Körper wirklich braucht, desto wohler werden Sie sich fühlen! Haben Sie Ihr Wohlfühlgewicht erreicht, kommt die wirkliche Herausforderung. Sie müssen nun die erlernten Ernährungsgewohnheiten festigen und vertiefen. Entscheidend ist, dass Sie Ihr positives Ziel im Auge behalten, nämlich mehr Vitalität und Freude im Leben.

Wechseljahre

Die Wechseljahre bedeuten für die Frau eine markante Umstellung der biologischen Funktionen. Darauf reagieren ca. 75% der Europäerinnen mit unangenehmen Hitzewallungen und nächtlichen Schweißausbrüchen, aber auch mit Gereiztheit, Ängstlichkeit, verminderter Leistungsfähigkeit und depressiver Verstimmung.

Grund dafür ist die sinkende Östrogenproduktion. Östrogen fördert die Durchblutung, verhindert Gefäßverkalkung, hält die Haut geschmeidig und hemmt den Knochenabbau. Daher verursacht der Östrogenmangel nicht nur die typischen Beschwerden in den Wechseljahren, sondern begünstigt in der Folge die Entstehung von Osteoporose und Herzinfarkt.

Hormone erhöhen das Brustkrebsrisiko

Viele Jahre wurden daher von Gynäkologen Östrogene verordnet. Schon lange ist bekannt, dass diese synthetischen Östrogene deutlich das Risiko erhöhen, an Brustkrebs zu erkranken. Eine Großstudie an 16.000 Frauen hat ergeben, dass Frauen unter Hormon-Ersatz-Therapie signifikant mehr Herzinfarkte (+33%), Schlaganfälle (+41%) und Thrombosen (+50%) erlitten als die Vergleichsgruppe, obwohl man jahrzehntelang das Gegenteil behauptet hat. Auch Brustkrebs trat häufiger auf (+26%). Die Studie wurde daher aus ethischen Gründen abgebrochen, insbesondere weil die Vorteile der Hormon-Ersatz-Therapie weit geringer waren als angenommen.

Eine der umfangreichsten Studien hierzu belegt eindeutig, dass das Brustkrebsrisiko von Frauen abhängig von Einnahmedauer der Östrogene und persönlichem Alter stark zunimmt. Frauen, die 5 bis 10 Jahre lang eine Kombi-Pille gegen Wechseljahrbeschwerden und Osteoporose genommen hatten, handelten sich ein um 46% erhöhtes Brustkrebsrisiko ein. Bei Frauen zwischen 60 und 64 Jahren, die diese Hormone länger als 5 Jahre einnahmen, stieg das Risiko auf 71% an. Traurige Tatsache ist, dass die Hormone oft langfristig verordnet werden: Jede dritte Frau nimmt sie länger als 5 Jahre. Im August 2000 veröffentlichte das Bremer Institut für Präventionsforschung und Sozialmedizin (BIPS) zusammen mit dem Wissenschaftlichen Institut der AOK (WidO) die Studie *„Östrogene und Krebsrisiko in Deutschland"*: Nach dieser Untersuchung entfallen beim Brustkrebs etwa 12% aller Neuerkrankungen auf eine Hormonbehandlung. – rund 5.000 Fälle pro Jahr.

Im Tierversuch zeigen sich bei der Hormonersatztherapie ähnliche Symptome wie bei Alzheimer. Falls aus bestimmten medizinischen Gründen doch Hormone gegeben werden, ist eine genaue Einstellung wichtig; denn eine Überdosierung führt zu gesundheitlichen Risiken. Seien Sie da ruhig kritisch. Je länger bei einer Frau ein hoher bzw. erhöhter Hormonspiegel besteht (z.B. bedingt durch Übergewicht), desto höher ist ihr Brustkrebsrisiko. Sport kann den Hormonspiegel senken. Dagegen sind Übergewicht vor und nach der Menopause, Alkoholgenuss und Umweltgifte Hauptrisikofaktoren.

Soja-Phytoöstrogene beugen Hitzewallungen, Osteoporose, Brustkrebs und Herzinfarkt vor

Umfangreiche epidemiologische Studien haben Wissenschaftler davon überzeugt, dass nicht die genetische Veranlagung, sondern die Eßgewohnheiten Grund für die weltweit einzigartig hohe Lebenserwartung japanischer

Frauen und Männer sind. Japanerinnen und Japaner verzehren im Schnitt täglich 50-60 mg Soja-Pflanzenöstrogene. Diese lassen die japanischen Frauen so viel seltener an Brustkrebs und Osteoporose leiden. Auch die Männer erkranken fünfmal weniger an Prostatakrebs (ein hormonabhängiger Tumor). Von besonderer Bedeutung ist der regelmäßige tägliche Verzehr. 50 mg Phytoöstrogene sind z. B. in 150 - 200g Tofu enthalten. In China und Japan sind die Beschwerden der Wechseljahre weitgehend unbekannt: Es gibt noch nicht einmal ein Wort für *„Hitzewallungen“*. Die Haut asiatischer Frauen bleibt lange straff und glatt.

Phytoöstrogene gehören zu den Isoflavonen und ähneln chemisch dem menschlichen Östrogen. Sie sind eine sinnvolle Alternative zu künstlichen Hormonen. So sorgen sie bei dem in den Wechseljahren stark schwankenden Östrogenspiegel für einen Ausgleich: Nicht nur Hitzewallungen werden gemildert, sondern auch Beschwerden wie Herzrasen, depressive Verstimmungen oder Schlafstörungen.

Die in Soja enthaltenen Phytoöstrogene haben erwiesenermaßen eine ausgeprägte prophylaktische Wirkung gegen alle hormonabhängigen Tumore. Je nach Phytoöstrogen ist die östrogene Wirkungseinheit der Pflanzenhormone um den Faktor 100 oder sogar 1000 schwächer als das stärkste körpereigene Östrogen. Da sie aber an denselben Rezeptor binden bedeutet dies, dass bei hohen körpereigenen Spiegeln die Phytoöstrogene die Rezeptoren blockieren und somit z.B. die Brustdrüse vor den wesentlich stärkeren Hormonen entlasten.

Phytoöstrogene sind auch Aromatasehemmer. Bei der Aromatase handelt es sich um ein Enzym, das in der Lage ist, durch eine spezielle chemische Reaktion – die sogenannte Aromatisierung – im Körper zirkulierende Hormonvorstufen in biologisch aktive Östrogene umzuwandeln. Die höchste Konzentration von Aromatase befindet sich im Fettgewebe. Dies ist der Grund dafür, dass übergewichtige

Frauen auch nach den Wechseljahren häufig noch unnatürlich hohe Östrogenspiegel aufweisen. Aromatasehemmer gehören wie Anti-Östrogene seit vielen Jahren zu den Medikamenten, die von Krebstherapeuten zur Bekämpfung von Brustkrebs eingesetzt werden. Somit zählen Phytoöstrogene aus Soja zur großen Hoffnung in der Brust- und Prostatakrebs-Prävention.

Eine Umstellung von tierischen Eiweiß auf Sojaprotein bewirkt außerdem bei Personen mit hohem Cholesterinspiegel eine erhebliche Senkung des schädlichen LDL-Cholesterins. Grund dafür ist eine Steigerung der Gallensäure-Sekretion und die sogenannten Isoflavone und Phytoöstrogene der Sojabohne. Sogar Beschwerden wie Wassereinlagerungen, Brustspannen und Stimmungsschwankungen, die vor der Periode auftreten (PMS-Syndrom), werden durch Pflanzenhormone gelindert. Durch die regelmäßige Versorgung mit Soja-Phytoöstrogenen wird das hormonelle Gleichgewicht und Wohlbefinden auf natürliche Weise gefördert.

Wichtig ist es, die Wechseljahre nicht als einen *„Krankheitszustand“* zu betrachten. Es handelt sich dabei um eine natürliche Veränderung des Körpers, um den Eintritt in eine neue Lebensphase mit anderen Zielen und Möglichkeiten.

Hitzewallungen – was Sie jetzt dagegen tun können

Die Wechseljahre sind ein hormoneller Umstellungsprozess, den Sie auch durch eine gesunde Ernährung nicht verhindern können. Wohl aber ist es möglich, die mit den Wechseljahren einhergehenden Beschwerden durch eine vernünftige Lebensweise deutlich zu lindern. Neben Phytoöstrogenen wird vor allem die zusätzliche Einnahme von Vitaminen empfohlen. Auch die Aufnahme von Gamma-Linolen-Säure durch Nachtkerzenöl kann Symptome wie Hitzewallungen und nächtliche Schweißausbrüche lindern.

Östrogenmangel und Osteoporose

Die Osteoporose steht an vorderster Stelle der Erkrankungen, die durch einen jahrelangen Hormonmangel mit verursacht werden. Derzeit sind ca. 7 Millionen Menschen in Deutschland (80% Frauen) betroffen, Männer ab einem Alter von 75 Jahren zu ca. 50%. Die Knochenentkalkung verläuft lange schmerzlos, dann treten diffuse Knochenschmerzen auf. In fortgeschrittenen Fällen kommt es zu Knochenbrüchen bzw. zu kleineren Einbrüchen der Knochenstruktur. Letztere finden vor allem im Bereich der Wirbelsäule statt und führen zu chronischen Schmerzen oder sogar zu sichtbaren Verformungen. 130.000 Oberschenkelhalsbrüche treten in Deutschland jährlich auf, wofür Osteoporose der Hauptgrund ist.

Mangan wird für die Knochenmineralisierung benötigt und ist damit auch für Osteoporosepatienten von Bedeutung. Eine kombinierte Gabe von Calcium zusammen mit Mangan ist bei der Osteoporosetherapie in der Postmenopause effektiver als die allgemein übliche Calciumsubstitution. Vitamin K und D sind essentiell für den Knochenaufbau und wirken unterstützend. Wenn Sie von Osteoporose betroffen sind oder ein Risiko dafür besteht, lesen Sie unbedingt die Kapitel über den Säure-Basen-Haushalt.

Vitamine und OPC für Haut und Herz

Vitamin C und E sowie pflanzliches OPC verlangsamen den Alterungsprozess der Zellen. OPC schützt und stabilisiert das kollagene Bindegewebe und wirkt so Faltenbildung, Erschlaffung der Haut, Cellulite, Krampfadern und Ödemen entgegen. Der gesamte Komplex der B-Vitamine unterstützt den Ausgleich des Hormonhaushalts und ist auch für den Abbau von Homocystein, einem Hauptrisikofaktor für Herzinfarkte nach der Menopause, essentiell. Ausführliche Informationen finden Sie auf Seite 68.

Mentale Fitness bis ins hohe Alter

Wenn Sie im Fluss der Lebenskraft bleiben, ist das der beste Garant für körperliche und geistige Leistungsfähigkeit bis ins hohe Alter. Entscheidend ist, dass Sie entsprechend Ihrer Möglichkeiten weiterhin aktiv bleiben und sich immer wieder neue Ziele setzen.

Auch wenn es in der körperlichen Leistungsfähigkeit schrittweise gewisse Einschränkungen geben kann, muss dies auf der geistigen Ebene ganz und gar nicht der Fall sein. Erfüllende Tätigkeiten, soziales und ehrenamtliches Engagement, Beratung auf der Basis der eigenen Erfahrungen – all dieses sind positive Herausforderungen. Nicht wenige beginnen, sich ihre Jugendträume zu erfüllen, z.B. noch ein Studium aufzunehmen und eventuell sogar eine Doktorarbeit zu schreiben. Wer seine geistigen Fähigkeiten nicht einsetzt, der darf sich nicht wundern, wenn diese schrittweise einrosten.

Wichtig ist, dass Sie auch auf der körperlichen Ebene eine gute Grundlage für Ihre Aktivitäten schaffen:

Ernährung: Achten Sie darauf, dass Sie weiterhin genügend Frischkost verzehren. Obst kann püriert, Gemüse im Bedarfsfall gedünstet und auch püriert werden. Bauen Sie ein etwaiges starkes Übergewicht ab. Dies kann auch erhöhte Blutdruck- und Cholesterinwerte senken.

Orthomolekulare Grundversorgung: Ältere Menschen essen in der Regel weniger als jüngere. Außerdem nimmt die Resorptionsquote ab. Eine regelmäßige Nahrungsergänzung mit Vitaminen, Mineralstoffen, Spurenelementen und sekundären Pflanzenstoffen ist daher in jedem Fall empfehlenswert. Dazu gehören Vitamin C (0,5-1g), OPC und Vitamin E, B6, B12 und Folsäure. Auch Omega-3-Fettsäuren und Ginkgo-Extrakt sind empfehlenswert.

Säure-Basen-Haushalt: Achten sie besonders auf das Gleichgewicht und meiden Sie die starken Säurebildner.

Nehmen Sie gegebenenfalls regelmäßig ein Basenmittel auf Citratbasis.

Bewegung: Es ist wirklich nie zu spät, um durch Bewegung positive Impulse zu setzen. Finden Sie Ihre Leistungsgrenze heraus und beginnen dann, Ihre Leistungsfähigkeit schrittweise wieder zu verbessern. Sie werden spüren, dass es sich lohnt. Das Gesamtbefinden, das emotionale Gleichgewicht und die Gedächtnisleistung werden besser. Der Grund: Die Sauerstoffversorgung wird optimiert.

Stoffwechsel: Falls Sie Stoffwechselprobleme (Blutzucker, Insulin) haben, stecken Sie den Kopf nicht in den Sand. Eine gute Einstellung bewahrt Ihre Leistungsfähigkeit und Ihr Wohlbefinden. Sie müssen sich dafür nicht krass einschränken, aber darauf achten, dass Sie nicht gegen Ihren Körper handeln.

Gefäße: Alles, was Ihre Gefäße schützt, ist auch für Ihre geistige Leistungsfähigkeit nützlich. Lesen Sie dazu die Checkliste Herz-Kreislauf-System.

Trinken: Bei vielen älteren Menschen verliert sich das Durstgefühl und so wird weniger getrunken, was für den Körper und Ihr Wohlbefinden nicht gut ist. Üben Sie, die Trinkmenge wieder zu steigern. Trinken Sie bevorzugt vormittags, damit Sie nachts nicht zu oft aufstehen müssen. Achten sie auf eine gute Wasserqualität.

Gewürze und Kräuter: Manche ältere Menschen nehmen Geschmacksempfindungen nicht mehr so intensiv wahr. Würzen Sie daher ruhig etwas kräftiger, damit es Ihnen wirklich schmeckt.

Salz: Bedingt durch geringe Essensmengen kann es im Alter tatsächlich zu einem Salzmangel kommen. Die Folge kann Abbau der geistigen Leistungsfähigkeit bis zur Verwirrtheit sein.

Medikamente: Nebenwirkungen von Medikamenten können sich potenzieren, wenn zu viele verschiedene Mittel eingenommen werden. Lassen Sie die Gesamtheit der eingenommenen Mittel von Ihrem Hausarzt kritisch prüfen.

Die zehn wichtigsten Schlüssel für Gesundheit und Glück

1. Frische, basische Nahrungsmittel aus der Natur wie Gemüse, Obst und Getreide schenken dem Körper Vitalstoffe und Lebenskraft. Genießen Sie mit Freude den natürlichen Geschmack. Ergänzen Sie Ihre Ernährung in Belastungssituationen, bei Krankheit und im Alter mit geeigneten Nahrungsergänzungsstoffen!
2. Reines Wasser ist der fließende Strom im Körper. 2-3 Liter täglich befreien Sie von Giftstoffen!
3. Frische Luft verhilft Ihnen zu Energie und Lebensfreude. Atmen Sie tief und entspannt. Fühlen Sie den Hauch des Windes, die belebende Kühle des Regens. Hören Sie das Rascheln der Blätter und riechen Sie den Duft der Erde!
4. Die Kraft des Lichts und der Wärme beleben Sie. Lassen Sie das sanfte Morgen- oder Abendlicht der Sonne auf sich scheinen. Die Farben der Natur sprechen zu Ihrer Seele.
5. Ihr Lebensumfeld hat Ihnen viel zu geben. Sie müssen nur hinschauen – auf die kleinen Gesten, das Lächeln, die Lebensfreude, die in Tieren und Pflanzen wohnt. Tun Sie jeden Tag etwas, um Ihre Umgebung mit Schönheit und Harmonie zu erfüllen, und bald werden diese Sie umgeben. Reduzieren Sie störende Einflüsse (Elektrosmog, Erdstrahlen etc.)!

6. Dankbarkeit für das Selbstverständliche befreit das Herz! Beleben Sie in Ihrem Innern Gefühle und Gedanken der Gesundheit und des Glücklichseins! Aus einer zarten Pflanze kann ein starker Baum werden.
7. Die innere Stimme kann zu einem wirklichen Führer werden. Entscheiden Sie sich für das, was Ihnen wirklich gut tut. Setzen Sie die erste Entscheidung noch heute um. So verändern Sie Ihr Leben!
8. So wie Sie sind, ist es gut. Ohne Ihren Weg wären Sie jetzt nicht hier. Lassen Sie los, was Sie belastet! Loslassen ist ein natürliches Fließen. Festhalten ist anstrengend. Zweifel sind der Kampf gegen sich selbst – Stolz ist die Verhüllung des Zweifels!
9. Liebe ist ein Geschenk, das in jedem Augenblick auf Sie wartet. Wenn Sie danach suchen, werden Sie die Liebe in Ihrem Leben entdecken. Liebe braucht keinen Grund. Zu lieben und geliebt zu werden ist unsere tiefste Sehnsucht.
10. Ihr höheres *„Du“* schenkt Ihnen in jedem Augenblick Liebe, Gewissheit und Gelassenheit. Die einzige Schranke ist Ihr eigenes Zögern, das Geschenk anzunehmen! Pflegen Sie täglich den inneren Dialog – und die Antworten werden ganz natürlich da sein!

Am **Ende dieses Ratgebers** wünschen wir Ihnen auf Ihrem persönlichen Weg zu mehr Wohlbefinden, Gesundheit und Lebensqualität alles Gute. Es lohnt sich, diesen Weg zu gehen. Gesundheit hat nichts mit Verkrampfung, Angst vor Krankheiten und Fanatismus zu tun. Ausrutscher gibt es bei Jedem. Wer eine gute Basis hat, dem schaden sie auch nicht. Nehmen Sie die Empfehlungen daher in entspannter Form auf. Entdecken Sie, dass das Fließen der Lebensenergie eine tiefe innere Freude mit sich bringt.

Autorenteam

Dr. med. Karl Otto Jacob
Seit 40 Jahren Internist und Arzt für Naturheilverfahren, vor der Niederlassung leitender Arzt eines Kneipp-sanatoriums, Zusatzausbildung in Psychiatrie/ Neurologie. Schwerpunkte: psychosomatische Medizin, Naturheilverfahren.

Ludwig Jacob
Entwicklung und Untersuchung neuer Therapieverfahren und -geräte sowie synergetischer orthomolekularer und pflanzlicher Nährstoffsupplemente. Vorsitzender des Naturheilvereins *„Hilfe zur Selbsthilfe“* e.V.

Priv.-Doz. Dr. Martin Mittwede
Medizingeschichtliche Forschung über Ayurveda, seit 12 Jahren als Ausbilder für Ärzte und andere Berufsgruppen des Gesundheitswesens in den Bereichen Ernährungsberatung und Gesundheitsförderung tätig, Autor, Gründer des Instituts für Ernährung und Gesundheit.

Literatur

R. O. Becker: Der Funke des Lebens, Piper Verlag, 1999

M. Bischof: Biophotonen – Das Licht in unseren Zellen, Zweitausendeins Verlag, 1996

I. Elmadfa, W. Aign, E. Muskat, D. Fritsche: Die große GU Nährwert Kalorien Tabelle, GU Verlag München, 4. Auflage, 2001

E. D. Hager: Komplementäre Onkologie, Forum Verlag, 1997

H. Heine: Lehrbuch der biologischen Medizin, 2. überarbeitete und erweiterte Auflage, Hippokrates Verlag Stuttgart, 1997

Karalyse Institut für angewandte Umweltforschung: Neue Chemie in Lebensmitteln, Zweitausendeins Verlag, 1995

K. von Koerber, T. Männle, C. Leitzmann: Vollwert-Ernährung, Konzeption einer zeitgemäßen Ernährungsweise, Karl F. Haug Verlag Heidelberg, 9. Auflage, 1999

W. Kollath: Die Ordnung unserer Nahrung, 11. Auflage, Karl F. Haug Verlag Heidelberg, 1984

C. Leitzmann, C. Müller, P. Michel, U. Brehme, A. Hahn, H. Laube: Ernährung in Prävention und Therapie, Hippokrates Verlag Stuttgart, 2001

C. Leitzmann, M. Weiger, M. Kurz: Ernährung bei Krebs, GU Verlag München, 7. Auflage, 2000

R. Pekar, N. Korpan: Krebs – die biologische und die medizinische Tragödie, Wilhelm Maudrich Verlag, 2002

S. W. Souci, W. Fachmann, H. Kraut: Die Zusammensetzung der Lebensmittel Nährwert-Tabellen, medpharm Scientific Publishers Stuttgart, CRC Press, 6. revidierte und ergänzte Auflage, 2000

L. Wendt, S. Petri: Eiweißfasten – Die Eiweißabbau-Diät, Karl F. Haug Verlag Heidelberg, 4. Auflage, 1993

Institutionen

Informationen (Säure-Basen-Tabelle, Farbenwirkung etc.), Seminare, Ausbildungen, Gesundheitsberaternetzwerk, Bezugsquellen etc. (Bitte schicken Sie einen rückadressierten, frankierten DinA4 oder DinA5 Umschlag an folgende Adresse:

Verband Ganzheitlicher Gesundheitsberater/innen
Rudolf-Dietz-Str. 13
65232 Taunusstein
Tel.: 06128 / 48365
Fax: 06128 / 487724
info@gesundheitsverband.net

Umfassende Informationen zur Clark-Therapie und eine Clark-Therapeutenliste mit über 150 Ärzten, Heilpraktikern und Zahnärzten erhalten Sie für 10 Euro beim:

Naturheilverein „Hilfe zur Selbsthilfe" e.V.
Postfach 1238
65302 Bad Schwalbach
Tel: 06128 / 41097
www.drclark-verein.de
info@drclark-verein.de

Natur und Medizin
Karl und Veronica Carstens-Stiftung
Am Deimelsberg 36
45276 Essen
Tel: 0201 / 5630570
www.naturundmedizin.de

Hufelandgesellschaft für Gesamtmedizin
Ortenaustraße 10, 76199 Karlsruhe,
Tel. 0721/88 62 76 + 88 62 77
Fax: 0721/88 62 78
Hufelandges@t-online.de
www.hufelandgesellschaft.de

Deutscher Naturheilbund
Kreuzbergstr. 45
74564 Crailsheim
www.naturheilbund.de

Verband Ganzheitlicher Gesundheitsberater/innen

Unsere Ziele:

- Wir wollen Gesundheit in einem umfassenden Sinne fördern, d.h. wir betrachten den Menschen in allen seinen Aspekten: Körper, Psyche, soziale Beziehungen, Umwelt und Seele.
- Wir fördern innovative Entdeckungen und Technologien nach dem Grundsatz: Die Wissenschaft muss Mensch und Natur dienen und nicht umgekehrt.
- Wir arbeiten aus der Informationsflut zum Thema „Gesundheit“ das Wesentliche heraus, erproben es und machen es für den heutigen Menschen verfügbar.

Unsere Arbeit:

- Aus- und Fortbildung für Gesundheitsberater/innen,
- Erforschung von ganzheitlichen Therapien, die keine zusätzlichen Belastungen und Schäden verursachen.
- Aktionen und Programme zur Gesundheitsförderung

Immer mehr Menschen suchen heute nach ganzheitlichen Lösungen für ihre Gesundheitsprobleme und wollen beraten werden. Sie wollen diese Aufgabe übernehmen und haben Interesse, Gesundheitsberater/in zu werden?

Dann melden Sie sich einfach bei uns. Wir informieren Sie gern über die Kursangebote:

Verband Ganzheitlicher Gesundheitsberater/innen
Rudolf-Dietz-Str. 13
65232 Taunusstein
Tel.: 06128 / 48365
Fax: 06128 / 487724
info@gesundheitsverband.net